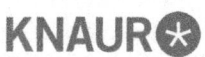

Vlada Mättig | Katharina Vogt

Rauschlos glücklich

Auf die Freundschaft &
das Leben ohne Alkohol

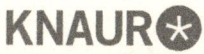

Besuchen Sie uns im Internet:
www.knaur.de

Aus Verantwortung für die Umwelt hat sich die Verlagsgruppe
Droemer Knaur zu einer nachhaltigen Buchproduktion verpflichtet.
Der bewusste Umgang mit unseren Ressourcen, der Schutz unseres Klimas
und der Natur gehören zu unseren obersten Unternehmenszielen.
Gemeinsam mit unseren Partnern und Lieferanten setzen wir uns für eine
klimaneutrale Buchproduktion ein, die den Erwerb von Klimazertifikaten
zur Kompensation des CO_2-Ausstoßes einschließt.
Weitere Informationen finden Sie unter: www.klimaneutralerverlag.de

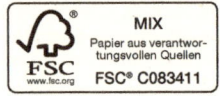

Originalausgabe September 2021
Knaur Taschenbuch
© Knaur Verlag 2021
Ein Imprint der Verlagsgruppe
Droemer Knaur GmbH & Co. KG, München
Redaktion: Ulrike Gallwitz
Covergestaltung: Verlagsgruppe Droemer Knaur
Coverabbildung: Dominik Schütz
Satz: Adobe InDesign im Verlag
Druck und Bindung: CPI books GmbH, Leck
ISBN 978-3-426-79140-0

2   4   5   3   1

Freundschaft

In Knospen einer frühen Verbindung
verrann in unserer Kinderhand die Zeit.
Aus Knospen sollten später Blumen erblühen.
Lächelnd schmerzende Bäuche halten,
um zwischendrin die Tränen zu trocknen.
Im Wandel der Zeit beginne ich zu begreifen,
für dich verliere ich mich nicht.
Dein schönes Herz in meinen Händen haltend.
Der ständige Begleiter meiner Zeit.
Will dich für immer bei mir tragen,
in unserer begrenzten Ewigkeit.

Paris, 2013

Inhalt

Vorwort

Wir haben dieses Buch für dich geschrieben und natürlich auch für uns. Letztendlich haben wir es für uns alle geschrieben. Wir glauben an die Freiheit, an die Leichtigkeit, und vor allem glauben wir daran, dass wir leben dürfen, und zwar voll und ganz. Wir glauben daran, dass jeder Mensch Verbindung sucht und dabei in erster Linie eine Verbindung zu sich selbst. Leider suchen wir oftmals im Außen, denn wir haben vergessen, dass die Ruhe und Kraft in uns liegen. Wir definieren uns über Leistungen, über Abschlüsse, suchen uns in Partnerschaften, auf Partys, im Rausch und hoffen darauf, dass Alkohol uns Leichtigkeit verschafft, uns entspannt oder selbstbewusster macht und uns dabei unterstützt, eine Verbindung zu uns und anderen herzustellen oder etwas zu vergessen.

So ging es uns beiden zumindest eine gewisse Zeit lang. Uns hat niemand wirklich erzählt, was Alkohol so anrichten kann, und wir glaubten, er gehöre zu unserem Leben einfach mit dazu, zum Erwachsensein. Und dabei haben wir nach und nach die Verbindung zu uns selbst verloren, bis wir darauf gekommen sind, dass Alkohol einen erheblichen Anteil daran haben könnte. Das kann schneller passieren, als die meisten von uns meinen. Wir dachten, dass wir Verbindung und Nähe mithilfe von Alkohol herstellen können, indem wir feiern, bei einer Flasche (oder zwei) am Abend gemeinsam am Küchentisch sitzen und über Gott und die Welt philosophieren, um am nächsten Morgen die Hälfte unserer Geschichten wieder vergessen zu haben. Wir haben unsere ersten Küsse verpasst, weil wir einen sitzen hatten. Und wir haben geglaubt, wenn Alkohol zu unserer Gesellschaft gehört, unsere Eltern und unser Umfeld wie selbstverständlich Alkohol trinken, muss dieser auch zum Erwachsenwerden dazugehören. Schade war nur, dass wir uns dadurch oftmals von uns selbst abgeschnitten haben. Von unseren Gefühlen, von unserem Körper, von unseren Ängsten, aber auch von unseren Träumen. Dieses Buch ist eine Liebeserklärung an die Nüchternheit. An die unendliche Freiheit, die wir dadurch gewonnen haben, auch wenn wir im gesellschaftlichen Kontext (noch) aus der Reihe tanzen. Das taten wir allerdings schon immer gern und das macht unser Leben, unsere Freundschaft und unsere Arbeit aus. Wir wünschen uns eine Veränderung. Wir wünschen uns, dass wir ein Bewusstsein dafür schaffen können, was Alkohol eigentlich wirklich ist und was er im eigenen Leben ganz schleichend anrichten kann. Aber noch viel mehr wünschen wir uns, dass wir als Gesellschaft lernen, Nüchternheit zu feiern und das eigene Leben wertzuschätzen, ohne das Gefühl zu haben, uns bei jeder sich bietenden Gelegenheit betäuben zu müssen. Wir glauben an dich, denn wir glauben an uns. Wir glauben aus tiefstem Herzen daran, dass ein nüchternes Leben Freiheit und Selbstbestimmtheit bedeutet. Woran wir dagegen nicht glauben, sind Labels und Stigmata. Wir glauben auch nicht daran, dass es die einen und die anderen Menschen gibt. Es gibt uns! Unsere Körper sind auch nicht dazu gemacht, permanent mit Ethanol vergiftet zu werden. Sie sind tatsächlich ein ziemlich krasses Meisterwerk und damit auch ein Geschenk an uns, denn sie halten ziemlich viel aus. Dafür sollten wir viel dankbarer sein. Wir sind auf die Welt gekommen, um zu leben, und zwar mit klarem Kopf und klarem Verstand. Das soll alles andere als platt klingen, vielmehr zum Nachdenken anregen.

Wir haben unzählige Kater erlebt. Du vielleicht auch. Und vielleicht ist es irgendwann einmal auch für dich ein Kater zu viel gewesen und du möchtest etwas ändern. Das ist wundervoll und es ist wundervoll, dass wir dich mit auf unsere Reise in ein nüchternes und selbstbestimmtes Leben nehmen dürfen. Wir erzählen unsere Geschichte(n), die so unterschiedlich, aber gleichzeitig auch so ähnlich sind. Dieses Buch soll dir deine Entscheidung offenhalten, denn du darfst wählen, wie du dein Leben lebst. Du musst dich nicht als Alkoholiker*in betiteln und du kannst auch aufhören, die Frage »Ab wann bin ich Alkoholiker*in?« in die Google-Suchmaske einzugeben, denn das ist wenig hilfreich. Niemand kann dir sagen, ab wann genau du abhängig bist, aber wenn dein Bauchgefühl dir sagt, dass du womöglich zu viel Alkohol trinkst, dann ist das auch so. Und das Gute an der ganzen Sache ist, dass du damit aufhören kannst. Du musst nicht erst warten, bis es richtig, richtig schlimm wird. Du musst auch nicht krampfhaft versuchen, deinen Alkoholkonsum zu kontrollieren. Du darfst einfach aufhören und dabei möchten wir dich gerne begleiten.

In diesem Buch schreiben wir darüber, wie wir angefangen haben zu trinken, was wir über uns gelernt haben und wie wir schlussendlich wieder damit aufgehört haben. Zwischen nicht trinken und abhängig werden oder sein liegen unendlich viele Graustufen. Nur, weil du vielleicht noch keine körperlichen Entzugserscheinungen hast, muss das nicht zwangsläufig bedeuten, dass deine Beziehung zu Alkohol gesund ist. Wir möchten dir mitgeben, dass du dir selbst und deinem Bauchgefühl vertrauen darfst und dass du ein Leben wählen darfst, das dir voll und ganz entspricht und in dem du dich wohlfühlst. Falls du Bedenken haben solltest, dass ein nüchternes Leben stinklangweilig sein wird und du deinen kompletten Freundeskreis sowie jegliche sozialen Kontakte verlieren könntest, dann können wir dich auch hier beruhigen, denn genau diese Ängste hatten wir auch. Das nüchterne Leben, das wir heute leben, wäre für unser trinkendes Ich eine absolute Horrorvorstellung gewesen. Doch der Blick auf dein Leben ändert sich, sobald du wieder eine Verbindung zu dir selbst und deinen Wünschen aufbaust. Du wirst dich an dein nüchternes Leben gewöhnen und wirst dich bei dieser Gelegenheit auch gleich neu erfinden können.

Nüchternheit bedeutet für uns, das Leben zu leben, das wir geschenkt bekommen haben. Mit allen Höhen und Tiefen, denn Nüchternheit bedeutet auch, dass du dich auf dich und deine Gefühle einlassen darfst. Es bedeutet, dass du okay bist, so, wie du bist, mit allem, was du mitbringst.

Wir wollen in unserem Buch den Schleier heben, den der Alkohol oft hinterlässt und hinter dem wir uns häufig zu verstecken versuchen. Denn das, was Alkohol uns all die Jahre versprochen hat, hat er so gut wie nie gehalten. Es war immer nur eine Illusion und wir haben sie lange genug geglaubt, bis wir aufgewacht sind und erkannt haben, was Alkohol wirklich ist und was er aus unserem Leben macht. Wir sind nicht hier, um zu verurteilen und mit erhobenem Zeigefinger herumzulaufen. Wir haben unsere Geschichten und du hast deine. Jeder von uns ist einzigartig und wir maßen uns nicht an, mehr über dein Leben zu wissen als du selbst. Dies ist unsere Geschichte und wir können nur hoffen, dass sie dich zum Nachdenken anregt, dass sie dich berührt und dass du für dich eine Entscheidung triffst. Wir sind nicht anders als du, wir haben vielleicht nur eine andere Entscheidung getroffen und für uns einen anderen Weg gewählt. Wir haben uns entschieden, unsere Geschichte zu teilen, in der Hoffnung, dass wir einen Dialog beginnen können, dass wir Licht ins Dunkel bringen, dass wir das Thema missbräuchlicher Alkoholkonsum aus der Schmuddelecke bringen können, denn es betrifft so viel mehr Menschen, als wir zu glauben wagen. Es ist wichtig, schwierige Themen anzusprechen, vor allem wenn es um unsere Gesundheit und letztendlich unser Leben geht.

Vielleicht sind unsere Ansichten nicht sonderlich populär und sie werden sicherlich auch von einigen nicht gemocht, doch das ist okay. Denn dieses Buch ist für Menschen, die sich dieselben Fragen stellen, die wir uns gestellt haben, die mehr wissen wollen, die beginnen nachzufragen und hinzuschauen. Und vor allem ist dieses Buch für dich, wenn du eine Reise zu dir selbst antreten und dich auf das Wagnis Nüchternheit einlassen möchtest, denn du bist nicht allein. Es gibt so viele Menschen wie dich und uns, die genau dieses Thema haben, die glauben, etwas wäre falsch mit ihnen, weil sie Alkohol eben nicht vertragen, und die das Gefühl haben, dass ihr Konsum außer Kontrolle gerät. Denn schnell vergessen wir, dass Alkohol eine abhängig machende Substanz ist. Das sagt uns nur selten jemand.

Dieses Thema betrifft Jung und Alt, Reich und Arm, Dick und Dünn und zieht sich durch alle gesellschaftlichen Schichten. Wir finden, es ist an der Zeit, ein Tabu zu brechen und genau darüber zu reden – in einer Art und Weise, die dir keinen Stempel auf die Stirn drückt, sondern dir vielmehr Mut macht und dir Stärke gibt, denn in jedem von uns stecken die Ressourcen, um ein nüchternes und freies Leben zu führen. Du bist die Expertin/der Experte für dein Leben und in dir steckt alles, was du brauchst, um dich für dich selbst und deine Freiheit zu entscheiden. Und wenn du das Label Alkoholiker*in nicht haben möchtest, dann nimm es nicht. Wir sind Katharina und Vlada, das ist alles, was wir für unsere Nüchternheit brauchen.

1. Auf die Freundschaft

Katharina und ich kennen uns seit der ersten Klasse. Das sind heute so um die 30 Jahre. Und genauso lange sind wir auch schon miteinander befreundet. Wir teilten sowohl die guten als auch die schlechten Zeiten und vor allem teilten wir gemeinsam viele Flaschen Wein. Eigentlich sind wir so unterschiedlich wie Tag und Nacht und vielleicht macht gerade das unsere Freundschaft aus. Ich hatte immer einen ziemlichen Zug drauf und musste mich bei Trinkgelagen selten übergeben. Katharina wollte mitziehen, schaffte es jedoch in den meisten Fällen nicht, was aus heutiger Sicht wohl eher von großem Vorteil war.

Der Tag unserer Einschulung: Unsere Zuckertüten liegen nebeneinander. Unsere Sitzplätze befinden sich in der Fensterreihe ganz hinten rechts vom Lehrertisch aus betrachtet. Doch erst Jahre später werden wir darüber nachdenken, dass wir uns eigentlich schon seit dem ersten Tag der ersten Klasse kennen. Wir feiern Kindergeburtstage gemeinsam, spielen im Hort miteinander, wachsen zu jungen Mädchen heran. Katharina trägt liebend gern einen mit weißen Rüschen besetzten Pullover mit Gänsemotiv, hat kurz geschorene Haare und einen Rattenzopf. Ich liebe meine weißen Lackschuhe und habe meinen zusammengebundenen Pferdeschwanz meist nicht unter Kontrolle, meine Haare stehen in alle Richtungen ab.

Wenn ich heute meine Augen schließe, sehe ich die kleine Vlada immer noch vor mir am Tag unserer Einschulung. Sie hatte ein gelbes Kleid an, die langen Haare zum Zopf gebunden und ihr Gesicht war gesäumt von kleinen kräuseligen Locken. Bis heute liebe ich ihr Haar, nur lässt sie es mich fast nie anfassen.

Wir wuchsen in einem kleinen Dorf auf. Ein Mädchen namens Vlada fiel auf. Vladas Mama kommt aus Moskau, aus dem fernen Russland. Ich hatte als kleines Mädchen keine Vorstellung von Russland, aber es machte Vlada zu jemand Besonderem. Ich wollte auch besonders sein, nur war ich ein paar Kilometer weiter in einem kleinen deutschen Stadtkrankenhaus geboren. Vlada dagegen war etwas Besonderes, doch leider sahen manche Mitschüler das anders oder mochten sie genau deswegen weniger.

Wir flochten Bänder, erzählten uns Gruselgeschichten und hörten die Musik unserer Lieblings-Boybands. Vlada liebte *The Kelly Family* und ich *Caught in the Act*. Nach den ganz kurzen Haaren hatte ich einen Topfschnitt mit einer blonden rausgewachsenen Strähne und trug das Gesicht meines Lieblingssängers wie einen Talisman um meinen Hals. An Wochenenden verbrachten wir Mädels gemeinsame Abende und feierten Übernachtungspartys mit Gläserrücken und allem, was dazugehört. Uns war damals natürlich nicht klar, was das für Folgen haben könnte. Noch weniger war uns klar, dass uns Alkohol einmal gefährlich werden könnte. Wir waren eben ganz normale 90er-Kinder.

Wir schütteten uns gegenseitig unsere Herzen aus und eines Nachts machten wir einen Liebeszauber und schrieben zwei Jungennamen auf ein Pergamentpapier, das wir dann in einem nahe gelegenen Bach versenkten. Nur leider hatten wir ein paar Jahre später die Namen vergessen, die wir daraufgeschrieben hatten. Nichtsdestotrotz machten wir weiter und wurden erwachsen. Unabhängig voneinander probierten wir unseren ersten Schluck Alkohol.

Meinen ersten offiziellen Schluck Alkohol nahm ich, Katharina, zu mir, als ich so rund acht oder neun Jahre alt war. Meine Familie und ich waren im Urlaub an der Mosel. Die Mosel ist gesäumt von Weinhängen und somit tranken meine Eltern fast jeden Abend Wein aus der Region. Eines Abends saßen meine Eltern, meine Schwester und ich draußen in der Sonne zum Abendbrot zusammen und unsere Eltern ließen uns einen Schluck »Kröver Nacktarsch« probieren. Ich kann mich noch gut daran erinnern, denn der Name des Weines brachte meine Schwester und mich zum Lachen. Wir beide nippten am Weinglas unserer Eltern. Ich glaube, ich mochte den Wein nicht sonderlich. Meine Eltern haben nach diesem einen Schluck auch nicht mit uns über Alkohol gesprochen oder die Folgen davon aufgezeigt. Persönlich kann ich mich nicht daran erinnern, jemals mit meinen Eltern über Alkohol gesprochen zu haben, erst seitdem ich nüchtern lebe. Worüber meine Eltern mich aber durchaus aufgeklärt haben, ist das Rauchen, denn leider mussten beide mit ansehen, wie ihre Väter, meine Großväter, im Alter an den Folgen ihres jahrelangen Zigarettenkonsums litten. Für sie war klar, Rauchen ist gefährlich, bei Alkohol war ihnen das weniger klar. Es war damals einfach so, Alkohol ist für Erwachsene, wir waren noch Kinder und somit durften wir keinen Alkohol trinken.

Doch dieser Schluck war, um ehrlich zu sein, nicht mein erster wirklicher Schluck Alkohol, denn ein paar Jahre zuvor hatte ich schon einmal heimlich am Bier meines Papas genippt. Es war, glaube ich, an einem Sommertag am späten Nachmittag oder frühen Abend. Ich spielte mit Freunden auf der Terrasse unseres Hauses, als mein Papa mit einer Bierflasche in der Hand herauskam. Er trank früher gern ein Feierabendbier. Es war für mich also kein ungewöhnliches Bild. Er stellte das Bier auf der Terrasse ab und verschwand in seiner Werkstatt. Die Neugierde überkam sowohl mich als auch meine Freunde. Schnell huschten wir zu der Bierflasche, rochen daran und jeder nahm einen kleinen Schluck. Ich fand es einfach nur fürchterlich. Es schmeckte bitter und eklig. »Wie kann er das nur gern trinken?«, fragte ich mich damals. Auch meine Freunde verzogen das Gesicht: »Bäh, das schmeckt ja widerlich!« Ein paar Minuten später kam mein Papa zurück, nahm sein Bier in die Hand und verschwand wieder in seiner Werkstatt. Wir ließen uns nichts anmerken. Interessanterweise sollte Bier Jahre später auch mein alkoholisches Lieblingsgetränk werden. Ich weiß nicht, ob das Feierabendbier meines Vaters da einen Einfluss auf mich und meine spätere Vorliebe hatte.

Was mich, Vlada, betrifft: Ich für meinen Teil habe keine Erinnerung mehr daran, wie mir mein erster Schluck Alkohol geschmeckt hat, deswegen ist meine Erinnerung dahingehend weder positiv noch negativ besetzt. Ich habe sowohl meine Eltern als auch ihren Alkoholkonsum lange Zeit nicht infrage gestellt. Alkohol gehörte einfach mit dazu und machte Erwachsene manchmal eben etwas lustiger.

Die Jahrtausendwende feierten wir gemeinsam in unserer Mädelsclique, damals alle so um die 14 Jahre alt, bei Vlada zu Hause. Wir hatten sturmfrei und ich hatte mir fest vorgenommen, endlich einmal eine Nacht durchzufeiern, denn davor war ich bei Übernachtungspartys immer eingeschlafen. Natürlich war Alkohol mit dabei, so eine Jahrtausendwende muss schließlich ordentlich begossen werden. Wir verkleideten uns und schossen komische Bilder voneinander, noch auf Farbfilm, den wir Wochen später erst entwickeln ließen und der das Ausmaß des Abends erahnen lässt. Wir waren gut drauf. Ich glaube, ich landete mal wieder über der Kloschüssel. Am Ende bin ich doch wieder eingeschlafen, aber erst nachdem das neue Jahrtausend begann. Die Welt ging damals, wie wir heute wissen, nicht unter und Vlada und zwei andere Freundinnen rodelten freudig am 1. Januar in aller Herrgottsfrühe die Dorfstraße hinunter, während wir anderen noch unseren Rausch ausschliefen. Willkommen im 21. Jahrhundert.

Kathi fing das Rauchen an und hörte bald auch wieder damit auf. Ich zog auf einer Party an einer Zigarette, hatte davor süßen Sekt getrunken und übergab mich daraufhin jämmerlich. Das hinderte uns allerdings nicht am Weitertrinken. Heute stellen wir uns durchaus die Frage, warum wir das getan haben. Warum überhörten wir die Anzeichen unseres Körpers, der uns eigentlich ganz klar zu vermitteln versuchte, dass er an einer Vergiftung litt und das Zeug wieder aus seinem Inneren herausbekommen wollte?

Dabei müssen wir nicht mal elendig über der Kloschüssel hängen – jeder Rauschzustand ist an sich schon ein fortgeschrittenes Zeichen von Alkoholintoxikation (Vergiftung). Das gilt auch für die harmlos als Kater verkleidete Grübelei, wenn wir mal wieder morgens um drei Uhr schweißnass wach liegen und fieberhaft versuchen, die Bruchstücke des letzten Abends zusammenzubekommen. Wer hätte gedacht, dass diese Angst-/Panikreaktion oder generellen Depressionssymptome eigentlich nur die unverdaulichen Überreste einer gesellschaftlich anerkannten, öffentlich zelebrierten Alkoholvergiftung sind? Sogar die ja irgendwie noch als positiv oder erwünscht empfundenen Nebeneffekte des Beschwipst-unterwegs-Seins, bei dem sich plötzlich alles leichter anfühlt, alle Sinne irgendwie geschärfter wirken oder wir uns in ausgelassene Albernheit bis hin zur ausgewachsenen Euphorie hineinsteigern, sind eigentlich nur die hilflosen Zeichen eines vergifteten Organismus.[1]

Warum machten wir also einfach weiter damit, ohne die Substanz infrage zu stellen? Wir wären ja als 14-Jährige auch nicht auf die Idee gekommen, uns mal kurz eine Nase Koks reinzuziehen oder uns eine Spritze Heroin zu setzen. Klar ist das ein provokanter Vergleich und er mag vielleicht auch etwas hinken, denn wo hätten wir in dem Alter diese illegalen Drogen herbekommen sollen. Doch ganz so unrealistisch ist das Szenario gar nicht: So zeigt beispielsweise die Studie zur Drogen-affinität Jugendlicher in der Bundesrepublik Deutschland von 2019, dass jeder zehnte Jugendliche zwischen 12 und 17 Jahren schon einmal illegale Drogen konsumiert hat. Bei Alkohol in derselben Altersklasse sind es übrigens 63,4 Prozent. Warum bewerten wir Alkohol anders?

Wenn man zum Beispiel morgens am Kiosk vorbeigeht und zufällig eine Schlagzeile liest, in der von 1400 Rauschgifttoten in Deutschland im Jahr 2019 die Rede ist, von denen mehr als die Hälfte Heroin im Blut hatte, kann man das weiße Zeug schnell als krass gefährlich abstempeln und will lieber nichts damit zu tun haben. Deutlich länger muss man dagegen nach den Zahlen su-chen, wie viele Tote unser Alkoholkonsum in Deutschland jähr-lich fordert. Wer will schließlich so genau wissen, dass der Alko-hol, den wir da alle so munter in uns hineinkippen, im Jahr 2019 zu 74 000 Todesfällen – das sind 203 täglich – geführt hat, die Opfer von Straßenverkehrsunfällen, bei denen Alkohol mit im Spiel war, sind da noch nicht einmal mit eingerechnet. Alkohol ist akzeptiert und legal. Er wird auch nicht als eine Droge betitelt, so wie beispielsweise Cannabis oder Ecstasy, obwohl er genauso ge-fährlich und abhängig machend ist. Vielleicht liegt die wahre Ge-fährlichkeit von Alkohol im Vergleich zu den sogenannten »har-ten« Drogen, wie Koks oder Heroin, vor allem in seiner fehlenden Abschreckung in unserem täglichen Leben da draußen. Während wir bei Heroinabhängigkeit sofort eine Mischung aus »Wir Kin-der vom Bahnhof Zoo« und dem abgewrackten Junkie unter der nächsten Brücke im Kopf haben, kriegen wir Alkohol an jeder Ecke in seiner marketingtechnisch vorteilhaftesten Aufmachung und als harmloses Allheilmittel zur Glückseligkeit angeboten.[2] Es sind übrigens weltweit mehr Menschen von Alkohol abhängig als von irgendeiner anderen Droge – 2016 waren es laut einer in dem medizinischen Fachjournal *The Lancet* veröffentlichten Studie insgesamt rund 100,4 Millionen Menschen weltweit.[3]

Ist das etwa tatsächlich nur eine Frage der Tradition und der Kultur?

Deutschland zählt bezüglich seines Pro-Kopf-Verbrauchs an reinem Alkohol (12,9 Liter im Jahr 2018) stabil zu den Top 10 aller Länder der Welt. Doch auch ohne abstrakte Zahlen brauchen wir unseren Alltag nur mal durch den Filter der Alkoholverfügbarkeit zu betrachten. Zumindest in den Großstädten haben wir das Zeug 24/7 vor der Nase. Aber auch in der ländlichsten Gegend kurz vor Hintertupfingen zelebrieren wir Deutschen vom traditionellen Dorffest und süffiger Vereinsmeierei über den üblichen Feierabend- und Feiertagskonsum bis zum geselligen Beisammensein am Wochenende alles mit Hochprozentigem. Und zur Not geht so ein Wochenende schon mal am Mittwochabend los und dauert bis Dienstag. Wenn es nach dem handelsüblichen Kater geht, für den man sich nach einem erfolgreich angesoffenen Partyrausch am Montag wahrscheinlich sogar noch von den Kollegen als Held* in weiterfeiern lassen kann, hilft es sowieso am besten, den Pegel immer schön zu halten. Weiß man doch! Deswegen gibt's auch kaum einen Kindergeburtstag, keine Adventsfeier im Altenheim, keine Hochzeit, keine Beerdigung, keine Beförderung und keine Abrissparty ohne Freund Alkohol als heimlichen Lieblingsgast. Nur keine Gelegenheit auslassen. Selbst die Politik macht da keine Ausnahme, der Alkoholausschank und -verkauf ist bis auf das Jugendschutzgesetz null reglementiert, die Werbung darf fröhlich weiter ihre berauschten Glücksversprechen in die sowieso schon durchtränkte Menge posaunen. Dafür klingeln die Kassen der Alkoholindustrie viel zu süß, um sich freiwillig einschränken zu lassen. Wir wollen uns ja schließlich auch mal was gönnen! Und wenn es was zu feiern gab, hat Papa doch schon immer den guten Roten aus dem Keller geholt.[4]

Apropos Eltern! Warum haben die uns eigentlich nie über

Alkohol aufgeklärt? Gehören ein fetter Kater und kotzend über der Kloschüssel zu hängen tatsächlich zum Erwachsenwerden dazu? Vor allem jetzt, seitdem wir nüchtern leben, wird uns immer klarer, dass die große Mehrheit nicht über Alkohol aufgeklärt ist – unsere Eltern eingeschlossen!

Katharina und ich klauten regelmäßig heimlich kleine Schnapsflaschen aus dem Alkoholregal ihrer Mutter, ihres Vaters und meiner Eltern. Natürlich verbindet uns nicht nur der Alkohol, uns verbindet viel, viel mehr. Aber der Alkohol nahm für eine gewisse und ausschlaggebende Zeit eine ziemlich große Rolle in unserem Leben ein. Er begleitete unsere Freundschaft. Als junge Mädchen machten wir uns noch recht wenig Gedanken über unseren Konsum. Unsere Eltern erklärten uns nicht wirklich, was Alkohol tatsächlich bewirken kann, denn sie wussten es, wie schon angedeutet, sicherlich auch nicht besser. Also klauten wir weiterhin die alkoholischen Getränke unserer Eltern und dachten uns nichts weiter dabei.

Eines oder besser gesagt das Einstiegsgetränk für uns waren übrigens Alcopops. Alcopops, das sind Mischgetränke aus Alkohol und Limonade, waren vor allem Ende der 90er- und Anfang der 2000er-Jahre bei Jugendlichen sehr beliebt. Meist enthalten sie Unmengen an Zucker, um den bitteren Alkoholgeschmack zu übertünchen, und sie wurden unter anderem auch deswegen gekauft, da wir an das richtig harte Zeug »noch« nicht rankamen. Alcopops sind wirklich eine marketingtechnisch »hervorragende« Erfindung, denn durch ihren süßlichen Geschmack bekamen wir gar nicht mit, dass jede Flasche rund 5,5 Prozent Alkohol enthielt, was übrigens rund 12 g Alkohol beziehungsweise einem Bier entspricht. Es war quasi der Wolf im Schafspelz, ganz unschuldig und süß kamen sie daher. Übrigens empfiehlt die Deutsche Hauptstelle für Suchtfragen nicht mehr als 12 g Alkohol für Frauen und 24 g für Männer pro Tag, wobei zwei Tage in der Woche überhaupt nicht konsumiert werden sollte. Diese Angaben sind jedoch für Erwachsene! Wir waren gerade mal am Anfang unserer Pubertät, als wir begannen, Alcopops zu konsumieren, und wir tranken auch immer mehr als eine Flasche, wenn wir unterwegs waren.

Jugendlichen wird übrigens empfohlen, gar keinen Alkohol zu trinken, ach nein! Jedenfalls gewöhnten sich unsere Körper durch den Konsum von Alcopops ganz nebenbei an Alkohol. Deswegen warnten Anfang der 2000er auch Experten vor Alcopops und betitelten sie als eine Einstiegsdroge für Alkoholsucht – und auch für uns ebneten sie den Weg zu den härteren Alkoholika. Interessanterweise waren Alcopops gemischt mit Spirituosen erst ab 18 erlaubt, Bier- und Wein-Mischgetränke dagegen ab 16 Jahren. Ich kann mich aber gut daran erinnern, dass wir in unseren jungen Jahren vor allem die Alcopops mit Wodka und Rum tranken. Kontrolle beim Kauf? Fehlanzeige! 2002 hatte sich der Verkauf von Alcopops im Vergleich zum Vorjahr verfünffacht. Die Alkoholindustrie freute sich, doch immer mehr kritische Stimmen wurden laut und verlangten nach strengeren Gesetzen und Regelungen. 2004 reagierte dann auch die Bundesregierung auf Drängen des Bundesamtes für Gesundheit und führte eine Alcopopsteuer ein, die als »Sondersteuer zum Schutz junger Menschen« beschrieben wird. Daraufhin brach der Absatz von Alcopops dramatisch ein und viele der bei Jugendlichen damals beliebten Sorten waren bis 2010 komplett vom Markt verschwunden. Tja, zu dieser Zeit tranken Vlada und ich schon längst ganz andere Sachen, teils auch dank Alcopops.

In Deutschland gibt es übrigens außerdem eine Alkoholsteuer (ehemals Branntweinsteuer), eine Schaumweinsteuer, eine Biersteuer und eine Zwischenerzeugnissteuer. Um Steuern waren wir ja noch nie verlegen! Der Staat verdient an einer verkauften Flasche Alcopop fast einen Euro, bei einer Flasche Bier sind es gerade mal rund vier Cent und bei Wein wird gar nicht mitverdient. Heißt bei allen anderen alkoholischen Getränken außer den Alcopops ist die Regierung nicht daran interessiert, vielleicht auch über die Steuern den Konsum zu drosseln. Warum auch? Jährlich verdienen Bund und Länder laut Statistik schließlich mehr als drei Milliarden Euro am Alkoholverkauf, Prost![5]

Zu meinem 14. Geburtstag gab es unter anderem Weißwein aus dem Tetrapak. 14 Jahre alt zu werden bedeutete ja schließlich auch, offiziell in den Kreis der Erwachsenen aufgenommen zu werden. Also durften wir uns nun ganz offiziell betrinken. Und so betranken wir uns. Ich war blau und heulte, Katharina war blau und kotzte. Dieses Bild wird sich noch häufiger durch unsere Freundschaft und damit auch durch unser Leben ziehen.

In dieser Zeit freundete ich, Katharina, mich auch mit älteren Jugendlichen an. Meine Nachbars- und Kindheitsfreundin war zwei Jahre älter als ich und ging auf dieselbe Schule wie Vlada und ich. Sie nahm mich immer häufiger mit, wenn sie sich mit ihrer Clique traf. Alkohol spielte dabei fast immer eine Rolle. Da wir in einem Dorf nahe der polnisch-tschechischen Grenze aufgewachsen sind und der Alkohol in unseren Nachbarländern billiger war, gab es häufig kleine Wandertouren über die Grenze, um uns billigen Fusel zu kaufen. Abende endeten oft bei jemandem zu Hause oder in unserem Dorfklub. Dort spielten wir Trinkspiele. Da ich häufig die Jüngste war und mich vor den Älteren beweisen beziehungsweise dazugehören wollte, trank ich kräftig mit. Fast jedes Zusammentreffen endete mit einem schlimmen Kater und Blackouts. Das war auch die Zeit, in der ich zu rauchen begann, wieder aufhörte und meinen ersten Kuss betrunken an einen Jungen aus der Clique verlor. Am Morgen danach war mir das alles so peinlich, dass ich mich nie wieder mit dieser Clique traf. Ich konnte diesem Jungen einfach nicht mehr unter die Augen treten. Rückblickend wünsche ich mir für mein 14-jähriges Ich, dass mein erster Kuss nicht betrunken in irgendeinem dunklen, müffelnden Dorfklub stattgefunden hätte. Vielmehr würde ich mir wünschen, dieser wäre nüchtern und klar passiert. Mit einem Jungen, den ich wirklich mochte und bei dem ich Schmetterlinge im Bauch gehabt hätte.

Katharina und ich waren also beide betrunken bei unseren ersten Küssen, was im Nachhinein betrachtet ziemlich schade ist, denn wir können uns beide nicht mehr daran erinnern. Vielleicht ist das besser so, weil der besagte erste Kuss nicht mit unseren Traumprinzen stattgefunden hat, auf der anderen Seite wäre dieser erste Kuss mit den Nicht-Traumprinzen erst gar nicht entstanden, wären wir bei klarem Verstand gewesen. Wie wäre das wohl gewesen? Hätten wir dann auf uns und unser Bauchgefühl vertraut? Eigentlich kann ich von mir behaupten, dass ich ein Spätzünder war. Spätzünder in der Hinsicht, dass es lange brauchte, bis ich mich überhaupt auf einen Mann einlassen konnte, denn ich war eigentlich schüchtern. Und damit meine ich richtig, richtig schüchtern. So schüchtern, dass ich in der Gegenwart von Jungs, die ich auch nur ein klein wenig attraktiv fand, plötzlich absolut kein Wort mehr herausbrachte, was im Nachhinein betrachtet durchaus ein guter Schutz meiner kleinen, zerbrechlichen Mädchenseele war. Diesen Schutzwall riss ich mit Alkohol einfach nieder. Alkohol hat mich in dieser Hinsicht mutiger, aber auch leichtsinniger und grenzenlos gemacht, gefühlstaub.

Auch bei meinem ersten Mal war ich betrunken. Ich war 18 und war mit einem jungen Mann zusammen, der mich ganz klar auf gar keinen Fall liebte, und mit dieser ersten intimen Erfahrung wurde es in meiner Gefühlswelt plötzlich ganz dumpf. So, als wären meine Gefühle von meinem Körper abgeschnitten. In der Rückschau habe ich mich grenzenlos selbst übergangen, und das immer und immer wieder. Dabei habe ich mein Bauchgefühl permanent überhört, das mir zu vermitteln versuchte, dass all das hier gerade nicht so cool war. Ich wiederum redete mir ein, der erste Sex müsse sich wohl so anfühlen. Ich dachte tatsächlich, dass erste Male so gefühlskalt ablaufen und Liebesfilme nur Traumschlösser bauen, obwohl ich insgeheim gerne in einem solchen gewohnt hätte, ein Bauernhof mit Tieren hätte es aber auch getan.

Katharina und ich gingen dann zur selben Zeit für ein Austauschjahr in die Staaten. Wir waren 16 Jahre alt, und für Kathi erfüllte sich ein langersehnter Traum und vor allem die erste große Liebe. Ich wiederum wäre am liebsten so schnell wie möglich wieder nach Hause gefahren und hatte unendliches Heimweh. Katharina trank in der Zeit keinen Schluck Alkohol – na ja, ganz stimmt das nicht, aber pssst!

Hier will ich, Katharina, noch mal übernehmen. Das Austauschjahr in den USA war wirklich mein großer Traum und ich konnte es kaum fassen, dass dieser endlich in Erfüllung ging. Wie aufregend doch alles war. Neues Land, neue Sprache und neue Kultur. Meine Gasteltern waren schon älter, ihre Kinder bereits erwachsen. Sie hatten ein großes Haus in einem kleinen Dorf direkt am See. Meine Gastmutter ging immer zu Meetings, während mein Gastvater seine Meetings aussetzen musste, da er Krebs hatte und in Behandlung war. Meine Gasteltern tranken keinen einzigen Schluck Alkohol. Es gab auch keinen im Haus, und auch Freunde und Familie brachten nie welchen mit. Einmal kochte meine Gastmutter mir mein Lieblingsgericht – Hühnerfrikassee –; doch den Weißwein, den man zu der Soße dazugeben sollte, ließen wir weg. Ich machte mir nie wirklich Gedanken darüber, was das bedeuten könnte. Ganz am Ende meines Austauschjahres erzählte mir dann ein Familienfreund, dass mein Gastvater früher alkoholabhängig gewesen war. Der besagte Familienfreund und mein Gastvater hatten sich wohl über ihr gemeinsames Schicksal kennengelernt. Damals dachte ich ehrlich gesagt nicht wirklich viel darüber nach. Ich verstand nicht so recht, was das alles bedeutete, und ich fragte bei meinen Gasteltern auch nie nach.

Das sollte aber nicht die einzige Begegnung mit jemandem gewesen sein, der negative Erfahrungen mit Alkohol gemacht hatte. Schon in den ersten Wochen meines Austauschjahres lernte ich meinen ersten Freund kennen. Wir verstanden uns auf Anhieb. Dieses Mal konnte ich mich auch an den ersten Kuss beziehungsweise meinen zweiten Kuss erinnern, denn jede gemeinsame Erfahrung, die ich mit ihm machte, war in nüchternem Zustand! Er mochte Alkohol nicht. Er hatte auch noch nie Alkohol getrunken und wollte das auch nicht ändern. Sein Vater war alkoholabhängig. Seine Eltern hatten sich getrennt, als er fünf Jahre alt war, und er lebte bei seiner Mutter und seinem Stiefvater. Wirklichen Kontakt gab es zu seinem Vater nicht mehr. Die Erinnerungen, die er an seinen Vater hatte, waren geprägt von Vernachlässigung und wenig Fürsorge. Mein Freund hatte daher kein sonderliches Interesse mehr, Zeit mit seinem Vater oder trinkenden Menschen zu verbringen. Auch hier muss ich sagen, dass mir die Geschichte meines Freundes damals zwar naheging, aber wirklich verstanden, was es für ihn bedeutete oder was Alkohol eigentlich bewirkt beziehungsweise mit Beziehungen anrichtet, habe ich nicht.

Nach einem Jahr musste ich nach Deutschland zurückkehren, doch mein Herz blieb über viele Jahre in den USA. Er war meine große Liebe und ich war mir mit meinen 17 Jahren sicher, den Mann heirate ich. Zu Hause angekommen tat ich dann wieder das, was ich vorher schon getan hatte – trinken. Ich wusste, mein Freund mochte es nicht, ich tat es aber trotzdem. Es gab viele Diskussionen mit ihm darüber. Und so kam es, dass er die Beziehung schließlich beendete. Mein Konsum und der daraus resultierende Vertrauensverlust spielten durchaus eine Rolle bei seiner Entscheidung. Mein Herz brach und ich trank weiter. In den nächsten 15 Jahren sollte ich fast alle meiner darauffolgenden Partner betrunken kennenlernen.

Zwar ist Alkoholkonsum in den USA erst ab 21 Jahren erlaubt, doch ich weiß, dass viele meiner Mitschüler sich heimlich trafen und tranken. Als ich ihnen erzählte, dass es bei mir zu Hause ganz normal war, in unserem Alter zu trinken und in die Disco zu gehen, bekamen sie große Augen. Meine persönliche Erfahrung ist, dass Verbote vor allem bei Jugendlichen nur wenig helfen, unter den meisten amerikanischen Jugendlichen, die ich damals kennenlernte, machte es diese Droge sogar noch attraktiver. Ähnliches bestätigte uns im Gespräch ein Berufsschullehrer, der tagtäglich mit genau dieser Altersgruppe und der Herausforderung von Verbotsüberschreitungen und den Konsequenzen daraus konfrontiert ist: Das Austesten von Grenzen sei bekanntermaßen ein natürlicher Prozess des Erwachsenwerdens, sagte er. Absurderweise könne Verbote aufzustellen (eigentlich egal in welchem Alter) eine geradezu verzweifelte Auflehnung triggern, gegen die eigenen gefühlten Limitationen zu rebellieren, aber auch es den Autoritäten wie Eltern, Lehrern oder dem Gesetz mal so richtig zu zeigen. Wichtig sei es dann vor allem, dass die Konsequenzen klargemacht würden.

Und genau das war in den USA immerhin der Fall: Die Polizei kontrollierte dort rigoros und war unermüdlich hinterher, das Gesetz auch durchzusetzen. Ich kann mich auch noch an einen schweren Unfall einer Mitschülerin erinnern, bei dem, so sagte man sich hinter vorgehaltener Hand, auch Alkohol mit im Spiel war. Zu der Zeit war »car surfing« wohl angesagt, ich selbst habe das erste Mal davon gehört, als ich von dem Unfall erfuhr. Dabei stellt man sich auf das Dach eines fahrenden Autos und »surft« quasi darauf. In diesem Fall jedoch war das Mädchen vom Dach des Autos gefallen, hatte sich eine schwere Kopfverletzung zugezogen und ich habe sie erst zu unserem Schulabschluss Monate später mit rasiertem Kopf wiedergesehen. Sie hat wohl Glück gehabt, dass der Unfall nicht schlimmer endete.

In Deutschland ereigneten sich laut Statistischem Bundesamt 2019 täglich durchschnittlich 98 Verkehrsunfälle, bei denen mindestens bei einem Verkehrsteilnehmer Alkohol nachgewiesen werden konnte. Bereits bei 0,3 Promille verdoppelt sich das Unfallrisiko, das entspricht je nach Geschlecht und Körpergröße ungefähr einem Bier (0,5 l)[6]. Bei einer Frau meiner Statur kann ein Bier, nimmt man den Promillerechner des Bußgeldkatalogs zu Hilfe, sogar fast 0,6 Promille bedeuten, was schon einem dreifachen Unfallrisiko entspricht. Auch starben fast doppelt so viele Menschen bei einem Verkehrsunfall, wenn Alkohol mit im Spiel war, als wenn alle Beteiligten nüchtern waren. Tja, und in den USA wurde ich damals kurz vor unserem Abschlussball von den »Mothers Against Drunk Driving« (dt.: »Mütter gegen Trunkenheit am Steuer«) aufgeklärt. Wir hatten uns alle in der Turnhalle einzufinden und zwei bis drei Frauen versuchten uns ins Hirn zu drillen, wie gefährlich Autofahren in betrunkenem Zustand sein kann. Eigentlich interessant, wenn man überlegt, dass zu diesem Zeitpunkt niemand von uns schon 21 Jahre alt war und eigentlich nicht legal hätte trinken dürfen. Mittlerweile gibt es wohl auch an vielen deutschen Schulen eine Aufklärung über die Gefahren von Alkohol, ich kann mich jedoch nicht daran erinnern, an meiner Schule in Deutschland jemals eine solche Aufklärung erhalten zu haben.

Mein Gastvater ist übrigens vor anderthalb Jahren verstorben. Er war Anfang 70 und hätte eigentlich noch ein paar richtig gute Jahre haben können. Zu seinem Alkoholkonsum kam aber noch jahrelanges Rauchen dazu. Am Ende hatte er COPD (chronisch obstruktive Lungenerkrankung) entwickelt, woran er letztendlich auch verstarb. Seine letzte Woche verbrachte ich an seinem Intensivbett. Er war so klein und zerbrechlich geworden. Ich hielt lange seine Hand. Strich ihm über den Kopf und redete mit ihm. Er war die meiste Zeit mit Medikamenten ruhiggestellt. Am Ende hatten wir ungefähr zehn Minuten zusammen, in denen er wach war, mir in die Augen sah und mir mit dem Schlauch in seinem Mund »I love you« zuflüsterte. Sehr oft verschließen wir die Augen davor, was der Konsum jeglicher toxischer Substanz in unserem Körper anrichten kann. Jeder, der meinen Gastvater kannte und liebte, hätte sich gewünscht, dass er noch lange bei uns bleiben würde, doch dieser Wunsch ging leider nicht in Erfüllung. Laut der Weltgesundheitsorganisation (WHO) sterben jährlich rund drei Millionen Menschen aufgrund von Alkoholkonsum. Abhängig davon, wie viel wir trinken, kann Alkohol unser Leben, der *Lancet*-Studie zufolge, um sechs Monate bis zu vier bis fünf Jahre verkürzen. Manchmal frage ich mich, was mein Gastvater wohl dazu sagen würde, wenn er noch hätte erfahren können, dass wir dieses Buch schreiben.

Ich, Vlada, wiederum probierte während meines Austauschjahres ab und an ein paar Schluck Alkohol, wenn es sich auf Partys ergab. Fast wäre ich deshalb zurück nach Deutschland geschickt worden, weil mich irgendein Footballer verpetzte, obwohl er im Gegensatz zu mir definitiv betrunken war. Ich war schließlich Krasseres gewohnt und lachte die Typen insgeheim aus. Ich kann mich noch an einen Moment um Weihnachten herum erinnern, an dem ich wirklich darüber nachgedacht habe, mein Austauschjahr zu beenden, weil ich mich so traurig gefühlt habe. In dem Moment kam mein Gastvater zu mir, öffnete eine kleine Flasche Skyy Vodka und sagte: »Don't tell anybody about that.« Er wollte mich aufmuntern, indem er mir Alkohol gab. Ich war ziemlich erleichtert und bediente mich dann noch hin und wieder heimlich an besagter Flasche.

Wir kamen zurück nach Deutschland. Katharina litt unter Liebeskummer und wollte am liebsten wieder zurück, derweilen feierte ich auf Dorffesten mein Leben. Irgendwann einmal gingen wir gemeinsam das erste Mal in eine Diskothek. Ich weiß nicht, wie viele Stunden wir am Rand der Tanzfläche standen und die Menschen beobachteten. Wir tranken Alcopops und damals reichten uns zwei bis drei Flaschen, um uns ein wenig berauscht zu fühlen. Kurz bevor wir nach Hause mussten, trauten wir uns doch noch auf die Tanzfläche und wollten am liebsten die ganze Nacht bleiben. Damals war der Song »I'm Blue (Da Ba Dee)« ziemlich angesagt, was man wohl als Ironie des Schicksals bezeichnen könnte.

Ich war schon immer für das Feiern. Ich feierte gerne und trank gerne. In diesen Momenten fühlte ich mich so unendlich frei. Manchmal feierte ich allein in meinem Jugendzimmer mit einer Flasche Alcopop und tanzte zu RnB und Hip-Hop vor meinem Spiegel. Wenn ich aus heutiger Perspektive auf die Situation blicke, dann war mein damaliges Trinkverhalten schon problematisch. Katharina war nicht so für das Feiern, also trafen wir uns zu gemeinsamen Übernachtungspartys, bei denen Alkohol mit dazugehörte. Ab einem gewissen Zeitpunkt war Alkohol aus unserem Leben und aus unserer Freundschaft nicht mehr wegzudenken. Zwar nicht immer und ausschließlich, aber er gehörte zum Erwachsenwerden dazu, ohne dass wir dies infrage stellten. Wir können uns wie gesagt auch nicht daran erinnern, dass wir jemals über die Folgen von Alkohol aufgeklärt wurden. Man hört so seine Sachen, aber glaubt in den wenigsten Momenten daran, dass man selbst einmal ein Problem damit entwickeln könnte, obwohl doch eigentlich schon das Kotzen nach dem Vollsuff ein Anzeichen dafür war, dass wir unsere jungen Körper vergiftet haben.

Wir machten unser Abi und entschlossen uns, gemeinsam zum Studieren nach Leipzig zu gehen, wo wir unsere erste gemeinsame Wohnung bezogen. Wir fuhren mit dem Auto schon einmal vor, unsere Möbel sollten nachkommen. Und weil wir auf der Fahrt so viel zu bereden hatten, stellten wir das Navi leiser und verpassten die Abfahrt nach Leipzig. Stattdessen bogen wir nach Chemnitz ab, das Navi brüllte uns an, ohne dass wir es hörten. Stolz wie Bolle kamen wir irgendwann doch noch in unserer neuen Wohnung an und was war die erste Amtshandlung? Richtig. Erst einmal ein alkoholisches Biermixgetränk zum Anstoßen. Wir hatten keinen Öffner und kein Feuerzeug, also öffneten wir die Flaschen an der Fliesenkante zur Klospülung und prosteten uns selbstbewusst zu. Während unserer Studienzeit stieg unser Alkoholkonsum an. Oftmals saßen wir abends bei einer Flasche Wein zusammen und redeten tiefgründig über Gott und die Welt. Irgendwann wurde aus einer Flasche für zwei eine Flasche für jede von uns. Eher zum Scherz sagten wir, dass wir unseren Weinkonsum reduzieren sollten, nahmen dies aber eher auf die leichte Schulter und tranken weiter.

Eines Abends ging uns mal der Alkohol aus und wir stellten erschrocken fest, dass wir nur noch ungefähr zehn Minuten Zeit hatten, bis der Supermarkt schloss. Natürlich waren wir schon leicht angetrunken, wir machten uns direkt auf den Weg und rannten, was das Zeug hielt. Im Supermarkt angekommen, wurden wir vom Security-Dienst aufgehalten, da er in wenigen Minuten schloss. Ich blieb stehen und Katharina rannte schnurstracks an dem Mann vorbei. Ein paar Minuten später trafen wir uns am Kassenbereich und Katharina strahlte mich freudig und stolz wie Oskar an. Das gab auf alle Fälle erst einmal ein High Five auf unfassbar gute Zusammenarbeit. Zufrieden liefen wir wieder in Richtung Wohnung. Während wir uns vorfreudig an unseren Küchentisch setzten, packte Katharina voller Stolz und Selbstbewusstsein die ergatterte Flasche aus. Wir schauten auf das Etikett und von der einen auf die andere Sekunde erstarrten unsere Gesichter. Auf dem Etikett stand »Amaretto – *alkoholfrei*«. Was für eine Scheiße! Wir waren absolut fassungslos und unsere beiderseitige Enttäuschung war unübersehbar, bis wir lauthals anfingen, über uns selbst zu lachen. Diese Flasche wurde die erste und einzige, die es über mehrere Wochen geschlossen durch unsere WG-Zeit schaffte.

Irgendwann in dieser Zeit öffnete ein Späti direkt einen Hauseingang weiter und wir konnten unser Glück kaum fassen, denn das hieß, dass wir für abendlichen Nachschub nicht mehr so weit laufen mussten. Wir tranken Sangria aus einer Zweiliterflasche, der eigentlich wie Seifenwasser schmeckte. In dieser Zeit glaubten wir, dass genau so ein erfülltes Studentenleben auszusehen hat. Wir begossen Feierlichkeiten, Geburtstage, Abschlüsse und ertränkten den einen oder anderen Liebeskummer.

Von außen betrachtet könnte man meinen, ich hätte den Alkoholkonsum besser unter Kontrolle gehabt als Katharina. Tatsächlich ist es jedoch so, dass meine Toleranz einfach viel höher ist als Kathis, was schlicht und ergreifend daran liegt, dass ich mehr getrunken und dementsprechend irgendwann auch begonnen habe, mehr zu vertragen.

Generell ist allerdings weder ein einzelner Rauschzustand noch eine ausgewachsene Alkoholabhängigkeit direkt an der tatsächlich konsumierten Menge an Alkohol messbar. Unterschiedliche Menschen vertragen unterschiedlich viel, bevor sie entweder auf kurze Sicht betrunken oder eben auf lange Sicht süchtig werden. Das hat nur in begrenztem Maße mit Körperlichem wie Geschlecht, Größe oder Gewicht zu tun. Vielmehr zeigen Studien, dass ganz andere Faktoren eine entscheidende Rolle für die Trinkerkarriere spielen: Da hätten wir erstens die psychischen Voraussetzungen, zum Beispiel ein unbearbeitetes Trauma oder auch »nur« eine unglückliche Kindheit. Zweitens sind die sozialen Faktoren nicht zu vergessen, wie beispielsweise Gruppenzwang oder das leidige Dazugehören-Wollen, aber auch ganz direkt unser Umfeld, wie und wo wir leben. Und drittens wäre da noch der persönliche Alkoholmetabolismus, also wie mein Körper den Alkohol verstoffwechselt und wie viel von dem giftigen Zeug er willig ist, ausreichend lange drinzubehalten. Mein ebenso regelmäßiger wie großzügiger Missbrauch war also essenziell, um eine ordentliche Toleranz und damit die beste Voraussetzung für eine Abhängigkeit zu schaffen.[7]

Nach fünf Jahren Studium, gemeinsamem Wohnen und Trinken trennten sich unsere Wege und wir gingen beide für eine Weile ins Ausland.

2. Auf der Suche
in anderen Ländern

*E*s ist nicht so, dass wir bewusst vor uns selbst und unserem Leben geflohen wären, und es ist auch nicht so, dass wir genau wussten, dass unsere Zeit im Ausland rückblickend betrachtet als Flucht angesehen werden könnte, denn eigentlich wollten wir nur uns selbst finden, uns selbst verwirklichen.

Katharina

Von 2011 bis 2013 lebte ich in Südostasien, nicht durchgängig, aber zu 90 Prozent der Zeit. 2011 befanden Vlada und ich uns am Ende unseres Studiums. Ich kann mich noch gut daran erinnern, wie wir uns oft fragten, was wir nun mit unserem Leben anstellen wollten. Wir hatten beide keine so richtige Ahnung. Kurz dachten wir auch daran, ein Unternehmen zu gründen, um jungen Akademikerinnen und Akademikern zu helfen, ihre Passion zu finden und auch davon leben zu können. Daraus wurde dann aber nichts, ein Unternehmen haben wir am Ende dennoch gegründet.

Vlada verkaufte all ihre Möbel und ging nach Paris. Ich lagerte einige meiner Möbel bei meinem Papa ein und ging nach Indonesien. Wir beide hatten Angst vor diesem Schritt, aber wir wussten auch, wir wollten weg, raus aus dem Bekannten. Wir verspürten diesen inneren Drang nach Freiheit, den Wunsch danach, auszubrechen. An dem Tag, an dem wir uns das letzte Mal für eine lange Zeit sehen sollten, saßen Vlada und ich im Auto meiner Mama. Ein paar Tage später würden wir unsere Abenteuer beginnen. Als Abschiedsgeschenk hatte

Vlada mir eine schöne Papierrolle geschenkt, die ich an dem Ort verbrennen sollte, wo ich mich selbst gefunden hatte, denn in dieser Zeit suchten wir nach uns selbst und unserem Platz in diesem Leben. Ich hatte Vlada ein Fotoalbum gebastelt, mit Fotos aus den letzten 20 Jahren unserer Freundschaft. Wir drückten uns fest, versprachen uns, uns bald wieder zu melden, und wünschten dem anderen eine ganz tolle Zeit. So trennten sich unsere Wege. Es war ein nüchterner und klarer Moment.

Meine Entscheidung, nach Asien zu gehen, war eine reine Herzensentscheidung. Zu diesem Zeitpunkt folgte ich im Internet schon seit mehreren Jahren Familien, die Kinder aus fernen Ländern adoptiert hatten und ihre Geschichten teilten. Ich wusste um die Lebensbedingungen elternloser und sozial schwacher Kinder in armen Ländern. Ich wollte helfen. Ich wollte unterstützen und einen Beitrag leisten. Etwas Gutes tun, vielleicht auch für mich selbst. Und so stieß ich über Umwege auf einen kleinen deutschen Verein, der ein Kinderheim auf Bali unterstützt.

Asien hatte mich davor kaum interessiert und stand auf meiner Reiseliste ganz unten. Nun fand ich mich mit einem Mal auf dem Flug nach Bali wieder. Das Kinderheim lag abgelegen von all dem normalen touristischen Tumult. Ich lernte Bali daher von Anfang an aus einem ganz anderen Blickwinkel kennen. Es ist eine Insel, auf der es für arme Familien immer noch normal ist, ihre Kinder aus der Schule zu nehmen, damit sie den Eltern auf dem Feld helfen können. Vor allem in den Bergen ist es gängig, dass junge Mädchen recht früh verheiratet werden und nie ihren Schulabschluss machen. Das Kinderheim beherbergte damals rund 60 Kinder. Von 1 bis 19 Jahre war alles dabei. Die Lebensbedingungen waren recht ärmlich. Es gab zwar neue Bettenhäuser, aber ansonsten wuschen sich die Kinder im Freien und die Küche war nur von einem Blechdach bedeckt.

Ich verbrachte Tag und Nacht mit den Kindern und so war

Alkohol zu trinken dort keine Option für mich. Auf dem Gelände des Kinderheimes war zudem jeglicher Konsum untersagt. Doch der Alkohol fehlte mir nicht. Mein Leben hatte sich um 180 Grad gedreht. Alles war anders, alles war neu. Momente und Gelegenheiten, bei denen ich sonst zu Bier oder Wein gegriffen hätte, gab es hier nicht. Mir wäre auch nicht eingefallen, mich allein irgendwohin zu setzen und Alkohol zu trinken. In dieser Welt gab es nicht wirklich Alkohol und das war auch gut so.

Hier hörte meine Reise aber nicht auf. Nach vier Monaten auf Bali ging ich nach Nepal, um auch dort in einem Kinderheim zu helfen. Hier sollte sich mein Konsum jedoch ändern. Ich freundete mich mit anderen Volontären an und ab und zu tranken wir gemeinsam. Manchmal auch zu viel. Ich weiß noch, wie ich eines nachts betrunken zurück zum Kinderheim ging. Durch dunkle Straßen und über dunkle Felder. Am nächsten Morgen sagte der Hausvater zu mir, dass ich doch bitte nachts nicht allein durch die Gegend laufen sollte. Ich übertrieb es aber nie so sehr, dass ich mich früh nicht hätte um die Kinder kümmern können. Nur ein einziges Mal endete es nicht gut: Da hatten wir geplant, die Nacht nicht im Kinderheim zu verbringen, was ich prompt als Freifahrtschein nahm, um mich schlimm zu betrinken.

Nach fast einem Jahr kehrte ich nach Deutschland zurück, um ein paar Monate später nach Kuala Lumpur, Malaysia, aufzubrechen. Ich hatte dort einen Job als Sales Managerin angenommen. Ich mit meinem Master of Science in Biologie! Vom Verkaufen hatte ich nun wahrlich keine Ahnung. Waren Indonesien und Nepal hinduistische Länder, in denen Alkoholkonsum recht normal war, war es im muslimisch geprägten Malaysia ganz anders.

Im Vergleich zu uns Deutschen verzehren die Malaysier nur 10 Prozent des deutschen jährlichen Pro-Kopf-Konsums an reinem Alkohol. Alkohol ist dort kein fester Bestandteil der Kultur. Es gibt zwar eine recht große chinesische Minderheit in Malaysia und vor allem in den chinesischen Vierteln in Kuala Lumpur wird auch Alkohol ausgeschenkt und kann dort offen verzehrt werden, jedoch ist die Situation keinesfalls vergleichbar mit der in Deutschland. Es gibt diese Omnipräsenz nicht. Auf Werbeflächen ist kein Alkohol zu sehen, im Supermarkt an der Kasse gibt es keine kleinen »Wegschnäpse« (weil man gönnt sich ja sonst nichts!) und die wenigsten malaysischen Filme zeigen trinkende Menschen. Bei meiner Arbeit gab es keinen Wein zum Geschäftsessen, ob nun mittags oder abends. Auf Veranstaltungen wurde kein Aperitif serviert. Zu Feiern wurde nicht mit Sekt angestoßen und zum Abschluss eines Vertrages auch nicht erst einmal ein Kurzer gekippt. Nie habe ich trinkende Menschen in den U-Bahnen, auf der Straße oder vor dem Supermarkt gesehen, es gab sie einfach nicht. Das Nationalgetränk von Malaysia ist ein Tee und nicht wie in Deutschland Bier. Keinen Alkohol zu trinken ist dort die Normalität und nicht die Ausnahme. Es wird einfach nicht getrunken und das wird auch nicht infrage gestellt.

Ich möchte hier keine Kultur-, Glaubens- oder Ländervergleiche machen, das liegt mir fern, aber ich finde es wichtig zu erwähnen, dass es Länder gibt, in denen Alkohol so gut wie keine Rolle spielt. Natürlich mussten die Menschen auch in Malaysia früh zur Arbeit und hatten ihre Probleme, so ist eben das Leben. Aber es gab diese ganzen Diskussionen rund um das Trinken nicht, wie ich sie von zu Hause kannte. Trinke ich heute, wenn ich mich mit Freunden treffe, oder trinke ich nicht? Was sage ich, wenn ich gefragt werde, wieso ich keinen Alkohol trinke? Wie gehe ich damit um, wenn ich mich in einer unangenehmen Situation befinde und alle um mich herum betrunken sind? Auch gab es in Malaysia immer wahnsinnig viele, leckere und tolle alkoholfreie Getränke, denn das waren dort die

Standardgetränke – nicht wie bei uns, wo es neben Alkohol meist nur die Auswahl zwischen Wasser, Tee und Saft gibt, und das auch nur, wenn man ein gutes Restaurant erwischt hat. Ich wunderte mich auch nie, wo denn all die Alkoholwerbung war, oder vermisste die Menschen, die abends mit einer Bierflasche durch die Straßen zogen. In meinem Jahr in Kuala Lumpur sah ich so gut wie nie betrunkene Menschen. Wenn ich abends mit Freunden oder Kollegen unterwegs war, ging es nicht in eine Bar, und Alkohol tranken wir sowieso nicht. Ich passte mich dieser Kultur an. In diesem Kontext war es auch undenkbar, dass ich wie zu Hause in Deutschland Menschen um mich herum zum Mittrinken animiert hätte – und das war auch völlig in Ordnung so.

Obwohl ich eigentlich immer nur in Gesellschaft Alkohol getrunken habe, trank ich in Kuala Lumpur wenn überhaupt allein in meiner Wohnung, hinter verschlossener Tür. Ich betrank mich aber nie. Nach ein bis zwei Bier hörte ich meist wieder auf. Warum ich überhaupt trank in dieser Zeit, weiß ich ehrlich gesagt nicht wirklich. Ich vermisste manchmal meine Freunde und Familie, mein Zuhause, das Vertraute. Alkohol wirkte vertraut. War hier so gut wie alles um mich herum fremd, war der Alkohol wie ein alter Freund. Damals trank ich nicht für den Rausch, sondern für die Verbundenheit, denn ich vermisste es, mit meinen Freunden zusammen zu sein, tiefe Gespräche zu führen und zu lachen, aber den Alkohol vermisste ich dabei nicht. Auch vermisste ich die Kater nicht und erst recht nicht die Blackouts.

Als ich nach fast einem Jahr Kuala Lumpur wieder verließ und nach Deutschland zurückkehrte, war ich geschockt von dem freien und sorglosen Umgang mit Alkohol in der Öffentlichkeit. Die Allgegenwärtigkeit von Alkohol schrie mir förmlich ins Gesicht und niemanden schien es zu stören. Ich weiß noch genau, wie ich im Zug vom Flughafen nach Hause an ein paar trinkenden Männern vorbeifuhr. Mitten am Tag, mitten in der Gesellschaft und vor Kindern. In dem Moment schämte ich mich für mein Land. Natürlich waren mir diese Bilder nicht fremd, war ich doch mit ihnen aufgewachsen, jedoch fragte ich mich plötzlich, wie wir wohl auf andere wirken mögen, für die ein solch offener Konsum nicht »normal« ist. Ich erkannte, was für einen Stellenwert Alkohol in unserer Gesellschaft hat und wie wir mit Bildern, Eindrücken, Überangeboten und Verhaltensweisen anderer überflutet werden, die den Konsum von Alkohol bagatellisieren und zur Normalität werden lassen. Mir war vorher nie bewusst gewesen, wie extrem das war. In dem Moment aber lag es glasklar und offen vor mir und ich verstand nicht, wie die Menschen in einem ach so hoch entwickelten und modernen Land wie Deutschland sich so verhalten konnten.

Paradoxerweise trank ich, kaum war ich zurück in Deutschland, trotzdem wieder Alkohol, trotz all der Eindrücke und Erfahrungen, die ich im Ausland gesammelt hatte. Ich trank auch wieder in der Öffentlichkeit, abends mit Freunden oder bei einem Restaurantbesuch. Ich schwamm einfach wieder mit und passte mich an meine Kultur an, so, wie ich mich zuvor an die malaysische Kultur angepasst hatte. Es zeigt, wie stark wir alle ein Produkt unserer eigenen Kultur sind. Wie stark wir uns an diese angepasst haben, Verhaltensweisen, Denkweisen und Gewohnheiten übernommen haben, ohne gefragt zu werden, ob wir das eigentlich wollen, oder zu hinterfragen, ob es das ist, was wir uns für uns und unser Leben wünschen. Dabei hatte ich erfahren, dass eine Gesellschaft ohne Alkohol auskommen kann, dass uns nichts fehlt, wenn es keinen Alkohol gibt. In Malaysia wurden auch Hochzeiten, Geburtstage, Abschlüsse, Erfolge und Volksfeste gefeiert, nur eben ohne Alkohol. Waren die Feste dadurch trauriger, langweiliger oder grauer? Ganz im

Gegenteil, denn alle waren bis zum Schluss klar und nüchtern, konnten den Moment wirklich genießen, konnten richtige Gespräche führen und Verbindung schaffen. Alle konnten sich am nächsten Tag auch noch daran erinnern und fragten sich nicht, was sie im Suff alles angestellt, was sie vielleicht gesagt oder wem sie geschrieben hatten oder sogar mit wem sie vielleicht nach Hause gegangen waren. Was den Alkohol betrifft, lernte ich in Malaysia, dass es geht, auf diesen zu verzichten. Es geht nüchtern, und das sehr gut sogar.

Wirklich gefunden habe ich mich in Asien nicht. Das, was ich dachte in der Ferne zu finden, fand ich letztendlich Jahre später in mir selbst, und das ganz unspektakulär hier in meiner Heimat. Denn der Ort ist nicht das Entscheidende, sondern ob wir uns mit uns selbst auseinandersetzen. Dafür reicht auch das alte Kinderzimmer bei den Eltern. Die Erfahrungen und Erlebnisse in Asien möchte ich dennoch nicht missen. Sie haben mein Leben unendlich bereichert. Ich habe Kulturen, Länder und Menschen kennengelernt, die ich auf die Art nie kennengelernt hätte, hätte ich auf meine Angst gehört und wäre zu Hause geblieben. Die Reise ließ in mir eine unendliche Dankbarkeit für meine Familie, meine Bildung und meine Freiheit wachsen, diese Dinge sehe ich heute in einem ganz anderen Licht. Die Papierrolle jedoch, die Vlada mir damals gab, habe ich bis heute nicht verbrannt, da ich bis jetzt nicht das Gefühl habe, wirklich angekommen zu sein.

Vlada

Ich habe mein Studium, also das tatsächliche Studieren, keine einzige Sekunde lang genossen. Ich weiß tatsächlich nicht, warum ich Wirtschaftswissenschaften studiert habe. Es ist auch nicht so, dass mir nichts Besseres eingefallen wäre oder dass mich irgendjemand – schon gar nicht meine Eltern – zu diesem Studium überredet hätte. Ich glaube, ich hatte einfach Angst. Angst davor, mir die Frage zu stellen, was ich wirklich möchte. Und irgendwie glaubte ich wohl auch, dass ich mit dem, was mir wirklich lag und worauf ich wirklich Lust hatte, beruflich nicht überleben könnte, es sei denn, ich wäre richtig, richtig gut darin. Der Klassiker also.

Ich war gut in der Schule und vor allem Fächer wie Musik, Kunst, Sport und Deutsch bereiteten mir Freude. Alles, was ein Studium der Wirtschaft mit sich bringt, allerdings nicht. So verbot ich mir letztendlich mit der Entscheidung für die Wirtschaft eigentlich mich selbst. Ich habe mir in diesem Moment verboten, mich ganz und gar auszuleben und auszudrücken. In mir entstand der Glaubenssatz: »Ich bin nicht gut genug«, und diesen befeuerte ich zusätzlich mit der Wahl meines Studienfachs, da ich mir damit selbst bewies, dass ich wohl nicht gut genug war, da ich ja keine guten Noten schrieb. Zu dieser Zeit befand ich mich in Therapie, da ich mit dem Ende einer Beziehung schwer umgehen konnte und eher dazu neigte, mich selbst zu zerstören. Meine Therapeutin meinte damals zu mir, dass es völlig logisch sei, dass ich mich so fühlte, da ich ja die ganze Zeit nichts anderes machte, als mir meinen Glaubenssatz zu beweisen, indem ich etwas tat, das mir überhaupt keinen Spaß machte. Sie meinte außerdem, dass sie mir zutrauen würde, mit einer glatten Eins ein Mathematik-Studium abzuschließen, solange ich wirklich Freude daran hätte.

Daran muss ich heute noch oft denken. Ich hatte Angst vor der Frage: Wer möchte ich auf dieser Welt sein? Wie möchte ich auf dieser Welt sein und was möchte ich erschaffen? Ich traute mir nicht zu, diese Fragen zu beantworten, und flüchtete lieber in Alkohol und Männerarme – und zu guter Letzt nach Paris.

Ich hatte ungefähr 500 Euro auf meinem Konto, verkaufte

meine Möbel, verschenkte meine Klamotten und kaufte mir ein Zugticket nach Paris. Über Couchsurfing organisierte ich mir ein paar Schlafmöglichkeiten für den ersten Monat und hoffte darauf, dass ich einen Job finden würde. Absurderweise wusste ich in diesem Moment, dass mein Plan irgendwie aufgehen würde. Es mangelte mir also nicht an Urvertrauen, sondern ich erteilte mir vielmehr nicht die Erlaubnis, etwas zu erschaffen, das ich aus tiefstem Herzen wollte.

Ich kam in Paris an und es dauerte genau zwei Wochen, bis ich einen Job als Au-pair in einer französischen Familie gefunden hatte, auf deren pubertierende Kinder ich nun aufpasste. Ich bezog ein kleines Zimmer unter dem Dach und war tatsächlich irgendwie stolz auf mich. Im Endeffekt blieb ich fast zwei Jahre in Paris. Ich lernte Menschen kennen, hatte eine Weile einen Freund und ich trank. Ich trank jeden Abend Wein und erklärte mir diese Gewohnheit damit, dass ich die französische Weinkultur ganz besonders zu schätzen wusste. Ich trank und mein französischer Freund kiffte.

Damals konnte ich Gras noch nicht so gut ertragen, geschweige denn vertragen. Ich hasste es, wenn ich das Gefühl hatte, die Kontrolle zu verlieren, und genau dieses Gefühl löste ein einziger Zug an einem Joint in mir aus. Ich kann mich noch an einen Abend erinnern, den ich bei einer damaligen Freundin verbrachte. Ich versuchte mich an diesem Abend an Gras zu gewöhnen, was mir allerdings nie ganz gelungen ist. Um morgens wieder pünktlich aus dem Bett zu kommen, fuhr ich nicht zu spät mit der Metro nach Hause. Eigentlich war ich die Strecke gefühlt schon tausendmal gefahren, nur diesmal war ich stoned und in mir stieg die Angst auf, dass ich nie wieder aus der Metro-Station herausfinden würde. Es war wie eine innere Panik, die ganz plötzlich da war, ohne dass ich mein Hirn zum Funktionieren und Nachdenken bekommen konnte. Ich hasste dieses Gefühl.

Das Problem war, dass ich selbst in der Stadt der Liebe die Leere in meinem Herzen nicht mit Wein und Männern stopfen konnte. Sosehr ich es auch versuchte, es funktionierte nicht, und immer wieder kam in mir das Gefühl auf, dass ich nicht richtig in meinem Leben war. Dass ich zwar tolle Dinge erlebte und spannenden Menschen begegnete, jedoch innerlich leer war. Und anstatt in mir selbst zu schauen, flüchtete ich mehr und mehr in mein Außen, in Alkohol und in Bücher. Zu dieser Zeit ist mein Alkoholkonsum niemandem aufgefallen. Die halbe Flasche Wein, die ganze Flasche Wein, die eineinhalb Flaschen Wein konnte ich mir selbst immer und immer wieder recht plausibel erklären, indem ich mich einfach selbst belog. Wobei mir mein Bauchgefühl in regelmäßigen Abständen sagte, dass etwas nicht stimmte.

Ich arbeitete am Morgen in einem Callcenter, um noch ein wenig Geld dazuzuverdienen, und nachmittags kümmerte ich mich um die Kinder meiner Gastfamilie. Tatsächlich fühlte ich mich oftmals jedoch wie ein absoluter Versager. Meine Freunde schienen alle auf irgendeine Art und Weise Karriere zu machen und ein gesetztes Leben zu führen, nur ich hatte scheinbar Angst vor einem gesetzten Leben. Ich wollte nicht gesetzt sein. Ich wollte anders sein. Ich wollte ganz viel denken, ganz viel lesen, ganz viel schreiben, ganz viel feiern, ganz viele schräge Menschen um mich haben und genau zu dieser Sorte Mensch gehören, so, wie alle sein wollen, aber niemand sich ernsthaft traut, auch wirklich zu sein. Ich hatte das Gefühl, dass ein »normales« Leben an mir vorbeizog und ich einfach den Einstieg verpasst hatte. Ich hatte Angst vor einem normalen Leben, also entschied ich mich für schräge Partys. Allerdings wusste ich nach und nach selbst nicht einmal mehr, wer ich wirklich war.

In Paris entdeckte ich allerdings das erste Mal das Schreiben für mich. Musik, ein wenig Kunst und Schreiben. Wein und Herzschmerz und die immer wiederkehrende Frage: Wer möchte ich denn eigentlich sein? Wenn ich über meine Zukunft nachdachte, sah ich dieses leere, weiße Blatt Papier vor meinem geistigen Auge. Ich war wütend auf meine Zukunft, weil ich augenscheinlich keine hatte. Ich habe wohl in diesem Moment nicht ganz sehen wollen, dass dieses leere Blatt Papier dafür da ist, um meine eigene Zukunft zu erschaffen. Aber zwischen mir und meinem Traum war ganz viel Angst und Scham. Und jedes Mal, wenn ich an meine Zukunft dachte, zog sich mein Brustkorb zusammen und meine Kehle wurde eng, Angst und ein schlechtes Gewissen stiegen in mir auf. Ein schlechtes Gewissen, das mir einreden wollte, ich sei nicht gut genug, alle anderen seien viel besser, ich sei eine riesengroße Lüge und tue nur so, als würde ich dazugehören, gehörte aber eigentlich überhaupt nicht dazu. Zu wem auch?

Ich schien mich auf gewisse Art und Weise immer mehr von mir selbst und meiner eigenen Persönlichkeit zu entfernen und baute mir zwanghaft im Außen eine Identität auf, an die ich mich krampfhaft klammerte, weil ich sonst nichts anderes vorzuweisen hatte. So fühlte es sich zumindest einige Jahre lang für mich an. Zudem klammerte ich mich auch gerne an die Vorstellung, dass irgendwann einmal jemand (ein Mann) aus heiterem Himmel kommen und mich retten würde. Aber so funktioniert das Leben wohl eher nicht. Ich glaubte an eine schöne Zukunft, ohne zu wissen, wie diese aussehen könnte. Ich konnte mich schwer im Hier und Jetzt ertragen und wollte gefühlt immer woanders sein. Ich saß bei der reichen Familie in Paris mit den pubertierenden Kindern und war in mir dennoch unzufrieden. Ich skypte mit Katharina, die zur selben Zeit in einem Kinderheim auf Bali arbeitete, und plötzlich sangen all diese Waisenkinder ein Lied für mich, ohne dass sie mich kannten, ohne dass ich sie darum gebeten hatte. Einfach so und sie strahlten mich voller Freude an und winkten mir zu und in dem Moment dachte ich mir, da muss doch irgendwo noch so viel mehr sein.

Paris brachte mich also auch nicht näher zu mir selbst.

3. Warum ich dachte, dass mir das niemals passieren könnte, oder: Ich bin keine Alkoholikerin

Mein jüngeres Ich würde man wohl als vernünftiges Mädchen bezeichnen. Ich hing nie mit den bösen Jungs ab oder schwänzte die Schule. Ich hatte gute Noten und gute Freunde. Meine Familie war in Ordnung und mit Drogen hatte ich lange Zeit nichts am Hut. Als ich mit 16 Jahren Bacardi Rigo in der Dorfdisco trank, da reichten mir drei davon. Mein Leben war nicht schräg oder ungewöhnlich oder irgendetwas dergleichen. Eher ganz im Gegenteil. Dennoch genossen wir als Kinder ziemlich viele Freiheiten, wurden nicht bestraft, geschweige denn überprüft. Solange ich zur Schule ging und gute Noten hatte, wurde ich nicht infrage gestellt. Generell stellten mich meine Eltern – soweit ich mich erinnern kann – nicht infrage.

Es gab eine Zeit, in der hatten meine Eltern so ihre Probleme. In dieser Zeit lehnte ich Alkohol sehr ab, trank aber selbst dennoch auf Partys und mit Freunden, um vielleicht ein Stück weit die familiären Konflikte zu vergessen. Dabei war mir nicht ganz klar, dass mich Alkohol sowohl psychisch als auch körperlich stark beeinflussen würde. Es gab eine Zeit, da wollte ich weg sein. Mein Alkoholkonsum wurde lange Zeit in meiner Familie und in meinem Freundeskreis nicht als problematisch angesehen. Ich vertrug eben viel, aber ich war nicht unbedingt außergewöhnlich. Ich studierte und sprach mehrere Sprachen. Als hätte ich die Hoffnung, dass mich reine Intelligenz von einer Abhängigkeit abhalten könne. Wenn meine Eltern tranken, trank ich mit. Ich war der festen Überzeugung, dass ich kein Problem entwickeln würde, weil ich dieses Zeug ja insgeheim so ablehnte.

Niemand möchte eine Alkoholikerin oder ein Alkoholiker sein. Kein Mensch kommt auf die Welt und nimmt sich ganz fest vor, abhängig zu werden. Meist fängt das Ganze ziemlich harmlos an. Wir trinken unseren ersten Sekt auf der Jugendweihe, dann fühlen wir uns erwachsen. Wir trinken, weil unsere Eltern trinken und weil das nun einmal Teil unserer Kultur und unserer Gesellschaft ist. Wir trinken, weil es mit dazugehört und weil wir nicht lernen, Alkohol infrage zu stellen. Wir lassen unsere Kinder am Weinglas nippen. Dabei denkt sich sicherlich niemand etwas Böses, denn ich vermute, dass sich kein Elternteil wünscht, dass das eigene Kind einmal abhängig wird.

Mit dem Wort Alkoholiker* in verbinden wir in unserer Gesellschaft ein bestimmtes Bild. Und dieses Bild hält uns lange davon ab, uns tatsächlich Hilfe zu suchen, wenn wir das Gefühl haben, dass unsere Beziehung zu Alkohol außer Kontrolle geraten ist. Oder sagen wir es lieber so: Mich persönlich hat die Bezeichnung Alkoholikerin davon abgehalten, mir eher Hilfe zu suchen, denn ich war der festen Überzeugung, dass mir das niemals passieren konnte, obwohl ich natürlich wusste, dass Alkohol eine Droge ist und ich zu viel davon trank.

Als ich noch trank, waren die Menschen, die trinken und abhängig werden, für mich immer »die anderen«. Diejenigen, die absolut die Kontrolle verloren haben, denen die Abhängigkeit quasi schon anzusehen ist. Und damit konnte ich mich nie identifizieren. In meiner Lebensrealität entsprach ich nicht diesem Bild, das ich von einer Alkoholikerin hatte. Das Komische dabei ist allerdings, dass wir mit diesem Begriff oft Menschen labeln, die eigentlich dabei sind, ihr Problem zu lösen. Ein Mensch, der aufgehört hat, Alkohol zu trinken, weil er oder sie eine ungesunde Beziehung zu Alkohol entwickelt hat, sollte sich also trockener Alkoholiker beziehungsweise trockene Alkoholikerin nennen. Wenn ein Mensch noch trinkt, ist er/sie dann ein Alkoholiker/eine Alkoholikerin, auch wenn die eigene Beziehung zu Alkohol gar nicht infrage gestellt wird? Wer ist denn eigentlich dazu berechtigt, mir zu sagen, ob ich nun Alkoholiker*in bin? Gebe ich mir nicht ausschließlich selbst diese Bezeichnung? Und kann ich nicht schon aufhören, bevor ich Alkoholiker* in geworden bin, ohne dass ich mir einen Stempel auf die Stirn drücken muss? Dabei möchte ich den Menschen, denen diese Bezeichnung dabei hilft, nüchtern zu bleiben, nicht zu nahe treten. Es geht mir hierbei nicht um Richtig oder Falsch, sondern um die misslungene Wortwahl.

Meinen ersten Alkohol-Selbsttest im Internet machte ich – so glaube ich zumindest – zu Studienzeiten. Ich weiß nicht, wie viele dieser Tests ich im Laufe meines Lebens gemacht habe. Ich suchte nach einem Beweis. Ich suchte nach einer 100-prozentig sicheren Aussage, die entweder hopp oder top sagt. Meine Trefferquote war allerdings jedes Mal ziemlich mittelmäßig. Es gab kein »Ja, du bist es« oder »Nein, du bist es nicht«. Ich testete entweder meine Intelligenz oder meinen Alkoholkonsum. In meiner Zeit als Au-pair in Paris hatte ich meine innere Stimme überhört, die mir immer wieder sagte, dass ich meinen Weinkonsum nicht mit der französischen Trinkkultur entschuldigen konnte, also trank ich fast jeden Abend Wein. Ich weiß nicht so recht, wann der Übergang vom missbräuchlichen Konsum zum abhängigen Konsumverhalten stattfand. Heute bin ich der festen Überzeugung, dass dies schneller geht, als wir das Wort Alkoholabhängigkeit aussprechen können, und dass der Übergang kaum merkbar ist.

Was macht denn die Vorstellung mit dir, von heute auf morgen für immer (und ich meine tatsächlich bis zu deinem Lebensende) auf Alkohol zu verzichten? Wäre das ein Problem für dich? Oder stellst du dir ab und zu einmal die Frage, ob du zu viel von dem Zeug trinkst? Dann würde ich fast sagen, dass du zu viel von dem Zeug trinkst. Ich vergleiche es gerne mit meinem Konsum von Bananen, denn ich persönlich habe mir noch nie die Frage gestellt, ob mein Verzehr von Bananen noch normal ist. Wäre das so, dann würde ich sicherlich zu viele davon essen. Genauso verhält es sich meines Erachtens auch mit dem Zaubertrank unserer Gesellschaft, nur wollen wir das nicht hören.

Eigentlich machen wir diese Selbsttests aus dem Internet doch nur, weil wir einen Beweis dafür wollen, dass wir kein Problem mit Alkohol haben, damit wir dann einfach weitertrinken können. Das ist ungefähr so, wie einen Monat zu fasten, um dann genauso weiterzutrinken wie zuvor. Das habe ich auch schon gemacht und mich danach so gefühlt, als hätte ich alles absolut unter Kontrolle. Nur ist genau das ein Trugschluss.

Ich googelte den Begriff Alkoholiker*in und insgeheim hoffte ich, eine Persönlichkeitsstörung zu haben, sodass ich meinen Alkoholkonsum auf eine andere, für mich plausiblere Weise erklären konnte. Ich wollte absolut nicht abhängig sein. Ich halte nicht viel von solchen Tests. Eigentlich habe ich mich damit nur selbst verarscht, denn insgeheim brauchte ich keinen Test, der mein Bauchgefühl bestätigte. Dass ich diese Tests machte, war schon Beweis genug. Es war ein sicheres Zeichen dafür, dass ich zumindest das Gefühl hatte, meine Beziehung zu Alkohol sei ungesund. Und wenn ich das Gefühl habe, dass ich zu viel trinke und dass meine Beziehung zu Alkohol ungesund ist, dann trinke ich höchstwahrscheinlich auch zu viel und habe eine ungesunde Beziehung zu Alkohol. So einfach ist das. Die gute Nachricht ist, du kannst aufhören.

Ich machte also alle paar Jahre einen Test und am Ergebnis änderte sich nichts. Es war eineindeutig.

»Hi, ich bin Vlada und ich bin Alkoholikerin.« Dieser Satz

klingt ganz komisch in meinen Ohren und hat sich für mich irgendwie noch nie so wirklich stimmig angefühlt. Ich habe kein Problem damit, zuzugeben, dass ich ein Problem mit Alkohol und anderen Substanzen hatte. Ich habe auch kein Problem damit, darüber zu reden, dass ich Drogen im Allgemeinen nicht kontrollieren kann, und ich habe ebenfalls kein Problem damit, zu erklären, warum ich mich dazu entschieden habe, es auch nicht länger zu probieren. Aber warum die Bezeichnung Alkoholikerin? Wie klingt »unverballerte Kokainerin«? »Ecstasy-Konsumentin, die nicht mehr auf Sendung ist«? Was ist der Unterschied zwischen Alkohol, Nikotin, Kokain und Ecstasy? Im Großen und Ganzen betrachtet sind das alles Substanzen, von denen wir über kurz oder lang abhängig werden können. Wir müssen es nur darauf anlegen. Wenn ich diese Substanzen über einen längeren Zeitraum immer und immer wieder konsumiere, werde ich irgendwann in gewisser Art und Weise abhängig. Zumindest ist das meine persönliche Erfahrung und die von Millionen anderer Menschen. Zu Beginn nur ab und an einmal ein Gläschen, dann nur am Wochenende zwei davon, dann alle drei Tage ein paar Gläser und irgendwann jeden Tag. Und zu guter Letzt den ganzen Tag. Von dem anderen Zeug bin ich auch abhängig geworden, obwohl ich es nur am Wochenende konsumiert habe.

Ich bin mir ziemlich sicher, dass niemand, der meine Vorgeschichte kennt, auf die grandiose Idee kommen würde, mir eine Line Koks anzubieten oder ein halbes Teil – einfach nur so. Und am besten dann noch zu mir sagen würde: »Komm schon! Das schadet dir nicht. Du hast zwar ein bisschen übertrieben, aber so schlimm war es doch auch wieder nicht. Nur ein bisschen. Jetzt hab dich nicht so!« Ich glaube auch nicht, dass ich jemals in die Situation kommen werde, dass mir eine Person immer und immer wieder eine Zigarette anbietet, obwohl sie weiß, dass ich aufgehört habe zu rauchen. »Los komm! Gegen eine Kippe hat doch niemand etwas. Die kurbelt deinen Kreislauf an und ist richtig, richtig gut für dich. Jetzt hab dich nicht so! Eine Kippe hat doch noch niemanden umgebracht.« Das klingt völlig absurd, nicht wahr? Und warum sind wir dann der Meinung, dass es bei Alkohol anders ist? Warum wird einem von anderen auch dann noch ein Glas angeboten, wenn sie doch wissen, dass man eine Abhängigkeit entwickelt hat?

Ich bin keine Alkoholikerin mehr. Auch nicht trocken. Ich bin ich. Ich kann Alkohol nicht kontrollieren. Genauso wenig kann ich Ecstasy, MDMA, Speed, Kokain, Ketamin, THC und alle anderen Drogen kontrollieren. Seit ich mir das eingestanden habe und darauf verzichte, geht es mir besser als jemals zuvor in meinem Leben. Was wir nämlich vergessen, ist, dass zwischen völlig abgefuckt und einem Glas Wein ganz viele andere Dinge liegen. Zwischen Schwarz und Weiß gibt es die unterschiedlichsten Graustufen. Zwischen einem Glas und völligem Kontrollverlust gibt es ein breites Spektrum an Trinkern und Trinkerinnen. Wäre es denn nicht logischer, nur die Personen als Trinker*innen oder Alkoholiker*innen zu bezeichnen, die noch Alkohol trinken, und nicht die, die schon längst nüchtern leben?

Es geht mir nicht darum, eine Krankheit zu leugnen, das ist absolut nicht der Punkt. Es ist und war auch für mich wichtig, eine Abhängigkeit und einen Alkoholkonsum, den man nicht steuern kann und der einem immensen Schaden zufügt, als eine Krankheit anzuerkennen. Denn niemals sollten wir Menschen, denen die Kontrolle einer abhängig machenden Substanz nicht möglich ist, als schwach und willenlos bezeichnen. Auf der anderen Seite hat es mir persönlich nicht geholfen, den chronischen Verlauf der Alkoholkrankheit in den Vordergrund zu stellen, mich also darauf zu konzentrieren, dass ich eine Krankheit habe, die ich nie wieder in meinem Leben loswerde. Das hat sich nicht stimmig für mich angefühlt. Würde ich mich als für immer chronisch krank ansehen, dann hätte ich keine Wahl mehr, denn ich hätte keine Chance darauf, gesund zu werden, und dann würde ich mich klein und machtlos fühlen, aber das möchte ich nicht, denn das hilft mir nicht.

Mir hat es geholfen, eine Entscheidung zu treffen, denn ich wollte das Leben so, wie ich es geführt habe, nicht mehr führen, da es mich nicht mehr glücklich gemacht hat. Also habe ich die Entscheidung getroffen, dass ich etwas ändern muss, damit sich mein Leben ändert. Ich musste etwas anders machen, musste mich diesmal für mich entscheiden. Also lag es letztendlich in meiner Hand, diese Entscheidung für mich zu treffen und mein Leben zu ändern. Hätte ich mein Problem anerkannt und im selben Zuge anerkannt, dass ich für immer krank sein werde, dann hätte ich überhaupt keine Motivation gehabt, mein Problem zu lösen, denn dann wäre ja meine Lösung die immerwährende Krankheit gewesen, aber ich will nicht krank sein. Ich möchte gesund sein. Ich würde wieder krank werden, würde ich wieder damit beginnen, abhängig machende Substanzen zu konsumieren, und ich bin der Meinung, dass es jeden Menschen auf die eine oder andere Weise krank macht, wenn er oder sie immer und immer wieder abhängig machende Substanzen über einen längeren Zeitraum konsumiert. Körperliche und psychische Abhängigkeit sind das Ende vom Lied, aber bis dahin gibt es unzählige Abstufungen, bevor wir uns entscheiden, ob wir uns als Alkoholiker*in – laut Duden eine »Person, die in krankhafter Weise abhängig vom Alkoholgenuss ist« – bezeichnen wollen. Und eine Frage, die wir uns dann stellen müssen, ist, wann fängt »krank« an und wann hört »krank« auf?

Allein den Begriff »Alkoholgenuss« – in seiner feuchtfröhlichen Unschuld da mitten im offiziellen Nachschlagewerk der deutschen Sprache – muss man sich mal auf der Zunge zergehen lassen … Es ist doch komisch, dass wir eine Person als krank bezeichnen, die ihr Problem erkannt hat und dabei ist, ihr Problem zu lösen, indem sie sich dazu entschließt, nüchtern zu leben.

Der Begriff »Alkoholiker*in« selbst ist dabei noch relativ neu und wohl mitsamt der Bewegung und den Lehrinhalten der »Alcoholics Anonymous« aus den USA nach Deutschland geschwappt. Deren Basistext, das »Big Book« als »Fundament der Genesung«, erschien 1963 als deutsche Erstausgabe unter dem Titel *Anonyme Alkoholiker*.[1] Da haben wir's also: Genesung kann schließlich nur jemand brauchen, der/die auch krank ist, richtig?

Andererseits dürfen wir auch nicht unterschätzen, dass die Anerkennung der Alkoholsucht, des Alkoholismus, oder wie auch immer man es nennen mag, als tatsächliche Krankheit essenziell für eine öffentlich anerkannte Behandlung war. Seit 1968 ist der Begriff »Alkoholkrankheit« auch in der Reichsversicherungsordnung beziehungsweise jetzt im Sozialgesetzbuch verankert. Das bedeutet, dass die Kranken- und Sozialversicherungen nicht nur für die Behandlung der Alkoholabhängigkeit selbst, sondern auch für deren Folgeerkrankungen entsprechende Leistungen anbieten und finanzieren müssen. Bei der Definition von »Krankheit« ging man hierbei davon aus, dass die Patientin oder der Patient sich die Abhängigkeit ja nicht vorsätzlich ausgesucht hat, auch wenn der/die Einzelne natürlich weiterhin für den missbräuchlichen Konsum zur Verantwortung gezogen werden muss.[2]

Der Begriff »Alkoholiker*in« an sich allerdings ist und bleibt ungesund besetzt. Selbst der Duden bezeichnet seinen Gebrauch als »gelegentlich abwertend« und schlägt als »wertneutrale Synonyme [...] Alkoholabhängiger, Alkoholabhängige« vor.[3]

Was machen wir nun aber, wenn sich unser Kopf partout nicht mit dem Bild identifizieren mag, das wir in den Medien fast schon komödiantisch als »Hi, mein Name ist Blabla und ich bin Alkoholiker*in« vorgesetzt bekommen? Wie wäre es denn, uns statt sturer Begriffsvermeidung lieber mit dem Gegenteil von besagter Abhängigkeit zu beschäftigen? Mit Freiheit.

Freiheit bedeutet, frei von einem Label zu sein. Freiheit bedeutet für mich auch, dass ich mich so nennen kann, wie ich das möchte. Primär gebrauche ich dabei meist meinen Vornamen und muss diesem nichts hinzufügen. Ich fühle mich nicht, als hätte ich einen Fehler im System, ich fühle mich eher so, als hätte ich diesen behoben. Natürlich mit dem Wissen, was die Ursachen dessen waren und dass mir das immer wieder passieren könnte, wenn ich mich nicht für mich und mein Leben entscheide.

4. Beziehungsstatus: (Selbst-)Abhängig

*D*ie Liebe ist die Liebe, ist die Liebe, ist die Liebe. Das habe ich letztens in einem Film mit Florian David Fitz gehört. Den Film habe ich mir sage und schreibe ganze vier Mal hintereinander angeschaut, weil ich mich mitten in einer Phase von »Ich vermisse einen Menschen, den ich noch nicht einmal kenne« befand. Sicher haben die meisten von euch – vor allem auch die Singles – schon einmal solche Phasen erlebt. Sie kommen und gehen zum Glück auch wieder. Im Unterschied zu früher fühle ich mich heute allerdings als Single komplett. Ich habe nicht mehr das Gefühl, dass ein anderer Mensch auf dieser Welt die Leere in mir ausfüllen sollte. Was jedoch der Fall war, als ich noch trank. Natürlich hätte ich das niemals freiwillig zugegeben, denn ich wollte ja immer stark sein. Na ja, zumindest wollte ich immer stark wirken. Was mir insofern gelang, als ich nie einen Menschen, geschweige denn einen Mann, emotional wirklich nah an mich herangelassen habe. Theoretisch war mir auch immer klar, wie man Liebesbeziehungen zu führen hat. Mit Kathi gemeinsam habe ich schließlich mit Anfang 20 schon die Bücher der Psychologen Erich Fromm und David Schnarch gelesen, da wir unsere ersten langjährigen Beziehungen in die Wüste jagten, obwohl das wirklich richtig tolle Kerle waren. Wir waren nicht verliebt, glaubten wir. Ein paar Jahre später fragten wir uns allerdings, warum wir immer wieder in ziemlich schrägen Beziehungsverhältnissen landeten. Lag es an uns? Lag es an den Männern? Vielleicht lag es ja am Alkohol?

Als ich in der Grundschule war, hatte ich ein ganz genaues Bild meines Traummannes im Kopf. Er war groß, hatte lockiges

Haar, war ein Rotschopf und besaß einen Bauernhof. Ich habe keine Ahnung, woher dieses Bild in meinem Kopf kam, aber es war da. Insgeheim hatte ich jedoch überhaupt keine Vorstellung davon, wie die Sache mit der Liebe, und Liebesbeziehungen im Allgemeinen, funktionieren sollte.

Ich würde mich selbst als Spätzünder(in) bezeichnen, obwohl ich schon mit elf Jahren meiner ersten großen Liebe begegnete. Diese erwiderte meine tiefe, innige Liebe jedoch in keiner Weise, was relativ erschütternd für mich war. Es hielt mich jedoch nicht davon ab, dem Jungen noch drei lange Jahre hinterherzuschmachten. In meiner Jugend war es total angesagt, die Samstagabende von 19 bis 22 Uhr in der Eishalle bei der Eisdisco zu verbringen. Das war quasi der Dorfklub für Teenies, die noch nicht in die echte Diskothek durften. Er war auch dort, und zwar fast jeden Samstagabend, und meine Mutter hatte die wundervolle Aufgabe, mich bei Wind und Wetter zu dieser Halle zu fahren.

Eines Abends kam er auf mich zu und mein kleines, feines Herz rutschte mir fast in die Hose. Ich brachte keinen Ton heraus. Er fragte: »Willst du mit mir fahren?« Ich schaute ihm verdutzt in die Augen und schob meine Hand in seine Richtung. Wir schlitterten gefühlte Stunden (was sicherlich höchstens fünf Minuten waren) Hand in Hand schweigend über die Eisfläche und ich brachte absolut kein einziges Wort über die Lippen. Am nächsten Morgen war ich mir sicher, dass wir heiraten oder zumindest im Sommer wild am Strand herumknutschen würden (obwohl ich keine Ahnung davon hatte, wie »Knutschen« funktionierte), und verkündete meiner Mutter lauthals: »Mama, diese Hand werde ich nie wieder waschen!«, wobei ich stolz auf meine rechte Handfläche zeigte. Ich kann euch jedoch beruhigen, irgendwann habe ich mich dann doch dazu entschlossen, meine Hand unter den Wasserhahn zu halten.

Damals reichte uns ein Glühwein aus dem Pappbecher. Ein Becher für zwei Personen. Wir waren ungefähr 14 Jahre alt.

Ein einziges Mal traute ich mich, selbst auf den Jungen zuzugehen. Ich war immer noch schwer verliebt und beobachtete meinen Traumprinzen jeden Morgen, wie er zur Bushaltestelle ging, wobei ich innerlich fast zerfloss. Ich hatte zwei unterschiedliche Zahnspangen im Mund, eine Platzwunde vom Inlineskaten am Kinn, die mit einem riesengroßen Pflaster bedeckt war, aber nichts konnte mich davon abhalten und ich schritt selbstbewusst in seine Richtung. Als ich vor ihm stand, schaute er mich sichtlich erschrocken an und ich fragte ganz selbstbewusst: »Na, wie geht's?« Er entgegnete: »Gut.« Und ich ging wieder. Katharina fand mich in diesem Moment unfassbar mutig und ich muss gestehen – ich mich auch. Dies bestätigte mir einmal mehr: Wir würden heiraten!

Mein Traum zerplatzte im darauffolgenden Sommer, als sein Kumpel mich im Stadtbad dazu einlud, mich zu ihnen auf die Decke zu setzen, und ich feststellte, dass ich den Typen eigentlich gar nicht leiden konnte. Damit war der Liebeszauber schlagartig vorbei.

Meinen ersten (fast) festen Freund hatte ich mit 18 Jahren, obwohl ich ihn schon mit 16 in einer Dorfdisco kennenlernte. Mit ihm erlebte ich meinen angetrunkenen ersten Kuss und mein betrunkenes erstes Mal. Diese Beziehung endete in einer Vollkatastrophe. Und langsam, aber sicher hatte ich das Gefühl, dass ich vielleicht nicht für die Liebe gemacht war, zumindest nicht auf einer gesunden Ebene. Jahrelang hatte ich überhaupt keine Ahnung davon, dass es diese beiden Wörter in Kombination überhaupt gibt. Was bedeutet »gesunde Beziehung« eigentlich? Eine Beziehung auf Augenhöhe? Wie sollte das denn bitteschön funktionieren? Als ich noch trank und später, als ich noch viel mehr trank, stürzte ich mich im Kopfsprung zielsicher von einer Beziehungskatastrophe in die nächste und war am Ende einer Beziehung nicht mehr ich selbst, sondern ein Häufchen Elend, das langsam, aber sicher zu einem Haufen Elend heranwuchs. Ich verstand jedoch nicht, was mit mir los war. Ich wünschte mir doch nichts sehnlicher als einen Partner, der mich verstand, der an meiner Seite war, der mich liebte, und jagte nebenbei den Mann in die Wüste, der es wirklich ernst mit mir meinte, nur um im Nachhinein beziehungstechnisch scheinbar völlig außer Kontrolle zu laufen.

Mein erster (fast) Freund war also ein Kiffer und ich ließ mich von ihm als schmutziges Trostpflaster einer beendeten Beziehung benutzen. Ungefähr vier Jahre lang blieb ich. Ich habe es gehasst, wenn er gekifft hat. Und ich habe mich bestraft, indem ich das Essen aufgegeben habe. Außerdem feierte ich und trank. Dann gab es den Kumpel, der zum Partner und gleichzeitig zur ersten langjährigen Beziehung wurde und den meine Eltern liebten. Nur ich wusste nicht, warum ich mich emotional nicht auf diesen tollen Mann einlassen konnte. Ich dachte, mir fehlt etwas. Etwas, das ich in mir vermisste. Er wurde zum Verflossenen und ich glaube, ich habe ihm das Herz gebrochen. Ich dachte, es liegt an ihm, dabei war ich doch diejenige, die keine richtige Nähe zulassen konnte. Daraufhin bestrafte ich mich wieder selbst, indem ich das Essen aufgab und mich mit Feiern, Alkohol und anderen Männern betäubte.

Es folgte der Franzose, den ich eigentlich gar nicht liebte, sondern dem ich (und mir selbst) nur vormachte, es wäre so. Der Pornosüchtige, der Nacktbilder von Frauen sammelte, ohne dass sie es wussten. Ich begann Kräuterlikör zu trinken und fand mich am Ende der Beziehung auf einem Fensterbrett stehend wieder. »Das darf mir nie wieder passieren«, schwor ich mir. Dann folgte derjenige, der glaubte und mit dem ich durch Berliner Clubs tanzte und zahlreiche Substanzen konsumierte. Er glaubte nur nicht an die Dinge, an die ich glaubte, und meine gebrochene Seele tat mir immer mehr weh. Ich hatte das Gefühl, innerlich zu zerfließen und meine Einzelteile nicht mehr zusammenhalten zu können.

Ich war abhängig von Männern, konnte es aber damals gar nicht sehen. Ich war wütend auf die Männerwelt und dass mir immer und immer wieder dasselbe zu passieren schien, obwohl ich mir doch etwas ganz anderes wünschte. Allein kam ich gut zurecht. Ich funktionierte und hatte nicht unbedingt das Gefühl, emotional komplett den Bach runterzugehen. Sobald ich jedoch eine Beziehung zu einem Mann einging, schien es ein Selbstläufer zu werden. Das ergibt auch durchaus Sinn, wenn man sich mal reinzieht, dass Verliebtheit tatsächlich ähnlich wie eine süchtig machende Substanz funktioniert: In der ersten, verliebt-verklärten Phase einer Beziehung setzt unser Gehirn jede Menge Dopamin frei und wir können uns quasi am natürlichen High des Liebescocktails berauschen. Nun hat so ein erfahrenes Trinker-Hirn aber halt leider zu gut gelernt, dass die logische Schlussfolgerung für Dopamin-Wiederabbau ist, möglichst schnell möglichst viel hinterherzukippen. Und schon ist aus dem ersten Glas die ganze Flasche geworden.

Sobald wir nicht 24/7 und komplett mit unserem Partner verschmelzen dürfen, setzen die Entzugserscheinungen ein. Dann haben wir uns auch in Beziehungsdingen in eine Abhängigkeit begeben, brauchen immer mehr vom »Stoff«, sind der Meinung, nicht mehr ohne existieren zu können – was wir uns schließlich mit dem notwendigen emotionalen Drama auch noch selbst beweisen wollen. Mit Rationalität und Logik hat das schon längst nichts mehr zu tun, das ist halt Sucht: Etwas immer und immer wieder zu tun, selbst wenn die dysfunktionalen Konsequenzen aus einer nüchternen Perspektive betrachtet geradezu absurd vorhersehbar und selbstzerstörerisch wirken. Praktischerweise funktioniert permanenter missbräuchlicher Alkoholkonsum ja auch prima, um sämtliches

Selbstwertgefühl aus unserer Wahrnehmung zu ätzen, was wiederum die perfekte Angriffsfläche für übergriffiges Verhalten von außen ist.[1]

Meine persönliche Taktik sah dabei folgendermaßen aus: Erst markierte ich die Starke, die Unnahbare, die Frau, die Freiheit möchte, unabhängig ist und gar keine feste Bindung will. Ein paar Wochen später wendete sich das Blatt jedoch drastisch und ich hatte das Gefühl, mein Leben nie wieder ohne diesen Menschen leben zu können – ich konnte mich überhaupt nicht mehr von meinem jeweiligen Freund trennen. Sei es real oder auch emotional. Meine Beziehungen waren durchzogen von Herzschmerz, dem Verlust meiner selbst und Alkohol. Ständig Alkohol. Und dabei habe ich mir lange Zeit nicht die Frage gestellt, welche Rolle der Alkohol eigentlich in meinen Beziehungen übernahm. In der Beziehung zu mir selbst und damit auch in der Beziehung zu einem anderen Menschen. Mir wäre auch niemals eingefallen, dass ich mit dem Alkohol selbst eine ganz eigene, wenn nicht sogar meine Hauptbeziehung führte. Diese ständig und ausschließlich nur für mich verfügbare, zuverlässig alles andere ausblendende und jede zwischenmenschliche Beziehung um Längen überdauernde Langzeitbeziehung. Alkohol war mein – im wahrsten Sinne des Wortes – toxischer Boyfriend, von dem ich ganz klassisch auch emotional abhängig war. Um nur mal ein paar typische Symptome emotionaler Abhängigkeit zu nennen: Selbstaufgabe, Aufopferung, Angst vor dem Allein- und irgendwie Verlorensein, ein nicht vorhandenes Selbstvertrauen und erst recht fehlende Grenzen, Eifersucht und die stetige Jagd nach Anerkennung (der eigenen Opferbereitschaft) sowie nach schneller Bedürfnisbefriedigung (vor allem des anderen).

Mein Freund Alkohol war wenigstens immer und sofort auf Abruf da.[2] Hinter dem Alkohol konnte ich mich verstecken und musste mich nicht zeigen. Der Alkohol machte mich mutiger und so tat ich oftmals Dinge, für die ich mich im Nachhinein unglaublich schämte. Der Alkohol machte mich taub, körperlich als auch emotional. Und wenn ich zu viel davon hatte, dann konnte ich theatralisch alle Gefühlswellen aus mir heraussprudeln lassen. Mit Alkohol hatte ich das Gefühl, mehr ich selbst sein zu können, obwohl das Gegenteil der Fall war. Auch bei Dates gab es immer wieder einen oder besser gleich mehrere Drinks, damit das Kennenlernen etwas lockerer verlief. Jedoch hatte ich in dem Moment vergessen, dass ich mich dadurch gar nicht erst zeigte. Ich war nicht nur psychisch abhängig von Alkohol, sondern ich war zudem auch emotional abhängig von Männern. Nähe war mir viel zu viel, aber allein sein wollte ich auch nicht. Meine Aussagen und Ausstrahlung passten jedoch nie zu dem, wie es eigentlich tatsächlich in mir aussah, und natürlich ist das die perfekte Strategie, um sein Gegenüber zu verwirren und in die Wüste zu schicken.

Ich machte mich in meinen Beziehungen immer zum Opfer – dadurch versuchte ich, Nähe zu erzeugen, die ich anscheinend anderweitig nicht erzeugen konnte. Ich war mir selbst nicht nah, warum sollte ich dann eine Verbindung zu einem anderen Menschen aufbauen können? Das war eine absurde, aber auch ziemlich wirkungsvolle Strategie, um mich zu schützen. Dabei zerstörte ich mich nur sukzessive selbst, was nicht so cool war. Und mit jeder Beziehung stieg ich die Treppe weiter hinunter, wobei ich mich immer darauf fokussierte, was nicht funktionierte, und mir einredete, dass ich das Problem oder dass ich sogar völlig falsch sei. Dadurch, dass ich keine gesunde Beziehung zu mir selbst hatte und mich lieber mit Alkohol betäubte, als zu fühlen, war es mir auf der anderen Seite natürlich auch nicht möglich, eine gesunde Beziehung zu einem anderen Menschen aufzubauen. Und wenn wir davon ausgehen, dass nach den universellen Gesetzmäßigkeiten Gleiches immer Gleiches anzieht, muss ich mich im Nachhinein nicht sonderlich wundern, dass ich in kürzesten Abständen immer wieder mittelschwere Beziehungskatastrophen reproduzierte.

Mit meiner Nüchternheit habe ich dann endlich die Entscheidung getroffen, dass es reicht. Und damit habe ich vor allem die Entscheidung getroffen, dass ich mir reiche, so, wie ich bin. Ich habe mir vorgenommen, erst einmal allein zu sein und mich selbst zu sortieren, und ich habe die Vermutung, dass das die zweitbeste Entscheidung ist, die ich jemals in meinem Leben getroffen habe. Jorge Bucay nennt dies in seinem Buch *Selbstbestimmt leben* »selbstabhängig« werden. Ich wollte lernen, mich auf mich selbst zu verlassen, und zu mir selbst eine vertrauensvolle Verbindung aufbauen, unabhängig von dem Wunsch, eine funktionierende Liebesbeziehung zu führen. Dazu habe ich die Reihenfolge der Fragestellungen umgekehrt, habe also zunächst gefragt: »Wer möchte ich sein?« Dann: »Was möchte ich erschaffen?« Und zu guter Letzt: »Mit wem möchte ich mein Leben teilen?« Und tatsächlich fühlte sich das sehr befreiend an, weil ich dadurch lernte, nicht nur unabhängig von Alkohol und anderen Substanzen zu sein, sondern mir auch unabhängig von anderen Menschen selbst zu vertrauen, dass ich die richtigen Entscheidungen für mich treffen kann, ohne dabei immer wieder in ungesunde/abhängige Beziehungsmuster zu verfallen. Seit drei Jahren bin ich Single und es ist weitestgehend Frieden in mir. Ein Frieden, den ich mir selbst erschaffen habe – und das fühlt sich wirklich gut an.

5. Eltern sind auch nur Menschen

*E*iner der erschütterndsten Momente in meinem Leben war, als ich herausgefunden habe, dass meine Eltern auch nur Menschen sind. Als kleines Kind hatte ich immer das Gefühl, meine Eltern wüssten wirklich alles und würden nie einen Fehler machen. Meine Eltern waren in einer bestimmten Hinsicht schon meine Vorbilder und ich kann mich noch daran erinnern, dass ich als kleines Mädchen ganz schnell erwachsen werden wollte, damit ich auch einmal so eine Heldin sein kann und alles Wissen dieser Welt in meinem Kopf trage. Die Rechnung ist leider nicht ganz aufgegangen und ich habe die Vermutung, dass das Leben genau das für uns vorgesehen hat. So, wie wir irgendwann dahinterkommen, dass es den Weihnachtsmann und den Osterhasen überhaupt nicht gibt, bekommen wir auch irgendwann mit, dass unsere Eltern nicht auf alle Fragen eine Antwort haben.

Als kleines Mädchen habe ich mich sicher und aufgehoben gefühlt. Und wenn ich an mein inneres Kind denke, dann denke ich nicht an ein dreijähriges kleines Mädchen, sondern an das Teeniemädchen. Ich werde hier nicht die Geschichte meiner Kindheit auspacken, einzig und allein aus dem Grund, weil ich meine Familie schützen möchte und vor allem meine Eltern, denn die liebe ich wirklich über alles und sie haben mich – auch wenn es manchmal schwer war – immer, so gut es geht, unterstützt. Aber Eltern sind eben auch einfach nur Menschen, die ihre Erfahrungen sammeln und manchmal Entscheidungen treffen, die vielleicht nicht ganz so optimal sind. Ich hatte sicher keine traumatische Kindheit, es gibt Menschen, die mussten wesentlich schlimmere Dinge durchleben als ich. Auf dem Weg in mein nüchternes Leben durfte ich außerdem lernen, dass es nicht auf »sehr schlimm«, »schlimm« oder »nur ein bisschen schlimm« ankommt, denn das liegt im Auge des Betrachters, sondern dass es schlussendlich darum geht, was meine Erfahrungen in meinem Leben mit mir gemacht haben.

Es gab eine Zeit in meinem Leben, da änderte sich gefühlt von heute auf morgen alles. Soeben fühlte ich mich noch weitestgehend sicher und plötzlich war alles anders. Nicht dass mich meine Eltern im Stich gelassen hätten. Es war jedoch so, dass ihr Berg an Problemen und damit vermutlich auch ihre Beziehungsprobleme immer größer wurden, und als Teenie bekam ich dadurch Angst, zumindest hatte ich das Gefühl, dass ab einem bestimmten Zeitpunkt die Dinge in unserer Familie aus dem Ruder zu laufen schienen. Parallel dazu führte ich die absolut ungesunde »Beziehung« zu diesem Kiffer und ich wurde in der Schule gemobbt. Meine Strategie diesbezüglich war, mir nichts anmerken zu lassen und zu funktionieren. Stark sein, Pokerface aufsetzen, Kontrolle, Außenbild aufrechterhalten und so tun, als würde mich das alles nichts angehen, obwohl innerlich die Fassade mehr als bröckelte. Ich setzte fast dieselbe Mimik auf, die man braucht, um ins Berghain zu kommen – nämlich gar keine. Ich wollte tunlichst vermeiden, dass irgendein Mensch mitbekam, wie es mir eigentlich wirklich ging, und ich wollte tunlichst vermeiden, dass irgendein Mensch mitbekam, wie es bei mir zu Hause wirklich aussah.

Und das trug ich über Jahre mit mir herum und suchte mir keine Hilfe, weil ich mich so sehr schämte. Ich schämte mich für mich, für das Leben, das ich führte, und für die Probleme, die meine Familie hatte. Selbst Katharina konnte ich erst Jahre später zu Studienzeiten davon erzählen, als ich mir wirklich nicht mehr zu helfen wusste. Ich kann mich noch genau an dieses Gefühl erinnern. Das Gefühl, die eigentlichen Gefühle herunterzuschlucken, und das Tag für Tag, weil ich keine Lösung für die Probleme hatte und ich auch eigentlich nicht dafür verantwortlich war.

Alkohol spielte zu der Zeit eine große Rolle, denn ich habe Alkohol gehasst, weil ich vermutete, dass er auch daran schuld war, dass meine Familie kaputtging. Am liebsten hätte ich Türen eingeschlagen, wild herumgebrüllt oder tausend Dinge zerstört. Aber ich wurde nicht gehört und schluckte meine Gefühle hinunter und so sammelten sie sich Tag für Tag in meiner Bauchgegend an. Und dadurch, dass ich den Alkohol so sehr hasste, trank ich ihn, um vielleicht auch ein Stück weit zu provozieren und um mich abzuschalten. Und tatsächlich habe ich damals noch nicht so recht glauben können, dass ich auch abhängig davon werden könnte. Das ergibt vielleicht rational und von außen betrachtet gar keinen Sinn, aber emotional betrachtet hat es für mich unfassbar viel Sinn ergeben, denn unbewusst hoffte ich, dass, wenn ich trinke, alle anderen schon mitbekommen würden, dass der Alkohol schlecht ist, und dann damit aufhören und sich unsere Probleme in Luft auflösen würden, weil ich dann das Problem wäre. Und auf ganz schräge Weise habe ich genau das heute insofern erreicht, als dass kein oder nur sehr selten Alkohol in meiner Familie getrunken wird, wenn ich mit dabei bin.

Damit war mein Elternhaus alles andere als ein Ausnahmefall. Unsere Gesellschaft hat den Alkohol so erfolgreich normalisiert bis bagatellisiert, dass in den meisten Familien einfach so munter weitergetrunken wird, wie »man« das eben schon immer macht. Dabei schlagen sich die meisten Eltern doch selbst noch mit ihrem persönlichen Dazugehören-Wollen herum, was nichts entschuldigt, aber zumindest teilweise erklärt, warum schätzungsweise 2,65 Millionen deutsche Kinder mit alkoholkranken Eltern aufwachsen müssen. Denn den Kindern wird keine Wahl gelassen. Sie sind dem Alkohol und dem, was er mit ihren engsten Bezugspersonen macht, hilflos ausgeliefert. Dabei schadet ein elterlicher Alkoholmissbrauch nicht nur der trinkenden Person, sondern auch dem gesamten Beziehungsgeflecht, allen voran den eigenen Kindern. Kinder aus Haushalten, in denen Alkoholabhängigkeit eine Rolle spielt, sind in der Regel viel zu früh gezwungen, sich mit sich selbst zu beschäftigen oder gar allein für sich zu sorgen. Sucht ist ein Vollzeitjob für jeden Betroffenen, für die Unterstützung und gesunde Entwicklung der kindlichen Bedürfnisse bleibt da häufig keine Zeit, geschweige denn Energie übrig. Stattdessen dreht sich das Betreuungsverhältnis oft um, Kinder werden zum Aufpasser und übernehmen Verantwortung für die elterliche Abhängigkeit und stellen dafür ihre eigene Gefühlswelt als unwichtig in den Hintergrund. Prima Voraussetzungen dafür, um später genau die gleiche Hilflosigkeit vor nie validierten Emotionen zu empfinden und verzweifelt nach einer Bewältigungsstrategie zu suchen. Bis dem inneren Kind von damals einfällt, dass bei den Erwachsenen früher ja immer alles so leicht aussah, sobald genug Alkohol im Spiel war. Dann waren Mama und Papa bis zu einem gewissen Grad ausgelassen und entspannt.

Auch eine permanent angespannte Atmosphäre zu Hause geht an einer Kinderseele nicht spurlos vorüber. Wer ständig in Habachtstellung unterwegs ist, die Stimmung der Eltern auch ja korrekt zu spüren und sich dementsprechend richtig zu verhalten, wird selbst seinen Emotionen und Stimmungen nicht vertrauen lernen. Durch Alkohol verstärkte, extreme Stimmungsumschwünge sind von einem kindlichen Erfahrungshorizont aus nicht nachvollziehbar, also passen die Kinder sich notgedrungen an, um nicht auch noch zusätzlich zur Last zu fallen. Von den Auswirkungen von häuslicher Gewalt oder Verwahrlosung durch elterliche Alkohol-Depressionen ganz zu schweigen. Statt in Sicherheit und Vertrauen leben Kinder, die aus Familien stammen, in denen Substanzabhängigkeit eine

Rolle spielt, eher in Furcht und Angst, gemischt mit Überforderung und Scham vor süchtigen Abgründen hinter verschlossenen Türen. Sie lernen, dass es wohl diese Droge sein muss, die alles im Leben aushaltbarer werden lässt, sobald man nur genug davon in sich hineingeschüttet hat. In der Folge entwickelt gut ein Drittel der Kinder mit familiärer Alkohol-Vergangenheit später im Erwachsenenalter selbst eine stoffliche Abhängigkeit. Ein weiteres Drittel wird sich mit drei- bis vierfach höherer Wahrscheinlichkeit mit weiteren psychischen und/oder sozialen Störungen herumschlagen. Und selbst wenn Eltern (noch!) kein akut problematisches Konsumverhalten zeigen, wird das Kind abspeichern, dass es bloß endlich erwachsen werden muss, um auch mittrinken und dazugehören zu können. Der verharmlosende Umgang mit Alkohol im eigenen Elternhaus vermittelt den Eindruck, dass es ganz normal ist, Alkohol zu trinken, dass er dazugehört und vor allem, dass dies auch nicht hinterfragt wird. Denn so wurde es ja immer gemacht.[1]

Wir Töchter sind unseren Müttern manchmal emotional so nah, dass es uns fast verrückt macht. Und manchmal sind wir ihnen so nah, dass wir kein Gefühl mehr dafür haben, wo wir persönlich aufhören und unsere Mutter anfängt. Mir ging es zumindest über Jahre so: Ich hatte das Gefühl, ich wäre für das Leben meiner Mama verantwortlich, ohne dass sie mich explizit danach gefragt hätte. Dabei erkannte ich nicht, dass sie sich doch selbst für ihr Leben entschieden hatte und für ihre Entscheidungen selbst verantwortlich war. Ich war emotional so sehr mit meiner Mutter verschmolzen, dass ich das Gefühl hatte, ich würde mir selbst permanent ihr Herz brechen, und ich genau dies unbedingt lösen wollte. Aber ich wusste nicht, wie, außer indem ich wütend wurde, meine Gefühle abzuschalten versuchte und an Wochenenden feiern ging. Und lange Zeit brachte reden auch nichts, denn ich wusste gar nicht, was ich eigentlich sagen wollte, außer, dass ich mir wünschte, dass alle Familienmitglieder glücklich sind.

Ich hatte das Gefühl, die gesamte Verantwortung für meine Familie zu übernehmen, und ich könnte mir vorstellen, dem Rest meiner Familie ging es ähnlich. Eigentlich haben wir alle nur auf unsere persönliche Art und Weise versucht, mit den Problemen umzugehen. Ich habe, seitdem ich nüchtern lebe, sehr viele Geschichten gehört. In der Klinik im Austausch mit Mitpatienten, bei unserer Arbeit als Mentorinnen, über Texte, die mir zugesandt wurden. Alkohol macht Menschenseelen kaputt. Einige erkennen das und entscheiden sich dagegen, andere wiederum sehen genau das und müssen anfangen zu trinken, denn sie wissen sich einfach nicht anders zu helfen.

Aber Alkohol zerreißt Familien, nicht nur den oder die Trinkende. Ich möchte mir gar nicht ausmalen, wie viele Töchter und Söhne abends in ihren Betten liegen und auf die Geräusche im Wohnzimmer lauschen. Der Korken schiebt sich leise aus der Flasche, die Bierflasche zischt. Und in diesem Moment wissen sie genau, was passiert. Der Brustkorb wird eng. Eigentlich ist dir zum Brüllen, aber du bekommst keinen Ton heraus, und eigentlich kannst du auch mit niemandem darüber sprechen, weil es viel zu peinlich ist. Weil du glaubst, dass nur du das Problem hast, dass es nur dich trifft oder wirklich abgefuckte Familien. Aber eigentlich ist doch deine Familie gar nicht so viel anders. Du willst, dass genau das aufhört, traust deiner eigenen Wahrnehmung jedoch nicht, weil niemand um dich herum die Wahrheit sagt beziehungsweise die Wahrheit kennt. Und du würdest dich niemals trauen, dir Hilfe zu suchen, weil du damit auffallen würdest. Und weil du deine Familie liebst, schluckst du den riesengroßen Kloß, der sich von deiner Magengegend in Richtung Speiseröhre bewegt, einfach wieder herunter in der Hoffnung, dass dieses dumpfe Gefühl irgendwann verschwindet und irgendjemand eine Idee hat, wie sich das Problem einfach in Luft auflösen könnte. Denn manchmal scheint es tatsächlich fast nicht mehr aushaltbar und es wirkt sich unmittelbar auf dein ganzes Leben aus. Auf dich, auf deine Beziehungen, auf deine Wünsche und Träume. Und manchmal wünschst du dir, du könntest einfach schreien oder verschwinden. Jedoch würdest du dich niemals trauen, mit irgendeinem Menschen darüber zu reden, weil es dir viel zu peinlich ist, weil deine Mama Ärztin ist oder Anwältin oder Lehrerin oder Kassiererin. Oder weil du selbst nicht glaubst, was du da siehst. Und du kannst erst recht nichts sagen, weil dein Papa Dachdecker ist oder Professor oder gerade keinen Job mehr hat und deshalb an jeder Ecke und an jedem Ende das Geld fehlt.

Also entscheidest du dich für das Schweigen und schluckst deine Gefühle hinunter in der Hoffnung, dass sie sich irgendwann in Luft auflösen. Aber was bleibt dann von dir übrig? Du schleppst es über Jahre mit dir herum, versuchst stark zu sein, versuchst Verantwortung zu übernehmen und dabei dein Leben zu leben, aber diese Lüge bleibt. Das ungelöste Problem, über das sich niemand traut zu sprechen oder über das dir einfach der Mund verboten wird. Oder du traust dich erst recht nicht, etwas zu sagen, weil du noch viel zu klein bist und Gewalt mit im Spiel ist. Und weil du dir doch eigentlich wünschst, dass alles gut ist. Und dann schluckst du weiterhin deine Gefühle hinunter, denn du willst sie nicht fühlen, und um sie zu betäuben, fängst du an zu trinken, weil du nichts anderes gesehen hast. So oder so ähnlich lautet die tägliche Geschichte von so vielen Mädchen und Jungen. Das ist nichts Ungewöhnliches und ich habe diese und ähnliche Geschichten schon extrem oft gehört. Und wer kennt nicht jemanden, der jemanden kennt, dessen Eltern trinken oder andere Probleme haben, denn keine Familie ist fehlerfrei und Eltern sind auch nur Menschen, das dürfen wir nicht vergessen.

Was ich damit sagen will, ist jedoch, dass wir uns auch hier trauen sollten, mehr zu reden und genau das zuzulassen, denn genau das hat mir und meiner Familie geholfen. Ich habe gelernt, für mich da zu sein und für mich und mein Leben die Verantwortung zu übernehmen, und dazu gehörte eben auch, dass ich mich von der emotionalen Abhängigkeit bezüglich meiner Eltern und vor allem meiner Mutter gegenüber löse. Das hat eine Weile gedauert, aber auch hier hat reden geholfen und heute steht jeder auf seinen eigenen zwei Beinen und unsere Familiendynamik hat sich verändert.

Ich glaube, es ist noch nicht allzu lange her, da gab es diesen einen Moment, an dem ich dachte, dass selbst wir Erwachsenen doch eigentlich tief im Inneren noch kleine Kinder sind. Heute bin ich erwachsen und muss feststellen, dass ich sicherlich rational mehr weiß als die kleine Vlada von damals, aber dass mir die Welt manchmal nichtsdestotrotz wie ein großes Rätsel erscheint, oder ich mir ein Rätsel bin, oder mir zwischenmenschliche Beziehungen ein Rätsel sind. Aber genau das nehme ich gerne in Kauf, denn ich weiß, anderen Menschen und vor allem meinen Eltern geht es manchmal auch so. Vor allem hat mir geholfen, die andere Seite zu verstehen.

Im Kundalini-Yoga gibt es ein Sutra, welches lautet: »Verstehe durch Mitgefühl oder du wirst die Zeiten missverstehen.« Das klingt erst einmal mächtig und wenn wir so richtig, richtig wütend auf unser Gegenüber oder aber unsere Familie sind, dann kann genau dieses Mitgefühl manchmal flöten gehen. Aber der Versuch, durch die Augen des anderen zu schauen, hat zumindest mir dabei geholfen, Dinge und Situationen anders betrachten zu können und von meiner eigenen Sichtweise abzurücken. Wir blicken ja schließlich alle mit unserer ganz eigenen Brille auf diese Welt und interpretieren sie durch unseren ganz persönlichen Filter. Und auch Eltern sind eben nur Kinder von Eltern, die wiederum auch einmal Kinder von Eltern waren. Und letztendlich ertappe auch ich mich manchmal bei Situationen, in denen ich mir selbst sagen muss: Das wollte ich doch eigentlich besser machen als meine Eltern, habe aber letztendlich so viel von ihnen mitbekommen. Wir alle sind eben nur Menschen.

6. Wie wichtig es ist, Grenzen zu ziehen und Bedürfnisse zu äußern

So, wie ich beim Alkohol nie eine Grenze fand, fand ich sie bei mir oder anderen gegenüber ebenfalls nicht. Ich überging mich regelmäßig selbst, ganz nach dem Motto: »Grenzen? Welche Grenzen?« Ich hatte ein Bild in meinem Kopf, wie ich sein, was ich tun und was ich nicht sagen sollte. Ich wollte gemocht werden, ich wollte akzeptiert werden und ich wollte geliebt werden. So begann auch meine Beziehung zum Alkohol, denn ich wollte erwachsen sein, wollte dazugehören.

Meine Eltern trennten sich, als ich elf Jahre alt war. Es war für uns alle ein schmerzvoller Prozess, der viele Jahre anhalten sollte. Rückblickend kann ich sagen, dass sich mein Leben damals schlagartig änderte, es nie wieder so sein würde wie zuvor und meine Kindheit damit auch teilweise vorbei war. In mir tobten zu der Zeit so viele Emotionen. Ich war unsicher, wie es weitergehen sollte, ich hatte Angst vor der Zukunft und vor allem Angst um meine Eltern. Ich wollte stark sein für sie. Sie hatten schon so viel Kummer, da wollte ich ihnen nicht noch mehr Kummer bereiten, also hielt ich viele Gefühle in mir verborgen.

Ich weiß noch, wie meine damalige Lehrerin mich fragte, wie es mir gehe, und mir anbot, dass ich gern zu ihr kommen könne, wenn ich reden wolle, doch ich wollte nicht reden und ging nie zu ihr. Auch mit Vlada sprach ich wenig über mein Innenleben, ich denke, viele Emotionen, die ich heute recht gut benennen kann, hätte ich damals nicht so beschreiben können. Aber ich kommunizierte auch nicht, was mir emotional wehtat und was ich brauchte, ich wusste teilweise auch gar nicht, wie ich das hätte tun können. Dadurch entwickelte ich leider bestimmte Bewältigungsstrategien, die mich bis heute noch be-

einflussen, denn zum einen hatte ich damals, wie schon angedeutet, das Gefühl, dass ich für mein Umfeld stark sein musste.
Weder meine Mutter noch mein Vater hat das je von mir verlangt, doch als Kind dachte ich, dadurch könne ich helfen und
Dinge besser machen. Auch wurde ich sehr feinfühlig, was die
Stimmungen und Gemüter anderer betraf. Sicherlich war ich
auch schon als kleines Kind empathisch und konnte gut mit
anderen mitfühlen, doch in diesem Setting ging es nicht mehr
nur darum, sich in den anderen hineinversetzen zu können,
sondern ich musste ausloten, wie ich mich zu verhalten hatte
und was ich tun konnte, um die Stimmung abzupuffern beziehungsweise zu verbessern.

Durch diese Habachtstellung jedoch kamen die Gefühle und
Probleme der anderen immer an erster Stelle. Ich wollte so sehr,
dass es allen wieder gut ging und wir wieder glücklich wären.
Wenn ich nur noch etwas mehr dies oder jenes für sie tun
könnte, dann würde vielleicht alles wieder gut werden. Nur war
das leider ein ausgesloses Unterfangen, denn diese Dinge lagen
nie in meinem Kontrollbereich, doch war mir das als Kind
nicht klar. Dadurch gewöhnte ich mir an, dass ich mich zuerst
um die anderen kümmerte, bevor ich nach mir selbst schaute,
und oft fiel das Kümmern um mich selbst dann recht schnell
hinten runter.

Da ich nun also so sehr darauf bedacht war, zu helfen und
Dinge zu verbessern, äußerte ich meinen Eltern gegenüber
kaum, was diese Situation gerade mit mir machte. Ich lernte
vielmehr, dass es besser war, diese Dinge für mich zu behalten
und meine Eltern nicht auch noch mit meinen Problemen zu
belasten. Und genau diese Kombination von Bewältigungsstrategien führte letztendlich auch dazu, dass ich nie wirklich lernte, Grenzen zu ziehen, denn es galt, die gute Stimmung und die
Harmonie zu bewahren und meine eigenen Gefühle zurückzustellen. Natürlich haben meine Eltern damals versucht, so gut

wie sie konnten und wie es für sie emotional möglich war, für meine Schwester und mich da zu sein, und ich weiß auch, wie unsagbar schwer diese Trennung für meine Eltern war. Es geht hier auch nicht um Schuld, sondern darum, anzuerkennen, wie diese Ereignisse mich geprägt haben und welche bleibenden Gedanken- und Verhaltensmuster zurückgeblieben sind.

Als Jugendliche war es mir zu dieser Zeit vor allem wichtig, ein Teil der Gemeinschaft zu sein und nicht unangenehm aufzufallen, denn mein soziales Umfeld gab mir Stabilität und Sicherheit in einer Zeit, wo bei mir zu Hause so vieles unsicher war. Deswegen orientierte ich mich vielleicht noch stärker an den Meinungen der anderen und ihren Ansichten. Denn diese zeigten mir, wie ich vermeintlich zu sein hatte, um dazuzugehören, also passte ich mich daran an. Hauptsache, nicht zu sehr aufzufallen oder andere Menschen vor den Kopf zu stoßen, da griffen meine Bewältigungsstrategien schon richtig gut und leider sollten sie noch oft die Oberhand bekommen. Vor allem als Jugendliche schaute ich zu Vlada auf und wollte ihr auch imponieren, da ihre Meinung mir sehr wichtig war. Vlada vertrug so einiges mehr an Alkohol als ich, so galt es mitzuhalten und ja nicht aus dem Raster zu fallen, ganz zum Unbehagen meines Körpers. Ich denke, in dieser Zeit kamen sehr viel Dinge zusammen, die mein grenzenloses Trinkverhalten erklären können. Denn ich knüpfte an das Trinken und vor allem an das Mithaltenkönnen mit den anderen eben das Gefühl, dazuzugehören und akzeptiert zu sein. Solange ich mittrank und mithielt, war ich ein Teil der Gemeinschaft, war nicht anders als die anderen.

Nach der Trennung meiner Eltern genoss ich sehr viele Freiheiten, vielleicht wollten sie dadurch auch Dinge ausgleichen, ich weiß es nicht genau. Mit 14 Jahren freundete ich mich dann mit älteren Jugendlichen an. Sie rauchten und tranken. Alle älteren Jugendlichen und Erwachsenen um mich herum tranken.

Um dazuzugehören und Teil dieser Gemeinschaft zu sein, galt es, das zu tun, was die Erwachsenen tun. Mir schmeckte Alkohol am Anfang überhaupt nicht. Mein natürlicher Instinkt war, das Zeug so schnell wie möglich wieder auszuspucken, doch das wäre nicht »erwachsen« gewesen. Also schluckte ich das Zeug runter und trank weiter. Hier überging ich mich ganz klar selbst, denn alles in mir schrie, den Alkohol nicht in meinen Körper zu lassen, doch ich ignorierte meine eigene Grenze, da ich in den Augen der anderen cool sein und es mir verdienen wollte, ein Teil der Gruppe zu sein. Ich war eine unsichere Jugendliche und machte mir immer viel zu viele Gedanken darüber, wie mich andere Menschen wahrnahmen, aber auch wie mein Äußeres und mein Körper wahrgenommen wurde.

In dieser Zeit trank ich viel, immer zu viel, immer über meine Grenze und obwohl mir mein Körper oft signalisierte, dass er genug hatte und nicht mehr wollte, machte ich weiter. Ich übergab mich oft und Blackouts waren normal. Meine eigenen Bedürfnisse waren mir nicht so wichtig, wie dazuzugehören. Natürlich frage ich mich heute manchmal, wie klar mir diese Bedürfnisse damals waren, ob ich sie überhaupt wahrgenommen habe, da der Wunsch, akzeptiert zu werden und dazuzugehören, scheinbar so viel stärker war. Und Alkohol war ein Mittel, um genau das zu erreichen. Es war sogar DAS Mittel, zumindest damals, und da es sich als so »hilfreich« herausstellte, blieb ich dabei. Alkohol war bei fast jeder gesellschaftlichen Veranstaltung dabei und darüber ließen sich auch sehr gut Kontakte knüpfen und neue Freundschaften schließen, ob mein Körper das nun wollte oder nicht. Das, was ich bei Alkohol nie konnte, nämlich Nein sagen, konnte ich bei Menschen genauso wenig. Ich war früher der klassische Mitläufer. Dies sollte sich auch für eine ganze Weile nicht ändern. Natürlich hatte ich meine eigene Meinung und es gelang mir auch durchaus, sie ab und an zu äußern. Jedoch schwang dann immer die Angst mit, was mein Gegenüber jetzt wohl von mir halten mochte. Dadurch fiel es mir schwer, meinen eigenen Platz, meine eigene Identität und meine eigene Stimme zu finden, und ganz oft ließ ich mich von der Meinung anderer beeinflussen.

Grenzen zu ziehen fiel mir also immer schon schwer. Wirklich bewusst war mir das lange nicht, auch nicht, als ich älter wurde. Zwar fühlte ich mich frustriert und teilweise wütend, wenn ich mich wieder einmal selbst übergangen hatte. Ich wäre aber damals nicht in der Lage gewesen, meine Gefühle zu benennen oder klar zu sagen, was mich eigentlich genau wütend machte. War dieses Verhalten doch so stark in mir verankert. Der Anteil in mir, der sich ungerecht und unfair behandelt fühlte, der für mich aufstehen und etwas sagen wollte, war so klein, dass ich ihn selbst nicht bewusst wahrnahm.

Es gab keinen bestimmten Punkt, an dem ich aufwachte und erkannte, was ich da eigentlich tat und inwiefern sich das gegen mich selbst richtete. Es waren ganz viele kleine Momente über Jahre verstreut. Mit Ende 20 hatte ich einen Mitbewohner, der es liebte, seine Probleme bei mir abzuladen, mich aber kaum nach meinem Befinden fragte. Irgendwann erschien mir das seltsam. Dieses Muster entdeckte ich nun viel häufiger in meinem Umfeld. Als ich meinen Doktor in den Niederlanden begann, sprang ich fast immer, wenn mein Betreuer irgendetwas von mir verlangte. Er hatte gelernt, dass ich nie Nein sagte. Auch dies erkannte ich irgendwann und begann, Nein zu sagen. Ich übernahm auch oft die Verantwortung für die Probleme anderer. Da waren sie wieder, meine alten Bewältigungsstrategien, schön, dass ihr auch noch da seid! Andere kamen mit ihren Problemen zu mir, ob ich sie nun hören wollte oder nicht. Und anstatt ihnen mitzuteilen, dass ich gerade keine Zeit habe, hörte ich geduldig zu und betrieb auch noch Problemlösung für die anderen. Häufig war ich danach selbst total frustriert. Es brauchte eine ganze Weile, um in unterschiedlichen

Lebensbereichen zu erkennen, was ich da eigentlich trieb, und selbst heute ertappe ich mich noch ab und zu dabei, dass ich in alte Muster zurückfalle.

Es ist nicht so, dass ich nur an Menschen geraten bin, die mich ausnutzten, sondern ich kommunizierte ihnen nicht klar und deutlich, was ich wollte und was ich gerade nicht wollte. Dies war wiederum der erlernten Annahme geschuldet, dass die Probleme und Gefühle anderer wichtiger waren und ich meine eigenen Bedürfnisse zurückzustellen hatte. Natürlich lief das als Monolog in meinem Inneren ab und war kein Gespräch mit meinem Gegenüber. Doch wenn mein Gegenüber gar nicht weiß, dass ein »Ja« eigentlich »Nein« bedeutet, oder ein »Klar höre ich dir jetzt gern zu« ein »Ich habe dafür gerade keine Kapazitäten frei, gern können wir ein anderes Mal darüber sprechen« sein sollte, wie sollte der andere dann wissen, was ich brauchte, was ich empfand, was ich dachte und was mir wichtig beziehungsweise nicht wichtig war?

Ich vergleiche dies gern mit einem Haus, in das jeder reinspazieren kann, wann immer er möchte, oder mit einem Garten ohne Gartenzaun. Wobei ich in diesem Szenario symbolisch gesprochen das Haus beziehungsweise der Garten bin. Ich pflege diesen Garten, lege Beete an und gieße meine Blumen. Plötzlich spaziert mir nichts, dir nichts jemand in meinen Garten. Er springt auf meinen Beeten herum, rennt über meinen Rasen und bedient sich an meinen Obstbäumen. Alles, was ich tue, ist, danebenzustehen und nichts zu sagen. Das mag vielleicht ein überspitztes Bild sein, aber genauso fühlt es sich an, wenn ich spüre, meine Grenzen werden überschritten und ich lasse es einfach geschehen. Auf der anderen Seite weiß der andere überhaupt nicht, dass dieses Stück Land mein Garten ist. Es gibt kein Schild, es gibt keinen Zaun und ich stehe nur passiv daneben. Solange kein Zaun um meinen Garten existiert oder ich nicht klar und deutlich formuliere, dass niemand bildlich gesprochen in mein Haus spazieren und sich an meinem Kühlschrank bedienen darf, so lange weiß keiner, wo meine Grenzen liegen. Ich kann von anderen Menschen nicht erwarten, dass sie meine Gedanken lesen oder wissen, wo meine Grenzen sind, wenn ich diese nicht klar, deutlich und respektvoll kommuniziere.

Ich selbst wusste aber auch lange gar nicht genau, wo meine Grenzen eigentlich liegen. Mir war nicht bewusst, an welcher Stelle ich meinen Zaun errichten möchte und wer wann in mein Haus spazieren darf. Denn oft waren mir die Meinung meines Gegenübers, seine Bedürfnisse, sein Wohlwollen, seine Zufriedenheit und die Harmonieerhaltung viel wichtiger, als sich für mich einzusetzen. Ich selbst stand auf meiner Prioritätenliste ganz unten, so, wie ich es mir in meiner Kindheit angeeignet hatte. Alle anderen kamen vor mir und so war es auch nicht verwunderlich, dass ich kaum Grenzen hatte. Denn ich passte meine Grenzen und Bedürfnisse an die der anderen an. Ich spürte immer deutlicher, wie diese Grenzenlosigkeit mich zunehmend belastete. Ich fühlte mich häufig übergangen, nicht wertgeschätzt und teilweise auch ausgenutzt. Und häufig fragte ich mich: »Sehen die anderen denn nicht, was sie da tun, oder warum fragt keiner nach mir?« Ich war in der Opferrolle. »Warum behandeln andere mich so?«, fragte ich mich. Je öfter ich mich bewusst in solchen Situationen wiederfand, desto besser erkannte ich, dass es an mir lag und meinen fehlenden Grenzen. Diese Erkenntnis half mir zu verstehen, dass ich kein Opfer war, sondern dass es in meinen Händen liegt, wie mit mir umgegangen wird.

Es gab immer auch Menschen in meinem Umfeld, die ganz klar und deutlich ihre Grenzen ziehen konnten. Den Umgang mit ihnen empfand ich und empfinde ich persönlich immer noch als sehr angenehm, denn ich weiß genau, woran ich bei ihnen bin, und das gibt Sicherheit und ermöglicht Vertrauen.

So wollte ich auch sein, ich wollte meine Bedürfnisse nicht mehr übergehen oder grenzenlos durch mein Leben spazieren. Ich wollte klar und deutlich in meiner Kommunikation und in meinem Handeln sein. Also begann ich, Grenzen zu ziehen. Doch was vielleicht so einfach klingt, ist wahrlich kein leichter Prozess, denn er löste und löst teilweise immer noch intensive Gefühle in mir aus. Wird der andere mich noch mögen, wenn ich hier meine Grenze ziehe? Bin ich jetzt vielleicht etwas zu hart oder übertreibe ich es sogar ein wenig? Vielleicht hätte ich es anders formulieren sollen? Oje, dem anderen geht es jetzt wahrscheinlich nicht gut! Was kann ich tun, damit er sich wieder besser fühlt? Solche und viele weitere Gedanken schossen mir dann durch den Kopf und ich fühlte mich unsagbar unsicher, verletzlich und angreifbar. Denn Grenzen zu ziehen ist eine Sache, doch sie danach auszuhalten ist eine ganz andere. Dann prallten plötzlich all die toxischen Gedanken auf mich ein und mein innerer Kritiker brüllte mich wie ein amerikanischer *drill instructor* kontinuierlich an. Es tobte heftig in mir. Das Aushalten war natürlich einfacher zu ertragen, wenn mein Gegenüber meine neu gesetzten Grenzen gut aufnahm, sie akzeptierte und im besten Fall sogar positiv darauf reagierte. Schwerer wurde es für mich und bedurfte mehr innere Arbeit, wenn meine Mitmenschen mit den von mir neu gesetzten Grenzen nicht sofort klarkamen. Dann hieß es für mich, Augen zu und aushalten.

Du denkst dir jetzt vielleicht, was hat das alles mit meinem Alkoholkonsum zu tun? Doch interessanterweise hat das Thema »Bedürfnisse übergehen und keine Grenzen setzen« sehr viel mit einem missbräuchlichen Alkoholkonsum zu tun. Fast alle Menschen, mit denen wir bis jetzt arbeiten durften, verhielten sich ähnlich wie ich. Die eigenen Bedürfnisse wurden übergangen und die Empfindlichkeiten und Meinungen anderer standen über den eigenen. Der daraus entstehende Frust, die Wut und die Trauer darüber können nicht zuletzt auch zu einem übermäßigen Alkoholkonsum führen. Für einen Moment fühlen wir uns vermeintlich besser, können unsere Umwelt vergessen und unsere Opferrolle zelebrieren. Vielleicht sind wir betrunken auch vermeintlich mutiger und trauen uns endlich, dem anderen sehr deutlich zu sagen, was wir von ihm halten. Nur dass solche Gespräche meist in einem Chaos enden, denn all die angestauten Gefühle brechen in solchen Momenten mit so einer Wucht aus uns heraus, dass ein vernünftiges Gespräch häufig gar nicht möglich ist. Wenn wir am nächsten Tag dann verkatert aufwachen und beschämt feststellen, was da gestern passiert ist, haben wir uns meist eine vertraute Gesprächsgrundlage mit der anderen Person genommen.

Alkohol ist für viele ein Mittel, die eigenen Bedürfnisse runterzuspülen und grenzenlos zu bleiben. Wenn wir nüchtern leben wollen, ist es essenziell, damit zu beginnen, uns selbst, unsere Bedürfnisse und unsere Grenzen ernst zu nehmen und diese auch klar zu kommunizieren.

Im Folgenden habe ich meine Erkenntnisse dazu einmal aufgeschrieben sowie die Schritte, die ich selbst in dem Prozess gelernt habe und gegangen bin, um meine Grenzen zu ziehen und meine Bedürfnisse zu äußern.

1. Bewusstmachung

Wie fast alles im Leben beginnt auch das Grenzenziehen damit, sich selbst bewusst zu werden, was eigentlich gerade vor sich geht. Die meisten Verhaltensweisen und Glaubenssätze sind tief verankert. Wir haben sie meist als Kinder erlernt und heute laufen sie wie ein gut geölter Motor schön im Hintergrund. Wir treffen heute sehr wenig bewusst die Entscheidung, uns so oder so zu verhalten. Es gab einmal einen Zeitpunkt in unserem Leben, da war genau diese Verhaltensweise oder dieser Glaubenssatz hilfreich für uns, so wie bei mir damals, als ich für meine Eltern stark sein und ihnen helfen wollte, indem ich meine Probleme hintanstellte. Ob dies nun eine gesunde Bewältigungsstrategie ist oder nicht, spielt in diesem Zusammenhang keine wirkliche Rolle. Uns wurden als Kindern natürlich auch Grenzen gesetzt und unsere Bedürfnisse wurden manchmal übergangen. Vielleicht lernten wir auch, dass wir mehr geliebt und gelobt wurden, wenn wir stärker auf die Bedürfnisse der anderen schauten. Versuchten wir dagegen, unsere Grenzen durchzudrücken, erkannten wir vielleicht schnell, dass dies weniger gewollt und wertgeschätzt wurde. Es gab also vermeintliche Vorteile, keine Grenzen und Bedürfnisse zu haben. Genau diese Muster aus der Kindheit greifen häufig im Erwachsenenalter noch.

Als ich begann zu begreifen, dass dies eine Überzeugung meines kindlichen Ichs war und es auch kaum noch etwas mit meiner heutigen Realität zu tun hatte, konnte ich bewusst mein Verhalten ändern. Denn ich spürte damals immer stärker, dass irgendetwas nicht stimmt, doch so ganz konnte ich es noch nicht benennen. In so einem Fall gilt es, hinzuhören, denn dieses dumpfe Gefühl im Bauch, der Druck auf der Brust oder auch der Kloß im Hals wollen uns etwas sagen. Meinem Bauchgefühl, dieser kleinen zarten Stimme, die uns sagt, dass wir das so doch eigentlich gar nicht wollen, habe ich jedoch sehr oft keine Beachtung geschenkt und habe es sehr, sehr oft übergangen. Der erste Schritt zum Grenzenziehen ist daher, wieder besser hinzuhören und unsere Empfindungen und Gefühle ernst zu nehmen. Das ist wahrlich Übungssache und bedarf Zeit.

Hier hilft es, wenn du dich über den Tag immer mal wieder fragst: »Wie geht es mir und wie fühle ich mich?« Es ist auch hilfreich, Situationen niederzuschreiben, in denen sich dein Bauchgefühl meldet, um zu verstehen, in welchen Momenten es dir zum Beispiel schwerfällt, eigene Grenzen zu ziehen. Das Motto ist hier: »Werde zum Entdecker deiner selbst und beginne dich wahrhaftig und ohne dich zu verurteilen zu beobachten.« Vor allem sich nicht zu verurteilen ist in diesem Schritt sehr wichtig. Wir sollten versuchen, unser Verhalten und unsere Gedanken so wertneutral wie möglich wahrzunehmen. Denn wir wollen uns schließlich besser verstehen und uns nicht weiter kleinmachen.

2. Was sind meine Bedürfnisse?

Der zweite Schritt nach der Bewusstmachung ist sich selbst zu fragen: »Was sind eigentlich meine Bedürfnisse?« Wir empfinden zwar häufig einen Druck oder spüren vielleicht schon ganz gut unser Bauchgefühl, wenn etwas passiert oder wir etwas tun, was wir eigentlich gar nicht wollen, aber wir wissen oft gar nicht, was wir stattdessen wollen. »Was brauche ich?«, »Was wünsche ich mir?«, »Was tut mir gut?«, »Welche Dinge möchte ich in meinem Leben?«, »Wie möchte ich mich selbst behandeln?«, »Wie möchte ich, dass mich andere behandeln?« – sich ab und zu diese Fragen zu stellen ist wichtig, denn sie richten uns aus und geben uns den Fokus, uns auf das zu konzentrieren und unsere Energie in das reinzustecken, was uns wirklich wichtig ist und was wir eigentlich in unserem Leben wollen.

Vor allem am Anfang kann es schwierig sein, sich diese Fragen zu stellen, und wenn du noch nicht gleich eine Antwort darauf hast, dann ist das völlig okay. Auch hier gilt das Motto: »Dranbleiben, sich Zeit nehmen und vor allem liebevoll mit sich selbst sein«. Wichtig ist, sich selbst den Raum zu geben, seine eigenen Bedürfnisse auszuformulieren. Am besten ist es, wenn du dir immer einen festen Zeitpunkt setzt, an dem du dich mit diesen Fragen beschäftigst. Vielleicht hast du gleich nach dem Aufstehen etwas Zeit dafür oder in der Mittagspause. Es reichen schon 5 bis 20 Minuten jeden Tag, Hauptsache, du bleibst dran. Gerade wenn wir uns diese Fragen vorher noch nie wirklich gestellt haben, hilft es, wenn wir uns einen festen Zeitrahmen setzen, der nur für uns und unsere Bedürfnisse reserviert ist. Am einfachsten ist es, eine neue Routine mit einer bereits bekannten zu koppeln. Wenn du morgens beispielsweise immer deinen Tee oder Kaffee trinkst, dann ist dies eine schon etablierte Routine. Nun kannst du das Erkunden deiner Bedürfnisse an das Tee- oder Kaffeetrinken koppeln, indem du dir währenddessen diese Fragen stellst. Dadurch signalisierst du dir auch selbst, dass du wichtig und wertvoll bist, denn du verbringst wahrhaftig Zeit mit dir selbst. Dabei geht es nicht darum, fünf Fragen auf einmal abzuarbeiten. Nimm dir eine Frage vor und fokussiere dich darauf. Wie heißt es so schön: »Gut Ding will Weile haben.«

3. Grenzen abstecken!

Im Anschluss geht es darum, ganz klar für sich seine eigenen Grenzen abzustecken. Und hier helfen die ersten beiden Schritte, denn so wie unsere Bedürfnisse kennen wir oft auch unsere eigenen Grenzen gar nicht. Wir spüren zwar das unwohle Gefühl, aber ziehen daraus keine Lehren für uns. Deswegen schaue dir die Situationen an, in denen dein Bauchgefühl sich gemeldet hat, und frage dich, was dein eigentliches Bedürfnis war. Daraus kannst du dann für dich deine Grenzen formulieren.

Hier ein Beispiel aus meinem eigenen Leben: Es hatte sich eine für mich recht emotionale Situation ereignet und ich war innerlich sehr aufgewühlt. Als ich meinem Partner erzählte, was gerade geschehen war, wollte er gleich mit mir gemeinsam diese Situation analysieren und mir Tipps geben. Seine Absicht war edel und er wollte mir eigentlich nur helfen, doch mein Bauchgefühl sagte mir, dass ich in dem Moment gedanklich und emotional nicht bereit war, dieses Gespräch mit ihm zu führen. Früher hätte ich mir aus Höflichkeit alles bis zum Schluss angehört, heute nicht mehr. Ich sagte ihm freundlich, aber bestimmt, dass ich dieses Gespräch gerade nicht führen könne, wir es aber gern ein andermal fortführen könnten. Auch äußerte ich, dass ich gerade einfach nur gern in den Arm genommen werden wolle und ich gerade mehr auch nicht brauche. Prompt nahm er mich in den Arm und so hielten wir uns eine Weile fest. Am Ende konnten wir beide mit einem guten Gefühl aus dieser Situation herausgehen.

Grenzen zu ziehen ist eine Verhaltensweise, die wir erlernen können, ganz genauso wie vor anderen Menschen zu sprechen oder Konflikte zu lösen. Es bedarf Übung und Zeit. Am besten ist es, wenn wir klein beginnen, nämlich bei uns selbst. Ganz oft fällt es uns schwer, uns selbst Grenzen zu setzen und sie auch einzuhalten. Ich zum Beispiel habe eine Tendenz, viel zu lange zu arbeiten und mir keine Pausen zu gönnen, wenn ich das Gefühl habe, meine ewig lange To-do-Liste noch nicht abgearbeitet zu haben. Ganz häufig endet eine Arbeitswoche dann mit tiefer Erschöpfung, was wiederum Frust schafft, da ich offensichtlich mal wieder nicht gut auf mich selbst aufpassen konnte. Hier helfen selbst gesetzte Grenzen enorm, wie zum Beispiel Mittagspausen einzuplanen und sich an diese dann auch zu halten, und zwar nicht, weil es jetzt eine neue Regel ist, sondern weil ich mich wertschätze, ich das verdient habe und auf meiner Prioritätenliste mit ganz oben stehe. Selbstliebe und Selbstfürsorge sind hier die Stichwörter. Wir sollten also mit kleinen Situationen und machbaren Grenzen beginnen und uns dann langsam an die ganz großen heranarbeiten.

4. Warum fällt es mir so schwer, Grenzen zu ziehen?

Jeder von uns hat seine eigenen Gründe, warum es ihm oder ihr schwerfällt, Grenzen zu ziehen. Ich persönlich bin ein sehr harmoniebedürftiger Mensch, ich scheue Konflikte, denn ich habe Angst, dass Menschen mich nach einer Auseinandersetzung nicht mehr mögen könnten. Viele dieser Verhaltensweisen rühren von meiner Kindheit her – wenn ich mir meine Mutter anschaue, dann weiß ich ganz genau, woher ich sie habe. Und meine Mutter hat sie auch wiederum von ihrem Vater erlernt. Meiner Mutter fällt es ähnlich schwer wie mir, auf ihre eigenen Grenzen zu achten oder sie gegenüber anderen klar aufzuzeigen. Dies habe ich im Zusammenspiel mit anderen Kindheitserfahrungen übernommen. Heute als erwachsene Frau weiß ich jedoch, dass Harmonie mich nicht immer an mein Ziel bringen wird. Ich weiß auch, dass Konflikte teilweise nötig sind, um voranzukommen und zu wachsen. Und ich weiß, dass Menschen es vielleicht nicht toll finden werden, wenn ich meine Grenzen ziehe, sie mir aber deswegen nicht die Freundschaft kündigen werden.

5. Was ist der Vorteil davon, keine Grenzen zu ziehen?

Interessanterweise gibt es eigentlich immer Vorteile an unseren Verhaltensweisen, auch wenn wir sie als störend empfinden oder wir uns wünschen, wir könnten uns anders verhalten. Und das ist oft einer der größten Knackpunkte. Setze ich keine Grenzen, so sind die Vorteile eindeutig: Ich wahre die Harmonie. Ich gerate in weniger Konfliktsituationen und potenziell mag mich auch jeder, ach, wie schön! Ich fühle mich, wie schon gesagt, sehr unwohl in Konfliktsituationen und spüre regelrecht, wie ich mich körperlich winde. Am liebsten würde ich mich verkriechen und meine erste Reaktion ist, mich zu entschuldigen und kleinlaut zu verschwinden. Das ist aber nicht Sinn der Sache, denn der Frust, den ich dann über mich selbst empfinde, und auch die Enttäuschung, weil ich es mal wieder nicht geschafft habe, für mich einzustehen, überwiegen. Und hier heißt es, Verantwortung für sich und sein eigenes Leben zu übernehmen und sich selbst und seine Bedürfnisse ernst zu nehmen! Denn nur wenn wir für uns und unser Leben losgehen, wird sich etwas ändern.

Hier kannst du dich selbst einmal fragen, was die Vorteile deiner Verhaltensmuster sind. Welches Gefühl beziehungsweise welche Situation möchtest du dadurch vermeiden? Was, denkst du, wäre das Schlimmste, das passieren könnte? Und wäre das am Ende wirklich so schlimm? Schau einmal genau hin und sei absolut ehrlich zu dir selbst, denn häufig wissen wir sehr genau, warum wir uns auf eine bestimmte Art und Weise verhalten, wenn wir uns nur einmal die richtigen Fragen stellen.

6. Es fühlt sich am Anfang nicht gut an

Und somit kommen wir gleich zum nächsten Schritt: Grenzen setzen fühlt sich vor allem am Anfang echt – Entschuldigung für diesen Ausdruck – scheiße an! Beides fühlt sich nicht gut an: Wenn ich etwas sage oder wenn ich nichts sage, nachdem meine Grenze verletzt wurde. Wenn ich jedoch nichts sage und Menschen einfach über meine Grenzen rennen lasse, dann wird sich langfristig auch nichts ändern. Wenn ich dagegen meine Grenzen ziehe, dann fühlt es sich am Anfang zwar auch mies an, weil plötzlich all meine alten Glaubenssätze und Ängste innerlich anfangen zu schreien, aber es gibt die Möglichkeit der Veränderung und des Wachstums. Typische Zweifel und Ängste, die dann hochkommen, sind zum Beispiel: »Wie konntest du nur!«, »Jetzt mögen sie dich nicht mehr!«, »Das steht dir überhaupt gar nicht zu!« Und was wir uns dann nicht alles Schönes erzählen. Hier gilt es, genau diese Ängste auszuhalten. Es gilt, durch die Angst und durch die Glaubenssätze zu gehen. Das ist wahrlich kein schönes Gefühl, aber es wird mit der Zeit besser. Ich habe die Erfahrung gemacht, dass nach einem Konflikt der Haussegen einmal für eine kurze Zeit schiefhängt und die Harmonie auch etwas haken kann, aber meist bereitet es Raum für ein tiefes, offenes und ehrliches Gespräch. Es hilft uns dabei, uns ehrlich und authentisch zu zeigen. Unserem Gegenüber zu sagen, was wir brauchen. Denn der andere kann nicht unsere Gedanken lesen und wenn wir nicht mitteilen, was wir brauchen, nehmen wir auch dem anderen die Chance, uns und unsere Bedürfnisse besser kennenzulernen. Ich habe für mich festgelegt, dass meine Freunde und Familie wissen sollen, wie es mir geht, was ich brauche und wo meine Grenzen sind. Denn sonst nehme ich mir selbst die Möglichkeit, mich wahrhaftig zu zeigen und tiefe Verbindungen einzugehen.

7. Darf ich das überhaupt?

Diese Frage ist essenziell, um Grenzen zu ziehen. Und um es schon einmal vorwegzunehmen: JA, du darfst! Ich persönlich ertappe mich oft dabei, wie ich mich selbst geißele und mir nicht erlaube, Raum einzunehmen oder Grenzen zu ziehen, denn ich könnte ja egoistisch oder schwach wirken. Doch ein gesunder Egoismus ist nichts Verkehrtes, und in diesem Fall geht es ja nicht um puren Eigennutz, sondern vielmehr um Selbstfürsorge. Ich sorge dafür, dass es mir gut geht, dass meine

Bedürfnisse gewahrt sind und Menschen meine Grenzen respektieren. Vor allem in Bezug auf Alkohol ist das extrem wichtig, denn ganz oft kennen und kommunizieren wir unsere Grenzen nicht und übergehen uns permanent. Dann stauen sich all diese Enttäuschungen und Verletzungen an und wir suchen im Alkohol einen Ausgleich oder einen Trost. Deswegen ist gerade am Anfang unserer Nüchternheit Selbstfürsorge das A und O! Meine Erfahrung ist: Je mehr ich meine Grenzen ziehe und auch in einem gesunden Maße Raum einnehme, desto besser geht es mir. Ich erlaube mir so, ich selbst zu sein und mich zu entfalten. Ich habe eine allgemein positivere Grundstimmung, die sich wiederum auf mein Umfeld auswirkt und auch dieses positiv beeinflusst.

8. Wie kann ich Grenzen respektvoll, aber bestimmt kommunizieren?

Der Ton macht die Musik. Grenzen zu kommunizieren ist wichtig, aber wir sollten dabei auch nicht mit einem Hammer durch die Gegend rennen und alles kurz und klein hauen. Generell empfehlen wir gewaltfreie Kommunikation, also in Ich-Botschaften zu kommunizieren. Dem anderen zu erklären, wie wir uns gerade fühlen, was uns wichtig ist und was wir uns ganz konkret wünschen. Damit bieten wir unserem Gegenüber keine große Angriffsfläche und sie/er fühlt sich auch nicht verurteilt. Dabei sollten wir in unseren Äußerungen bei uns bleiben und nicht in Vorwürfe verfallen. Hier ist es auch wichtig, zu akzeptieren, dass dein Gegenüber vielleicht nicht gleich verstehen wird, was du sagen möchtest, vor allem wenn die- oder derjenige es nicht gewohnt ist, dass du Grenzen ziehst.

Du kannst dich dabei ganz leicht an drei Punkten orientieren. Zuerst beschreibst du deinem Gegenüber, was du wahrnimmst beziehungsweise was du schon seit Längerem beobachtest. Auch hier ist es wichtig, nicht in einen vorwurfsvollen Ton zu verfallen. Bleibe bei dir und deinen Wahrnehmungen. So ein Gespräch kann zum Beispiel beginnen mit:»Ich nehme wahr, dass …«, oder:»Ich habe beobachtet, dass …« Danach kannst du erklären, wie du dich damit fühlst und was dadurch bei dir ausgelöst wird. Und zu guter Letzt beschreibst du deinem Gegenüber, was du dir ganz konkret wünschst:»Ich wünsche mir, dass …«, oder:»Es ist mir wichtig, dass …«

Dies könnte zum Beispiel folgendermaßen aussehen: Eine gute Freundin oder ein guter Freund von dir äußert sich häufig negativ und teils sogar abfällig über bestimmte Entscheidungen von dir. Anstatt etwas zu sagen, behältst du deinen Frust für dich oder es endet in einer hitzigen Diskussion, die euch beide meist frustriert zurücklässt. Hier kannst du dich nun in gewaltfreier Kommunikation üben. Zum Beispiel könntest du sagen:»Ich beobachte, dass du dich eher abwertend äußerst, wenn ich dir von meinen Entscheidungen berichte. Dadurch fühle ich mich oftmals verletzt und auch selbst abgewertet, weil ich das Gefühl habe, meine Entscheidungen werden abgelehnt oder nicht ernst genomen. Ich wünsche mir zukünftig, dass wir offener miteinander reden und wir respektvoll über unsere unterschiedlichen Ansichten sprechen können.« Dabei solltest du immer beachten, in Ich-Botschaften und nicht in Du-Botschaften zu sprechen, damit du dein Gegenüber nicht angreifst. Bleibe bei dir und deinen Gefühlen.[1]

9. Weitergehen, es wird mit der Zeit einfacher

Wie heißt es so schön:»Es ist noch kein Meister vom Himmel gefallen.« Grenzenziehen ist eine Übungssache und auch ich übe dies nach wie vor jeden Tag. Manchmal habe ich keine Lust oder Energie dafür, aber ich mache es trotzdem, weil ich es mir wert bin und ich es verdient habe, mich für mich selbst einzusetzen! Es wird mit der Zeit einfacher und heute kann ich meine Grenzen schon sehr gut ziehen. Das Aushalten, nachdem ich meine Grenze gezogen habe, fällt mir nach wie vor schwer, aber auch hier sehe ich große Fortschritte und muss sagen, ich bin wirklich stolz auf mich. Es lohnt sich so sehr, für sich loszugehen und sich selbst wertzuschätzen, indem wir klare Grenzen ziehen und unsere Bedürfnisse äußern! Und am Ende fühlen wir uns auch freier und leichter, weil wir klar und deutlich zeigen, was wir brauchen und was nicht.

Wie wichtig genau das ist, wurde mir vor einer Weile noch einmal sehr klar, denn ich las etwas, was mich durchaus sehr nachdenklich werden ließ und mich auch bestärkte, mehr ich selbst zu sein und mich mehr wertzuschätzen. Gehen wir nämlich davon aus, dass ein Deutscher durchschnittlich 80 Jahre alt wird, dann haben wir rund 960 Monate auf diesem Planeten. Davon schlafen wir rund ein Drittel, damit bleiben uns letztendlich 640 Monate übrig, um unser Leben bewusst oder unbewusst zu gestalten. Ich war überrascht, denn am Ende hören sich 640 Monate nicht sonderlich viel an. Von diesen 640 habe ich auch schon fast die Hälfte gelebt. Diese Zahl von 640 Monaten löste in mir einen neuen Respekt und mehr Klarheit über die Endlichkeit meines eigenen Lebens aus. Natürlich wusste ich vorher schon, dass ich irgendwann einmal sterben werde, aber es war so wie mit dem Trinken. Ich wusste, dass das Trinken nicht sonderlich gesund für mich ist, jedoch habe ich sehr oft beides getan – unbewusst gelebt und noch mehr unbewusst getrunken.

Wir sind nicht hier, um die Harmonie zu wahren oder Konflikte zu vermeiden. Wir sind hier, um zu leben, um uns zu entfalten, authentisch zu sein und das Leben zu leben, das wir möchten. Eine Grundvoraussetzung dafür ist es, Grenzen zu ziehen und einen gesunden Raum für sich selbst einzunehmen. Je eher wir damit beginnen, desto besser, denn keiner von uns weiß, wie viele Monate wir am Ende bekommen werden.

7. Wo waren all die Jahre meine Gefühle?

Es war Oktober 2018. Ich war irgendwo in Süddeutschland im Nirgendwo. Weinend und schreiend sprang und wälzte ich mich auf dem Parkettboden einer schönen Halle. Sie war gesäumt von großen Fenstern, die vom Boden bis fast an die Decke reichten. Tageslicht erhellte den Raum, doch die Oktoberwolken wollten der Sonne keinen Durchbruch erlauben. Vor einem Durchbruch stand auch ich, nur auf emotionaler Ebene. Und es drängte sich mir der Gedanke auf: »Was mache ich verdammt noch mal hier und wo waren meine Gefühle all die Jahre gewesen? Wie konnte es so weit kommen?«

Ich war damals an einem Punkt in meinem Leben, an dem ich spürte, dass ich nicht mehr weiterkomme. Von außen betrachtet lief mein Leben super. Ich war Doktorandin an einer der besten Universitäten der Niederlande. Ich forschte im Bereich der Neurowissenschaften. Hatte tolle Freunde aus der ganzen Welt, trieb Sport, hatte Geld auf dem Konto und war unabhängig. Doch in mir sah es ganz anders aus. Ich verbrachte meine Wochenenden teilweise nur in meiner Wohnung und lenkte mich mit YouTube- und Netflix-Filmchen von mir selbst ab. Meine letzte Beziehung, mal wieder eine Fernbeziehung, war in die Brüche gegangen und ich spürte diese unendliche Leere. Aber auch dieses Dunkel, dieses Übermannende. Würde ich nur zu lang mit mir, meinen Gedanken und Gefühlen allein gelassen werden, würden sie mich überrollen, davon war ich überzeugt. All die nicht gefühlten Emotionen, all das Unterdrückte, all der Schmerz, all die Trauer und auch die Wut, die ich bis dato aber noch nicht kannte, waren in mir gefangen.

Und um all das nicht zu spüren, lenkte ich mich lieber ab, um nicht von dieser Last und Welle überrannt und erdrückt zu werden. Doch diese Strategie ging langsam nicht mehr auf. Immer häufiger saß ich abends mit einem Bier in der Hand vor meinem Laptop und tat das, was ich den ganzen Tag tat: auf diesen dummen Bildschirm starren. Ich wollte nicht fühlen!

Genau diesen Satz hatte ich mir Jahre zuvor wie ein Mantra immer wieder aufgesagt. »Ich will nicht fühlen! Ich will nicht mehr fühlen!« Ich kann mich noch genau daran erinnern, wann ich mir dies das allererste Mal sagte. Es war mal wieder eine Beziehung zu Bruch gegangen, obwohl den Namen Beziehung verdiente es eigentlich gar nicht. Ich hatte mich mal wieder dem falschen Typen an den Hals geworfen. Wir trafen uns ab und zu. Eines Abends, es war schon kurz vor Mitternacht, eröffnete er mir, dass er keine Beziehung wollte. Er fühlte sich offensichtlich nicht sonderlich gut bei dieser Aussage, aber ich fühlte mich noch beschissener. Alles, was ich wollte, war: weg! Ich schnappte mir meine Sachen und lief im Regen über eine Stunde durch dunkle Straßen nach Hause. Tränen liefen mir die Wangen herunter und ich wollte am liebsten nichts mehr fühlen, einfach taub sein! Keinen Schmerz und keine Tränen mehr. Das war der Klimax gewesen oder der Tropfen, der das Fass zum Überlaufen brachte, wobei wirklich übergelaufen ist es dann erst Jahre später in dieser Halle in Süddeutschland. Bis dahin packte ich die Gefühle weg, riss mich zusammen und funktionierte, da waren sie wieder, meine ach so bekannten Bewältigungsstrategien. Ich beschloss, nichts mehr zu fühlen. Rückblickend weiß ich, es waren nicht die »falschen« Typen oder die anderen, sondern in mir war einfach so viel durcheinander, so viel nicht geheilt und unausgesprochen, dass ich nicht in der Lage war, eine wahrhaftige Verbindung mit einem anderen einzugehen. Denn ich konnte sie noch nicht einmal mit mir selbst eingehen.

Ich persönlich hätte mich damals sicherlich als jemanden beschrieben, der mit Emotionen recht gut umgehen und sie auch recht gut zeigen kann. Doch dies traf nur für vermeintlich »gute« Gefühle zu, wie zum Beispiel Freude, Zuversicht, Glück, Ausgeglichenheit, Verzücktheit, Euphorie, Einfühlsamkeit, Verliebtheit, Heiterkeit, Kraft, Mut und so weiter. Vermeintlich »schlechte« Gefühle, wie Trauer, Angst, Hilflosigkeit, Überforderung, Neid, Hass, Wut, Depression, Misstrauen, Energielosigkeit, Einsamkeit und viele mehr, die alle zum Menschsein dazugehören, gab es nur hinter verschlossenen Türen. Ich wollte niemanden belasten, nicht zu viel Raum mit meinen Problemen einnehmen, wenn andere doch viel mehr Probleme hatten. Doch selbst hinter verschlossener Tür gab ich diesen »schlechten« Gefühlen kaum Raum.

Allerdings gibt es keine guten oder schlechten Gefühle, es gibt nur Gefühle. Wir selbst geben ihnen eine negative oder positive Bedeutung beziehungsweise wird uns diese so beigebracht. Natürlich tut Trauer weh und sie schmerzt. Auch fühlt sich Angst nicht wie Verliebtsein an und lässt keine Schmetterlinge bei uns im Bauch tanzen. Jedoch will uns jedes Gefühl etwas sagen. Gefühle sind immer für uns und nicht gegen uns. Sie sind wie ein Kompass und zeigen uns an, was uns gut gefällt und guttut oder was uns schaden könnte und nicht vorteilhaft für uns ist. Lernen wir unsere Gefühle zu verstehen, ihnen Raum zu geben und ihnen zuzuhören, lernen wir uns selbst besser kennen.

Warum teilen wir überhaupt Gefühle in gute und schlechte ein? Vor einer Weile spielte ich mit meinem Neffen und meiner Nichte. Mein Neffe war damals ungefähr drei Jahre alt. Er versuchte eine Spielfigur in einen Helikopter zu setzen, doch es gelang ihm nicht. Tief frustriert schmiss er die Figur weg, meckerte rum, stampfte mit den Beinen auf und fuchtelte mit den Armen. Geduldig fragte ich ihn, was er tun wollte und ob ich ihm helfen könne. Er erklärte mir verärgert sein Dilemma, woraufhin ich ihm half. Ein paar Sekunden später spielten wir wieder freudig miteinander, als wäre nichts gewesen. Das Faszinierende an kleinen Kindern ist, dass sie all ihren Emotionen freien Raum geben, sie brüllen, wenn sie sauer sind, sie weinen, wenn sie traurig sind, und sie lachen aus vollstem Herzen, wenn sie glücklich sind.

Doch es kommt der Moment im Leben eines fast jeden Menschen, da heißt es: »Das macht man nicht«, »Hör auf zu heulen, du willst doch ein Mann werden«, »Reiß dich zusammen« oder »Nur hässliche Mädchen sind wütend«. Unsere Außenwelt beginnt uns zu spiegeln, welche Gefühle willkommen und akzeptiert sind und welche nicht. Wenn wir lachen und uns freuen, dann werden wir gedrückt und geliebt, und wenn wir rumbrüllen, stehen wir in der Ecke. Jeder von uns lernt, dass es gute und schlechte Gefühle gibt: die, die wir zeigen dürfen, und die, die wir lieber für uns behalten sollten. Jedoch nimmt diese Bewertung der Gefühle uns nicht das Gefühl an sich. Es nimmt uns nur den Raum, diese Gefühle ausleben zu dürfen. Es gibt uns auch keine Anleitung oder Erklärung, was wir mit dem Gefühl stattdessen tun, wie wir anders mit ihm umgehen sollten. Alles, was wir lernen, ist, das unerwünschte Gefühl nicht zu zeigen, so bleibt es aber in uns. Keiner hat uns beigebracht, diesen Emotionen ein gesundes Ventil zu geben.

Natürlich plädiere ich hier nicht dafür, dass wir uns ab morgen alle auf die Straße werfen und brüllen sollten, wenn uns etwas nicht passt. Aber wir sollten ergründen, was wir tun können, um dem, was in uns ist, Raum zu geben, ohne dabei andere und natürlich uns selbst zu verletzen. Denn wie in der Geschichte mit meinem Neffen und seinem Wutausbruch ist es meist nach einigen Minuten auch wieder in Ordnung. Die Wut durfte sein und wurde gelebt. Sie konnte kommen und auch wieder gehen. Wenn wir jedoch diese Wut nicht zeigen und an ihr festhalten, kann sie nicht gehen. Gefühle sind wie eine Windböe, sie ergreifen uns, schütteln uns kurz durch und ebben wieder ab. Lassen wir sie uns aber nicht durchschütteln, können sie auch nicht abebben und stürmen weiter in unserem Inneren. Wenn dies über einen längeren Zeitraum passiert, braut sich förmlich ein Gewitter zusammen. Und Gewitter tobten einige in mir zu dieser Zeit.

Zu den Gefühlen, die am häufigsten unterdrückt werden, gehören Wut und Trauer. Bei manchen ist es nur eines von beiden, aber ganz oft konnten und können wir immer noch nicht beide Emotionen ausleben. Trauer war die vorherrschende Emotion bei mir. Ich spürte förmlich, wie es mir ab und zu die Kehle zuschnürte und Tränen in mir aufstiegen. Raum für diese Traurigkeit schaffte ich aber kaum oder ließ sie nur in kleinen Portionen raus, da ich Angst hatte, ich würde in ihr ertrinken, sobald ich sie komplett loslassen würde. Jedoch funktionierte dieses Zuschnüren und Wegdrücken irgendwann einfach nicht mehr und es gab auch nicht so viele Videos auf YouTube, um am Ende des Tages nichts mehr fühlen zu müssen. Somit entschied ich mich, mich in professionelle Hände zu begeben, und begann eine Verhaltenstherapie.

Mein Therapeut war männlich, wahrscheinlich sogar jünger als ich und ich spürte damals eine Enttäuschung nach unserer ersten Sitzung. Ich wollte aber nicht voreingenommen sein und gab ihm eine Chance. Ich hätte auf dieses Bauchgefühl hören sollen. Nichts gegen junge männliche Therapeuten, aber es war einfach nicht das richtige Match für mich. In den Sitzungen kam ich nicht mal annähernd an den Punkt, an dem ich fühlte, es löse sich etwas. Wir analysierten Situationen, besprachen mein Verhalten, diskutierten über die Arbeit und was ich ändern könnte, aber meine Gefühle blieben größtenteils außen vor. Ich kann mich noch an eine meiner letzten Sitzungen erinnern, in denen ich über meine Vergangenheit sprach und über Gewalterfahrungen. Ich weinte. Mein Therapeut sah mich an und meinte, er wisse jetzt auch nicht, was er sagen solle. In dem Moment fühlte ich mich so unendlich alleingelassen. Fairnesshalber sollte ich erwähnen, dass er Niederländer war, die Therapie auf Englisch stattfand, was durchaus ab und an zu Kommunikationsproblemen führte. Nichtsdestotrotz konnte ich die Therapie als so gut wie gescheitert für mich verbuchen.

Nach der Therapie war mir klar, ich brauchte einen anderen Ansatz, um Zugang zu meinen Gefühlen zu bekommen. Durchs Reden allein würde sich nichts bei mir lösen. Ich hatte es satt, mich so schlecht zu fühlen und innerlich mit mir zu kämpfen. Also nahm ich mein Schicksal selbst in die Hand. Ein Selbstfindungskurs über sieben Tage sollte es werden. Um sich mit den Methoden vertraut zu machen, gab es ein Schnupperwochenende, das ich neugierig antrat. Diese zwei Tage sollten uns Teilnehmern einen Vorgeschmack darauf geben, was uns in den sieben Tagen erwarten würde. Verbal kommuniziert habe ich mit den anderen Teilnehmern an diesem Wochenende kaum. Wir nutzten unseren Körper, Bewegungen und Musik, um all dem Raum zu geben, was da in uns war. An dem Wochenende allein spürte ich seit Langem wieder einmal eine wahrhaftige Beziehung zu mir selbst. Ich spürte mein Herz für mich und mein Leben schlagen. Wildfremde Menschen wurden zu engen Vertrauten in nur wenigen Stunden. Ich fühlte mich wieder lebendiger.

Wenige Wochen später fand ich mich auf einem Bauernhof im besagten Süden von Deutschland wieder. Ich hatte keine Ahnung, was mich in den nächsten sieben Tagen erwarten würde. Ich wusste nur, dass ich diesen Schatten in mir begegnen und sie gehen lassen wollte. Genau das tat ich auch. Tagelang weinte ich all die nicht geweinten Tränen. Sie durften endlich sein. Doch als ich mich durch meine Trauer gekämpft hatte – oder besser gesagt, sie endlich loslassen und gehen lassen konnte, ohne weiter an ihr festzuhalten –, kam die Wut! Nie hätte ich gedacht, wie viel Wut in mir war. Ich konnte sie rausbrüllen, ich durfte stampfen und boxen. Ich war quasi mein dreijähriger Neffe. Es war so befreiend, nicht mehr kämpfen und diese starke Energie der Wut nicht mehr unterdrücken zu müssen.

Nach dem Selbstfindungskurs stellte sich eine tiefe Stille, Zufriedenheit und Balance in mir ein, die ich seit Jahren nicht oder vielleicht sogar noch nie gespürt hatte. Ich war bei mir angekommen. Ich hatte losgelassen und nicht mehr gegen mich und meine eigenen Gefühle, die ich nicht mehr fühlen wollte, angekämpft. Wahrscheinlich hätte ich meine Gefühle nie so ausleben können, wenn ich nicht diesen sicheren Rahmen um mich herum gehabt hätte – ich hätte mich vielleicht noch nicht einmal getraut, den Deckel zur Kiste der Pandora zu öffnen. Rückblickend frage ich mich manchmal, wie ich es so lange mit all der Wut ausgehalten habe. Sie war jedoch über einen so langen Zeitraum ein »stiller« Begleiter von mir gewesen, dass ich sie nicht infrage stellte. Ich wusste auch nicht, wie es sich ohne sie anfühlte.

Wahrscheinlich fragst du dich jetzt, was all das mit Alkohol zu tun hat. Eine berechtigte Frage. Aber Alkohol beeinflusst stark unsere Gefühle. Er verstärkt unsere Gefühle, kann sie aber auch betäuben. Bei mir traf beides zu. Als Teenager war ich sehr unsicher und vor allem in Gesellschaft machte ich mir viele Gedanken, was die anderen wohl über mich denken. Damals betäubte Alkohol diese Angst und meine Unsicherheit. Meine Hemmungen fielen und meine natürliche Schüchternheit wurde ausgehebelt. Ich wurde lockerer, lauter und leichtsinniger. Ich fühlte mich »vermeintlich« stärker, selbstbewusster und wohler in meiner Haut, weil all meine negativen Gedanken für eine Weile ausgeschaltet wurden. Für eine kurze Zeit war ich gefühlt »on top of the world«. Nach außen gab ich sicherlich ein anderes Bild ab. Wenn ich heute betrunkene Jugendliche sehe, komme ich nicht drum herum, mich zu fragen, ob ich damals auch so war und auf mein Umfeld so wirkte. Meine eigene Wahrnehmung von meinem betrunkenen Ich entsprach mit großer Sicherheit nicht der Realität. Alkohol gab mir den falschen Eindruck von Sicherheit und Souveränität, aber das spielte sich alles nur in meinem betrunkenen Hirn ab.

Als ich älter wurde, nutzte ich Alkohol, um vermeintlich zu entspannen und Glücksgefühle zu verstärken, aber auch, um loszulassen und »die Sau rauszulassen«. Gerade während der Doktorzeit gehörte der Freitag in der Bar zum Standardprogramm. Es lief eigentlich immer ähnlich ab, denn ab 17 Uhr tranken wir schon mal ein Bier an der Uni vor. Unsere Arbeitsgruppe hatte extra einen Kühlschrank nur für alkoholische Getränke, was übrigens nicht ganz unüblich ist. Nach dem ersten Bier ging es dann in die Uni-Bar und dort wurde weitergetrunken. Die ersten Biere trank ich damals wie Limo. Es war Wochenende, ich wollte entspannen, ich wollte locker werden, ich wollte loslassen und das Leben genießen via Knopfdruck »Alkohol«. Nach der Bar und einigen Bieren mehr ging es in die Stadt, um irgendwo zu essen und vielleicht am Ende noch in einem Club zu versacken.

Alkohol floss in der Zeit reichlich. Klar gab es auch mal Freitagabende, an denen ich einfach nur heimfuhr und nicht mehr viel passierte, aber auch da trank ich ab und zu Alkohol. Interessanterweise belegte ich in der Zeit auch einen Mindfulness-Kurs zum Stressabbau. Wir meditierten, spazierten bewusst, aßen bewusst, hörten bewusst und waren ganz im Hier und Jetzt. Den nächsten Tag ging es dann wieder zum Trinken. Gefühle fühlen, ihnen Raum geben und mit ihnen gesund umgehen, das habe ich nur bedingt gelernt. Der Alkohol machte alles so einfach, so schnell, so bequem, warum sich also mit den »blöden« Gefühlen auseinandersetzen?

Es wird uns ja auch zu einfach gemacht, an die Vorstellung einer Welt zu glauben, in der durch Alkohol wie durch Zauberhand alle Menschen glücklich werden. Schön wär's, wenn wir uns mal eben nach Bedarf und dezent in einen gepflegten Rauschzustand zurückziehen könnten, während die alkoholischen Heinzelmännchen zu Hause den Schreibtisch aufräumen, den Konflikt mit dem Partner klären und nebenbei noch beim Chef die Gehaltserhöhung durchsetzen. Im realen Leben werden unsere Probleme dagegen nicht weniger, sondern es wird lediglich unsere Wahrnehmung gedämpft bis ausgeschaltet. Das zugegebenermaßen äußerst erfolgreich, aber damit geht der Abwärtsstrudel in Richtung depressive Symptomatik eigentlich erst richtig los. Wer vielleicht eh schon Schwierigkeiten damit hat, mit seinen tagtäglichen Auslösern für Stress jeglicher Art (z. B. emotional, physisch, sozial) umzugehen, manipuliert durch den Alkohol sein überfordertes Nervensystem noch zusätzlich. Was sich kurzfristig vielleicht wie Rausch, Euphorie, Mut oder Selbstbewusstsein anfühlt, ist am Ende doch nur Verdrängung.

Dieses leicht beschwipste, angenehme Gefühl nach dem ersten Glas ist übrigens nach 20 Minuten bereits unwiederbringlich vorbei. Dieses Gefühl aufrechtzuerhalten schafft weder ein zweites noch ein fünftes Glas noch die dritte Flasche. Stattdessen nimmt alles, was wir zu verdrängen und zu betäuben versuchten, nur heimlich Anlauf, um uns bei nächstbester Gelegenheit umso heftiger zu überfallen. So haben wir es am nächsten Morgen also nicht nur schon wieder mit dem verdammten Kater zu tun, sondern auch noch mit dem blöden Versager da im Spiegel. Da wir, ausreichend alkoholisiert, nicht mehr imstande sind, die einfachsten Dinge geregelt zu kriegen, geschweige denn weitsichtige Entscheidungen zu treffen, werden wir immer mehr Beweise sammeln, dass wir uns nicht mehr auf uns selbst verlassen können. Das macht Angst. Verdammt viel Angst. Und wer scheint immer da zu sein, wenn wir glauben, ein Gefühl nicht aushalten zu können? Richtig, Freund Alkohol. Nur macht der, in seiner Profession als das wohl wirksamste Depressivum im Handel, die Angst auf Dauer nur umso größer. Leider steht bezüglich Nebenwirkungen wie Depression, Angst-/Panikzuständen oder sogar erhöhter Suizidalität nichts auf der Flasche.[1]

Gott sei Dank, oder eher Nüchternheit sei Dank, kam es bei mir nicht zu solchen starken Auswirkungen, jedoch spürte ich die Niedergeschlagenheit nach jedem Rausch. Ich fühlte mich nicht nur körperlich elend, sondern auch mental. An Katertagen war vor allem am Ende mit mir nichts mehr anzustellen. Ich bemitleidete mich selbst. Vor allem mein allerletzter Kater war richtig schlimm. Mir ging es einfach nur richtig schlecht. Mal wieder erzählte ich mir, dass ich nie wieder Alkohol trinken würde, und dieses Mal stimmte es sogar fast. Denn danach hatte ich nie wieder so einen schlimmen Kater und hörte dann ungefähr ein Jahr später komplett auf zu trinken.

Natürlich habe ich heute in meiner Nüchternheit auch noch Tage, an denen ich mich nicht sonderlich gut fühle. Jedoch muss ich heute keinen Alkohol mehr benutzen, um diese Gefühle zu dämpfen oder zu verstärken. Damit unsere Nüchternheit gelingen kann, ist es essenziell, dass wir verstehen, welche Gefühle wir vermeintlich mit Alkohol verstärken oder bekämpfen wollen.

Welche Gefühle möchtest du nicht aushalten? Was willst du nicht fühlen? Weswegen betäubst du dich und vor was willst du dich für eine kurze Zeit »rausbeamen«? Oder was willst du vielleicht verstärken? Welches Gefühl willst du noch intensiver spüren, das du dir nüchtern nicht erlaubst zu fühlen? Welches

Gefühl ist es genau, bei dessen Bewältigung dir der Alkohol vermeintlich hilft, und wie könntest du mit diesen Emotionen anders umzugehen lernen? Welches gesunde Ventil könntest du anstelle des Alkohols nutzen?

Gerade bei vermeintlich negativen Gefühlen kann deine Kindheit dir einen Hinweis darauf geben, welche gesunden Ventile für dich funktionieren könnten. Was hast du als Kind getan, wenn du wütend, traurig oder verletzt warst? Diese Dinge können dir abgewandelt auch heute noch helfen. Es kann zum Beispiel sein, dass du früher, wenn du wütend warst, häufig mit Sachen um dich geworfen hast. Eine mögliche Abwandlung hiervon könnte sein, dass du dir zum Beispiel einen kleinen Antistressball holst und diesen stattdessen bearbeitest. Hier ist es aber ganz, ganz wichtig, dass niemand, du selbst einbegriffen, verletzt wird. Probiere dich aus und bleibe neugierig, was dir hilft, deinen Gefühlen Raum zu geben. Mir hilft es immer, in den Körper und die Bewegung zu gehen, deswegen hat auch die Verhaltenstherapie bei mir nur bedingt geholfen, denn Gefühle wollen gelebt und nicht logisch verbal analysiert werden. Hast du jedoch den Eindruck, dass du mit deinen Emotionen allein nicht weiterkommst, dann ermutigen wir dich, dir entsprechende Hilfe zu suchen und dich nicht zu scheuen, auch mit deinen Liebsten darüber zu sprechen, was in dir vorgeht.

Auch ich habe diesen Schritt getan, da ich allein nicht mehr wusste, wie ich mit meinen Gefühlen umgehen sollte. Daran ist nichts Verwerfliches oder Schlechtes, es zeugt sogar von Mut und Selbstliebe, wenn du erkennst, dass du hier mehr Unterstützung brauchst. Überlege dir, welche Art von Hilfe du dir wünschst, und gehe auf die Suche. Auch bei mir hat es mehrere Anläufe gebraucht, bis ich das Passende für mich fand, aber ich bin drangeblieben und habe mich weiter ausprobiert.

Für mich war es unheimlich befreiend und auch erleichternd, meine lang vergrabenen Gefühle endlich leben zu können, sie anzuerkennen, sie sein lassen zu dürfen, aber auch zu lernen, welches gesunde Ventil für mich funktioniert. Ich konnte so eine tiefere Verbindung zu mir selbst aufbauen und erlangte dadurch auch ein tieferes Verständnis für meine Gefühle – dafür, was sie mir eigentlich sagen wollen und wie ich zukünftig angemessener mit ihnen umgehen kann. Ich bin mir selbst unendlich dankbar, dass ich damals für mich losgegangen bin und mir Hilfe gesucht habe. Denn rückblickend war das der erste Schritt hin zu einem nüchternen Leben.

Geh auch du los, zeige dich und vor allem fühle. Du bist nicht allein mit deinen Emotionen, wir und ganz viele andere Menschen haben ähnliche Erfahrungen gemacht wie du und wissen, was dir vielleicht auf deinem Weg helfen kann.

8. Der schöne Schein – Partyjahre in Berlin

Es gab eine Zeit in meinem Leben, in der habe ich mich »richtig« in meinem Körper und auf dieser Welt gefühlt. Ich habe mir nicht die Frage gestellt, ob ich genug bin – schön genug, klug genug, hübsch und intelligent genug. Ich war ein kleines Mädchen mit langen Haaren und Lockenkopf. Ich habe mehr Russisch als Deutsch gesprochen und meine Welt war zumindest für die ersten sechs Jahre meines Lebens völlig in Ordnung. Heute frage ich mich manchmal, wann eigentlich diese Leere in meinem Bauch entstanden ist, die ich über so viele Jahre mit mir umhertrug.

Irgendwann, ich nehme an mit dem Eintritt in die Grundschule, fing ich an, mich selbst infrage zu stellen. Ich war gefühlt immer »die andere«. Die Russin, das Glubschauge (so nannten mich zwei der älteren Jungs), die, die einen komischen Namen trägt. Aus Vlada wurde Kuhfladen oder Fladenbrot. Aber ich glaube, solche Geschichten kennt jedes Kind auf die eine oder andere Art und Weise.

Bin ich eigentlich richtig, so, wie ich bin? Warum bin ich so, wie ich bin? Warum haben die anderen Kinder das Gefühl, dass ich anders bin? Warum trage ich diesen Namen? Ich glaube, das war ungefähr der Zeitpunkt, an dem sich so langsam ein kleines Loch in meiner Bauchgegend bemerkbar machte. Plötzlich gab es zwischen mir selbst und meinem »So bin ich« einen Zwischenraum, eine kleine Lücke, von der ich über Jahre nicht wusste, wie ich sie wieder schließen beziehungsweise ob ich sie jemals wieder schließen kann. Versteht mich bitte nicht falsch, ich hatte alles andere als eine schreckliche Kindheit. Mein Leben war so, wie es nun einmal war. Es gab gute Zeiten und es gab eine schlechte Zeit. Warum fühlte ich mich also nicht richtig in mir?

Ich wollte immer cool sein, habe mich aber alles andere als cool gefühlt. Die Pubertät fuckte mich so richtig up. Einige Menschen nannten mich schön und ich fühlte mich einfach nur unschön. Das bringt die Pubertät wohl so mit sich.

Nichtsdestotrotz hatte ich viele große Träume. Große Liebe, große Karriere – wenn ich einmal erwachsen bin, dann wird alles ganz, ganz anders und vor allem viel, viel besser sein, dachte ich. Ich träumte von einer Karriere als Sängerin, manchmal träumte ich aber auch von einer Karriere als Schauspielerin und ganz lange Zeit wollte ich Tierärztin werden. Meinen Lebenslauf würde ich als alles andere als geradlinig bezeichnen und nach einem anderthalbjährigen Aufenthalt in Paris fand ich mich zunächst als Assistentin in einer Wirtschaftskanzlei wieder und später als Bookerin in einer Berliner Modelagentur. Ein Traum sollte in Erfüllung gehen. Ich gehörte nun zu den Kreisen, zu denen ich immer dazugehören wollte. Bis ich feststellte, dass das auch alles »nur Menschen« sind. Die Kluft zwischen mir und meinem Herzen schien immer größer zu werden und sowohl Alkohol als auch andere Substanzen nahmen immer mehr Raum in meinem Leben ein.

Nach außen hin schien ich tatsächlich ein ziemlich angesagtes Leben zu führen. Ich empfand mich als sehr rebellisch, frei und vor allen Dingen unabhängig. Berliner Clubs, jede Menge Bekanntschaften, Männer. Eine Wohnung in Kreuzberg, Job. Alles schien schon irgendwie zu laufen. Aber ab und an sagte mir mein Bauchgefühl, dass etwas mit mir und meinem Leben nicht stimmte. Dass ich zu viel trank, dass ich zu viel unterwegs war, dass es nicht normal war, dass ich mich so leer fühlte. Aber diese Gedanken schob ich so weit weg von mir wie möglich. Ich versuchte, das Loch in meinem Herzen mit Alkohol, Bekanntschaften und Tanzflächen zu stopfen, und niemand bekam so wirklich mit, wie es mir tatsächlich ging. Auch ich selbst verschloss die Augen davor. Ich stolperte von einer ungesunden Beziehung in die nächste und hatte keinen blassen Schimmer davon, was eigentlich das Problem war. Ich verglich mich mit den Menschen, mit denen ich die meiste Zeit verbrachte, konnte aber keinen krassen Unterschied in der Lebensführung und dem Konsumverhalten zwischen ihnen und mir entdecken. Ich überging also mein Bauchgefühl und machte einfach weiter wie bisher.

Es war lange, lange Zeit nicht so, dass ich morgens aufstand und schon etwas brauchte. Fast zehn Jahre meines Lebens ist mein Alkoholkonsum nicht sonderlich aufgefallen, obwohl ich viel vertragen habe. Es war jahrelang auch nicht so, dass ich jeden Abend getrunken hätte. Es gab durchaus Abende, da blieb ich nüchtern, und es gab Momente, da konnte ich Nein sagen.

Als ich meine erste Line Speed zu Studienzeiten auf einer ranzigen Clubtoilette gezogen habe, musste meine damalige Freundin mir versprechen, dass ich nicht daran sterben werde. Schließlich hat man ja schon die schlimmsten Dinge über harte Drogen gehört. Selbiges war der Fall, als ich ein paar Jahre später eine halbe Ecstasy-Pille in einem Berliner Club schluckte. Wieder musste mir jemand versprechen, dass ich auf keinen Fall daran sterben werde, denn ich wollte weder sterben noch als Junkie enden. Komisch, dass ich etwas tat, von dem ich eigentlich wusste, dass ich dadurch hätte draufgehen können. Letztendlich wollte ich glücklich sein, und ich rannte der Illusion hinterher, dass mir ein »High« das geben könnte, wonach ich suchte. Ich wusste ja nicht einmal, wonach ich suchte. Ich fühlte lediglich, dass irgendetwas in meinem Leben verloren gegangen sein musste. Menschen, die mich kennen, würden mich nicht als traurig bezeichnen. Ich war alles andere als traurig. Ich glaube, »stark«, »selbstbewusst« und »frei« wären die

Worte gewesen, mit denen meine Mitmenschen mich zu dieser Zeit beschrieben hätten. Ein wenig schräg oder anders eventuell auch. Aber immer noch war da diese Kluft zwischen meinem »So sein« und meinem »Ich bin«. Dieser Zwischenraum, den ich nicht greifen konnte. Etwas Ungesagtes. Ein dumpfes Gefühl, von dem ich nicht einschätzen konnte, ob dieses zu meinem Leben einfach dazugehört – ob dieses Gefühl einfach Leben bedeutet und ich nun damit wohl oder übel leben musste – oder ob es noch etwas anderes geben könnte.

Eine Wohnung in Kreuzberg. Eine weitere Beziehung lag hinter mir und ich versuchte, ein Loch zu stopfen. Aber diesmal wollte ich das Leben feiern. Berghain, Sisyphos, Kater Blau. Gefühlt war die Modebranche die Eintrittskarte in meine unbeschwerte Freiheit. Hier glaubte ich, gesehen und verstanden zu werden. Ich glaubte, hier etwas gefunden zu haben, was mir wirklich liegt. Bei dem ich so sein konnte, wie ich bin. Auf der Tanzfläche schwebten wir stunden- beziehungsweise tagelang auf Wolken. Manchmal fühlte ich mich so, als hätte ich mit all den Menschen um mich herum einen Pakt geschlossen: Wir gemeinsam gegen den Rest der Welt und »wir machen uns die Welt, widewide wie sie uns gefällt«. Mit Alkohol und zahlreichen anderen Substanzen im Blut hatten sich die Menschen auf der Tanzfläche so unendlich lieb. Das, und nur das, sollte in meinem kleinen Universum wirkliche Freiheit bedeuten.

Wummernde Bässe, Substanzen schießen durch meine Arterien und aus der Mitte meines Brustkorbs macht sich 30 Minuten nach Einnahme ein unendlich warmes Gefühl breit, sodass ich die ganze Welt umarmen möchte. Das Ding ist nur, dass ich im wahren Leben Angst habe, eine nüchterne Menschenseele in mein Herz zu lassen, weil ich mir keine Zeit nehme, meine eigene Seele zu betrachten.

Also stolpere ich lieber von Wochenende zu Wochenende.

Montags stehe ich neben mir, aber viele Menschen haben einen Kater nach dem langen Wochenende. In der Agentur fällt das nur geringfügig auf und wirkt eher witzig. Dienstags und mittwochs folgt der Seelenkater. Dieses latente Gefühl in meiner Brust, dass ich irgendetwas oder irgendjemanden brauche, von dem ich nicht genau beschreiben kann, was oder wer es ist. Also suche ich in der Männerwelt. Ich suche auf Tanzflächen. Ich suche irgendetwas, was ich nicht in Worte fassen kann, was nicht greifbar ist, von dem ich aber weiß, dass es mich über kurz oder lang innerlich auffressen wird. Zwei Herzen schlagen in meiner Brust. Der eine Teil sagt, dass hier etwas gewaltig schiefläuft. Dass eine bis anderthalb Flaschen Wein am Abend alles andere als cool sind. Der andere Teil möchte dies nicht sehen. Ich möchte nicht zu den Menschen gehören, die ihr Leben nicht im Griff haben – denn ich dachte damals bis zu einem gewissen Punkt immer noch, dass ich mein Leben im Griff habe. So schien es letztendlich auch und ich wankte von Wochenende zu Wochenende mit dem leisen Gefühl, dass ich hier über kurz oder lang etwas gegen die Wand fahren würde, wenn ich nicht irgendwann einmal aussteige.

Aber ich hielt an der Vorstellung fest, dass ich in dieser bunten Welt meine Bestimmung, meine Stimme und meine Menschen gefunden hatte. Ich spielte eine Rolle, nur war mir das damals nicht so ganz klar. Ein paar Momente blitzten auf und ich sehnte mich nach Spaziergängen und Eisessen im Park. Nach all den Dingen, von denen ich dachte, dass Durchschnittsmenschen diese in einem langweiligen Durchschnittsleben tun würden. Ich merkte, wie mir mein eigenes Leben zu anstrengend wurde, weil ich mir niemals Ruhe gönnte oder mir unglaublich langweilig war. Hätte ich mir Ruhe gegönnt, dann wäre mir mit Sicherheit die Decke auf den Kopf gefallen und ich hätte mich in diesem Moment mit meinem Innenleben auseinandersetzen müssen. Ich trug eine Maske und versuchte stets irgendwie freundlich, zumindest stark zu wirken, und dadurch konnte kaum jemand in meiner Umgebung mitbekommen, wie es mir eigentlich wirklich ging.

Im Therapeuten-Sprech hätte ich wohl als Paradebeispiel für inkongruentes Verhalten herhalten können: Da das, was ich nach außen ausstrahlte oder sagte, nicht mit meinem innerlich Gefühlten übereinstimmte, war es den anderen schon aus evolutionspsychologischen Gründen nicht möglich, mir mit Vertrauen und Mitgefühl zu begegnen. Das funktioniert nicht mal bei Hunden, wenn der Tonfall nicht zum Leckerli passt.[1]

Ich wollte dazugehören, fühlte mich aber nirgendwo dazugehörig, und stürzte dabei sowohl von Beziehung zu Beziehung als auch von Job zu Job. Was mir immer mehr zu beweisen schien, dass ich eigentlich zu nichts in der Lage war. Und obwohl mir meine Familie und Freunde sagten, dass so viel mehr in mir steckt, fühlte ich es nicht. Mein Leben fühlte sich an wie eine Lüge. Ich fühlte mich in meinem Leben an wie eine Lüge und die allergrößte Lüge war, dass ich mir nicht eingestehen konnte, dass ich – zumindest psychisch – schon lange abhängig von Alkohol war. Dass mein Bauchgefühl schon mit Anfang 20 recht hatte. Und mit jedem neuen Tag verringerte sich mein Selbstwertgefühl.

Vielleicht sollte ich noch froh sein, dass ich aus der Sucht langfristig nicht noch mehr psychische Folgeerkrankungen mitgebracht habe. Andererseits ist es auch faszinierend, was man so an Diagnosen angedichtet bekommen kann, während sich die arme Psyche doch eigentlich nur von einer verdammten Droge verwirren lässt. Immerhin ist eine psychische Störung infolge von Alkohol- oder Medikamentenkonsum die dritthäufigste aller psychischen Erkrankungen und wird nur getoppt von Angststörungen und Depression. Da beißt sich die Katze allerdings buchstäblich in den Schwanz, wenn man sich mal genauer anschaut, wie Alkohol Angststörungen und Depression nicht nur verstärkt, sondern sogar auch erst auslösen kann. Alkohol, seines Zeichens eine der effektivsten Sucht erzeugenden Substanzen, versteht es nämlich ganz vorzüglich, sich in unseren Geist und unsere Gedanken einzuhacken. In der fatalen Absicht, sich selbst als wichtigstes Bedürfnis in unserer Psyche und unserem Körper zu installieren, gaukelt er uns unlogisches Suchtverhalten als die einzig wahre Befriedigung vor. Gleichzeitig sorgt er dafür, dass sämtliche individuellen Bedürfnisse nicht nur verdrängt werden, wir verlieren auch jeglichen Zugang zu ihnen. Kein Wunder also, wenn so was wie mein Bauchgefühl plötzlich nichts mehr zu melden hat, oder wenn Basics wie Identität und Selbstachtung wie veraltete Software behandelt werden, für die es keine Updates mehr gibt.[2]

Mein Innenleben schien immer mehr von der Außenwelt abgeschnitten zu sein. Eineinhalb Jahre meines Lebens habe ich gefühlt für oder auf Tanzflächen gelebt, was den Anschein erwecken könnte, als wollte ich immer irgendwo anders sein als im eigentlichen Moment. Und ich sagte mir: »Irgendwann wird alles anders sein! Irgendwann werde ich aufhören. Irgendwann, wenn ich zur Vernunft komme. Nur nicht heute. Heute werde ich mein Leben noch einmal feiern.« Und dabei habe ich mir selten die Zeit genommen, um mir die richtigen Fragen zu stellen. Die großen Fragen des Lebens wie beispielsweise: »Was wünsche ich mir eigentlich wirklich?«, »Wer bin ich eigentlich wirklich?«, »Was bleibt von mir übrig, wenn man mir die Substanzen/den Alkohol nimmt?« Meine Antwort wäre damals »Nichts« gewesen und deswegen machte ich genauso weiter, weil ich keine Ahnung hatte, wie ich aus dieser Welt aussteigen konnte und in welchem todlangweiligen Paralleluniversum ich dann landen würde. Es ist aber auch nicht so, dass ich gar keine Träume hatte. Betrunken war ich äußerst kreativ. Dies redete ich mir zumindest ein. Ich schrieb lange lyrische Texte an Verflossene, malte Bilder, sang Lieder und hing meinen großen Träumen hinterher. Betrunken schien ich für die Dinge Mut zu fassen, an die ich mich nüchtern nicht herantrauen konnte. In mir war jedoch dieser kleine Funken Hoffnung, der mir sagte, dass es irgendwann einmal besser werden könnte. Dass ich mich irgendwann einmal an meine großen Träume wagen würde. In dem Moment war ich jedoch davon überzeugt, dass sich das Leben nun einmal so anfühlt wie ein durchgekauter Hubba-Bubba-Kaugummi namens Liebeskummer.

In Berlin glaubte ich, dass ich endlich dazugehörte. Dass ich endlich mit den Menschen abhing, mit denen sich das Abhängen lohnt. Ich vernachlässigte dafür die Menschen, die mich schon über Jahre begleiteten, nur um endlich das Gefühl zu haben, dazuzugehören.

Ich wäre auch im Schlafanzug ins Berghain gekommen, die zwei Male in meinem Leben, in denen ich nicht in einen Club gekommen bin, lagen nicht an mir, sondern an meiner Begleitung. Gelangweilt gucken und so tun, als wäre einem die Meinung aller anderen scheißegal – verkaufen konnte ich mich schon immer ganz gut, nur stimmte meine Innenwelt nicht mit meiner Außenwelt überein. Ich konnte mir selbst mein damaliges Leben als absolut lebenswert verkaufen. Und es war ja auch nicht alles schlecht. Ich lachte genauso viel, wie ich weinte, und rückblickend würde ich auch keine Erfahrung rückgängig machen wollen. Nur würde ich die junge Frau einmal in den Arm nehmen und ihr sagen, dass sie aufhören darf. Einfach so, ohne dass es erst schlimm genug werden muss, sondern dass sie einfach so aufhören darf, weil aufzuhören nicht schlimm ist. Mein seelenzerfetztes früheres Ich, das eigentlich echt schön, intelligent, witzig und ein Freigeist ist, würde ich in seiner dunkelsten Stunde in den Arm nehmen und ihm sagen, dass wirklich alles gut wird.

Zwischen bunt glitzernder Partywelt und absoluter körperlicher Abhängigkeit lagen nur ein paar kurze Monate und das zeigt mir heute, wie schnell so was gehen kann. Über Jahre war es nur die Psyche, über Jahre konnte ich mir einreden, dass ich ja aufhören könnte, wenn ich nur wirklich wollte. Über zehn Jahre war das so. Doch dann war es irgendwann zu viel und ich fuckte mich persönlich selbst täglich ab, und irgendwann wusste ich, dass ich die Kontrolle über mich selbst verloren hatte. Wie fremdgesteuert fuhr ich täglich mit dem Fahrrad in die Agentur und hatte den dunkelsten Seelenkater der Welt. Ich fühlte mich innerlich isoliert von der Außenwelt und dachte, dieser Zustand würde nie zu Ende gehen. Ich dachte mir, so schlimm kann es schon nicht sein, denn immerhin schaffe ich es jeden Morgen aufs Neue, aus dem Bett zu steigen und das Haus zu verlassen, um ins Büro zu fahren. Manchmal schaffte ich es jedoch nicht. Manchmal verbrachte ich meinen Tag im Bett und goss mir schon morgens einen Wein ein und aus einem Schluck wurde dann über die Stunden verteilt eine Flasche.

Über Jahre war es eine Flasche Wein am Abend. Über Jahre konnte ich diese Menge weitestgehend halten. Es gab sogar Abende, an denen trank ich nichts. Und doch gab es da immer diese ganz, ganz leise Stimme in mir, die mich fragte: »Meinst du, du könntest aufhören?«, und ich schrie innerlich: »Fuck, nein! Ich will nicht aufhören, ich will dazugehören!« Manchmal nahm ich mir morgens vor, dass ich abends nichts trinken werde. Dann hatte ich abends aber schon wieder zu viele Gründe, um zu trinken, sodass ich trank. Ich konnte mir das Trinken immer gut in allen Einzelheiten begründen und hätte niemals gedacht, dass irgendwann einmal der Tag kommt, an dem ich die Kontrolle verliere. Ich hatte niemals die Kontrolle, denn kein Mensch hat die absolute Kontrolle über eine abhängig machende Substanz. Das wollte ich aber damals noch nicht wahrhaben. Ich dachte über viele Jahre, dass ich es schon nicht so weit kommen lassen würde. Ich bin ja schließlich nicht blöd und andere Menschen tun das auch. Gefühlt trinkt doch alle Welt, wieso um alles in der Welt sollte also genau ich zu den Auserwählten gehören, die von dem Scheißzeug abhängig werden? Nichts hat mich so klein gemacht wie Alkohol. Kein Speed, kein Ecstasy, kein Koks, kein Ketamin. Das alles konnte ich von heute auf morgen lassen. Womit ich keinesfalls sagen möchte, dass diese Substanzen ungefährlich wären.

Aber auch Alkohol ist giftig. Punkt. Er ist ein 1-a-Zell- und Nervengift, um genauer zu sein. Und das kann jeden kleinkriegen, auch die selbst ernannten Normal- oder Genusstrinker. Die offiziell als »risikoarmes Trinken« belabelten Richtmengen (12 g reiner Alkohol bzw. ca. 0,15 l Wein bei Frauen, 24 g reiner Alkohol bzw. ca. 0,6 l Bier bei Männern) scheren sich nämlich einen Dreck um Alter, Gewicht, Intelligenz, sozialen Status oder was weiß ich noch alles – vor allem natürlich, wenn der »normal« gewordene Konsum deutlich darüber hinausgeht. Alkohol steht nicht nur unter den Top 3 der »Verursacher vermeidbarer Todesfälle in der EU«, er ist auch verantwortlich für lebensbedrohliche Folgeerkrankungen wie zum Beispiel Leberzirrhose, Krebs oder Herzerkrankungen (in Reihenfolge der Häufigkeit). Neben dem Nervensystem legt er systematisch auch das Immunsystem lahm, killt nebenbei unsere Fähigkeiten zur Konzentration, zu Empathie, Selbstvertrauen, Mut, Entspannung usw.

Kann gar nicht sein? Trinken nicht alle, um wahlweise aus sich heraus- oder runterzukommen?

Das ist wahrscheinlich die trickreichste seiner Fallen: Alkohol funktioniert zu gut. Zumindest für den ersten Moment. Erst gaukelt er uns zugegebenermaßen überzeugend vor, dass wir nur mit ihm der tolle Hecht oder die Queen der Party sein können – bis wir der suchttypischen Meinung sind, wir könnten ohne ihn nicht mal mehr wir selbst sein. Der schöne Schein ist zu gut gemacht.[3]

Als ich dann aus der Glitzerwelt aussteigen musste, schien mir diese Welt plötzlich eine komplette Lüge zu sein.

9. Brainfuck – was Alkohol in unserem Gehirn anstellt

*D*ie Substanz, die in Bier, Wein und anderen Spirituosen enthalten ist und die wir umgangssprachlich als »Alkohol« bezeichnen, ist Ethanol. Reines Ethanol ist farblos, entzündet sich leicht und schmeckt brennend. Aufgrund seiner chemischen Eigenschaften kann Ethanol sowohl in Wasser als auch in anderen Flüssigkeiten, die wasserähnlich sind, sowie begrenzt auch mit Fetten und Ölen gemischt werden. Deshalb ist es ein beliebtes Lösungsmittel, das in Haushaltsprodukten wie zum Beispiel in Parfüm, Deodorants oder Reinigungsmitteln eingesetzt wird. Es dient aber auch als Lebensmittelzusatz und findet in der Medizin und der Industrie Anwendung, zum Beispiel als Brennstoff. Auf den menschlichen Körper bezogen verhelfen die genannten Eigenschaften dem Ethanol dazu, sich in unserem gesamten Körper, einschließlich unseres Gehirns, zu verbreiten.[1]

Seit 2009 steht Ethanol zudem auf der Liste der WHO (Weltgesundheitsorganisation) als für Menschen bekannter krebserregender Stoff. Denn der Konsum von Alkohol führt nachweislich zu unterschiedlichen Krebsformen, wie Mundhöhlenkrebs, Kehlkopfkrebs, Speiseröhrenkrebs, Darmkrebs, Leberkrebs und Brustkrebs. Auch das beim Abbau in der Leber von Ethanol entstehende Ethanal (Acetaldehyd) steht auf dieser Liste. Generell werden nur Stoffe auf diese Liste aufgenommen, von denen in zahlreichen fundierten wissenschaftlichen Studien gezeigt wurde, dass sie Krebs verursachen. Somit reiht sich Alkohol zu Stoffen wie Asbest, Arsen, Diesel und Steinkohleteer. Seit 2009 steht außerdem auch das Rauchen von Zigaretten mit auf dieser Liste.[2]

Alkohol ist eine neurodepressiv wirkende Substanz, also ein Beruhigungsmittel, das sedierend und dämpfend wirkt. Es wirkt sich auf den gesamten Körper aus, aber vor allem auf das zentrale Nervensystem (ZNS). Das zentrale Nervensystem ist für das Fühlen, Denken, Sprechen, Erinnern, Bewegen, Planen und so vieles mehr verantwortlich. Die Bausteine des ZNS sind Neuronen (Nervenzellen) und Gliazellen, die das Stützgewebe des Nervensystems bilden. Neuronen dienen der Informationsweiterleitung und -verarbeitung. Von den Zellkörpern der Neuronen gehen Nervenfasern aus, die aussehen wie feine Verästelungen. An einem Ende dieser Nervenfasern befinden sich Synapsen, welche via Ausschüttung von Botenstoffen, den sogenannten Neurotransmittern, Informationen an andere Neuronen weiterleiten. Diese ausgeschütteten Neurotransmitter binden an Andockstellen, Rezeptoren genannt, die wiederum in der Nervenzellenmembran eingebettet sind. Die Rezeptoren dienen als Tor zwischen dem Inneren einer Nervenzelle und dem äußeren Raum drum herum. Docken nun passende Neurotransmitter an diesen Rezeptor an, dann öffnet sich das Tor zum Inneren der Nervenzelle und elektrisch geladene Moleküle (Ionen) können hin und her wandern, was wiederum eine chemische Kaskade auslösen und zu einem Nervenimpuls führen kann. Dadurch entsteht die Informationsweiterleitung zwischen Nervenzellen. Und genau dort setzt Alkohol an. Wie aber kommt er dorthin und vor allem, welchen Einfluss hat er auf unser Gehirn und unser Verhalten?

Beim Konsum gelangt der Alkohol zuerst in unseren Verdauungstrakt und von dort in unsere Blutbahnen. Aufgrund seiner chemischen Eigenschaften macht er auch keinen Halt vor der Blut-Hirn-Schranke, die dazu dient, unser Gehirn vor gefährlichen Krankheitserregern oder Giftstoffen zu schützen. Obwohl unsere Leber den größten Anteil daran trägt, dass Ethanol abgebaut wird, besitzen auch weitere Organe, einschließlich unseres Gehirns, die Fähigkeit, Ethanol abzubauen, wenn auch in geringeren Mengen. Körpereigene Enzyme bauen Ethanol zu Ethanal (Acetaldehyd) ab, das für unterschiedliche Körperreaktionen verantwortlich ist, wie für das Erröten, Übelkeit, Erbrechen, Kopfschmerz, Herzrasen und Schwitzen, heißt: für den allgemein bekannten Kater danach. Die Entwicklung einer Toleranz gegenüber Alkohol und schließlich die Entstehung einer Abhängigkeit ist durch eine Veränderung im Gehirn zu erklären, zum Beispiel durch die Umformung der Synapsen sowie den Einfluss, den der Alkohol auf die Neurotransmitterausschüttung hat.

Bevor wir in die Tiefen unseres Gehirns eintauchen, möchte ich noch einen Begriff klären, der wichtig ist, um zu verstehen, wie die auf den folgenden Seiten beschriebenen Veränderungen in unserem Gehirn entstehen. Denn die Frage, die die meisten von uns beschäftigt, ist, wie aus einem »normalen« Trinkverhalten ein missbräuchliches beziehungsweise abhängiges Verhalten entstehen kann. Diese Veränderungen basieren auf einer kurzfristigen und lang anhaltenden neuronalen Plastizität, also der Formbarkeit neuronaler Strukturen. Plastizität ist eines der Schlagwörter der Neurowissenschaft, denn lange dachte man, dass unser Gehirn sich nur in unserer Kindheit verändert und neue Dinge erlernen kann. Doch heute weiß man, dass unser Gehirn sich bis zu unserem Lebensende konstant verändert und neu organisiert. Dabei knüpfen Nervenzellen neue Verbindungen und alte werden abgebaut. Bei einer Erkrankung oder Verletzung kann das Gehirn diese kompensieren und es kann sich auch an neue Situationen und Umwelteinflüsse anpassen, wie zum Beispiel beim Konsum von Alkohol. Hier ist es wichtig zu verstehen, dass schon ein Glas Alkohol zu Veränderungen in unserem Gehirn führt. Diese anfänglichen Veränderungen sind nur kurzlebig, aber sie können schon Symptome eines akuten milden Entzugs, also eines Katers, hervorrufen. Erst durch einen anhaltenden Alkoholkonsum manifestieren sich diese neuronalen Veränderungen, die einen Rückfall bedingen, und an diesem Punkt ist unser Konsumverhalten auch nicht mehr wirklich bewusst beziehungsweise freiwillig.[3]

Die meisten von uns haben schon in der Jugend begonnen zu trinken. Für unser Gehirn ist vor allem diese Zeit von großen Veränderungen geprägt, denn viele Gehirnareale erleben dann eine strukturelle wie auch funktionale Veränderung.[4] Neuronale Verbindungen sowie Neurotransmittersysteme verändern sich und auch der Hormonaushalt wird einem Wandel unterzogen, wodurch Nervenbahnen und neuronale Kreisläufe weiterentwickelt und umgebaut werden. Dies betrifft auch das wichtige Gehirnareal des präfrontalen Cortex, den »Sitz der Persönlichkeit«, der zum Beispiel für die bewusste Steuerung des eigenen Verhaltens, für unsere Entscheidungsfindung, aber auch für die Abschätzung von Risiken und Belohnung verantwortlich ist, sowie den Hippocampus, eine der wichtigsten Hauptstrukturen unseres Gedächtnisses.[5]

Studien haben dabei gezeigt, dass Alkohol das jugendliche Gehirn anders beeinflusst als das von Erwachsenen. Vor allem aber ist es anfälliger für die schädliche Wirkung von Alkohol. Das unter Jugendlichen beliebte »Komasaufen« kann übrigens zu kognitiven Defiziten, schlechteren schulischen Leistungen und beeinträchtigter Aufmerksamkeit führen.[6] Interessanterweise scheint die Menge, die normalerweise konsumiert wird, mit den gemessenen Defiziten positiv zu korrelieren, sprich: Je mehr ein Jugendlicher trinkt, desto negativer wirkt es sich auf seine mentalen Leistungen und auf sein Gehirn aus. Die Autoren einer der Studien schlussfolgerten, dass es keinen sicheren Konsum gibt, um diese Beeinträchtigungen zu vermeiden.[7] In einer Längsschnittstudie konnte jedoch gezeigt werden, dass die erworbenen kognitiven Defizite aufgrund von frühzeitigem

Alkoholkonsum verschwinden, wenn über einen längeren Zeitraum nicht mehr getrunken wurde.[8] Jedoch ist die Datenlage hier nicht eindeutig.

Magnetresonanztomografien zeigten zudem, dass sich Gehirne von trinkenden Jugendlichen von denen nüchterner Gleichaltriger unterscheiden. Zum Beispiel weisen Jugendliche, die häufig trinken beziehungsweise dem »Komasaufen« frönen, aber auch die, die nur moderat konsumieren, eine Reduzierung der grauen Substanz, das ist die Ansammlung der Nervenzellkörper, in unterschiedlichen Gehirnarealen auf, welche zum Beispiel die nicht ganz unwichtigen Areale des präfrontalen Cortex und des Hippocampus umfassen.[9] Weiter wurde in dieser Gruppe gezeigt, dass auch die weiße Substanz, also die Nervenfasern beziehungsweise Leitungsbahnen zwischen den Zellen, eine Verringerung aufweist.[10] Diese Ergebnisse zeigen, dass Trinken im Jugendalter einen Einfluss auf die Entwicklung und Reifung des Gehirns in bestimmten Arealen hat, die essenziell für informationsverarbeitende Prozesse sind. Eine weitere wichtige und vor allem lang anhaltende Konsequenz von jugendlichem Alkoholkonsum ist, dass das Risiko steigt, im späteren Erwachsenenalter eine Abhängigkeit zu entwickeln. Wird zum Beispiel vor dem 15. Lebensjahr begonnen zu trinken, ist die Wahrscheinlichkeit, abhängig zu werden, viermal so hoch wie bei einem Menschen, der erst mit 20 angefangen hat zu trinken.[11] Dabei werden vor allem die Neurotransmittersysteme von Dopamin und Glutamat auf Alkohol sensibilisiert, was letztendlich zu einer Anfälligkeit des Gehirns führen kann, später eine Abhängigkeit zu entwickeln.[12]

Was aber passiert genau in unserem erwachsenen Gehirn, wenn wir Alkohol trinken?

Wie bereits angedeutet, reicht ein Glas aus, um kurzfristige Veränderungen in unserem Gehirn hervorzurufen. Lang anhaltender (chronischer) Konsum dagegen führt häufig auch zu lang anhaltenden neuronalen Veränderungen. Wissenschaftliche Studien haben gezeigt, dass Alkohol in viele neurochemische Systeme in unserem zentralen Nervensystem eingreift, dazu gehören vor allem die Neurotransmittersysteme von GABA (Gamma-Aminobuttersäure), Dopamin, Serotonin und Glutamat. Auf den folgenden Seiten gebe ich einen kleinen Einblick in unser betrunkenes Gehirn und wie sich Alkohol auf unser Verhalten und unsere Gemütswelt auswirkt.

GABA – der Unterdrücker

GABA ist der primäre Neurotransmitter, der hemmend auf unser zentrales Nervensystem wirkt. Wenn GABA ausgeschüttet wird, bindet es an sogenannte GABA-Rezeptoren und negativ geladene Chlorid-Ionen strömen in die Nervenzelle, was die Entstehung eines erneuten Nervenimpulses erschwert.[13] Wird nun Alkohol konsumiert, bindet er zum einen an GABA-Rezeptoren, wirkt sich aber höchstwahrscheinlich auch auf die Ausschüttung von GABA aus, woraufhin die hemmende Wirkung dieses Neurotransmitters verstärkt wird.[14] Folglich fühlen wir uns sediert, verlieren unsere natürliche Zurückhaltung, Ängste werden vermindert und wir entspannen uns. Aber auch unsere kognitiven sowie motorischen Fähigkeiten werden beeinträchtigt, und wir fühlen uns wie hypnotisiert. Dieser Effekt ist abhängig von der konsumierten Menge, je mehr Alkohol sich also in unserem Blut befindet, desto stärker ist die hemmende Wirkung des GABAergen Systems.[15]

Ein lang anhaltender Konsum von Alkohol führt aufgrund der permanenten Überreizung zur Reduktion von GABA-Rezeptoren, da unser Körper versucht, die gesteigerte hemmende Wirkung zu minimieren, indem er weniger Rezeptoren zur Verfügung stellt. Dadurch müssen wir jedoch mehr trinken, um einen ähnlichen Effekt zu erhalten wie noch zuvor – wir entwickeln eine Toleranz.[16]

Studien haben außerdem gezeigt, dass chronischer Alkoholkonsum die Abspeicherung neuer Erinnerungen hemmt, da GABA wiederum die Proteine negativ beeinflusst, die die Gedächtnisbildung steuern.[17] Außerdem konnte gezeigt werden, dass sich durch den Einfluss eines erhöhten GABA-Levels der Hippocampus verkleinert.[18] Der Hippocampus ist der Teil unseres zentralen Nervensystems, der für unser explizites Gedächtnis verantwortlich ist, das heißt für die bewusste Erinnerung an Informationen, wie zum Beispiel, was wir letzte Nacht angestellt haben, aber auch an das Geburtsdatum unserer Oma. Weiter spielt der Hippocampus, wie erwähnt, eine wichtige Rolle beim Erwerb neuer Erinnerungen.[19]

Wird mit einem Mal kein Alkohol mehr zugeführt, erlebt unser Köper einen Entzug. Da nach lang anhaltendem Konsum kaum noch GABA-Rezeptoren vorhanden sind, können wir uns ängstlich, traurig, bedrückt und gereizt fühlen. Es kann zu übermäßiger Schweißbildung kommen, aber auch zu Übelkeit bis hin zu Erbrechen. Bei einer starken Abhängigkeit kann es auch zu Krampfanfällen und Delirium tremens kommen, was wiederum im schlimmsten Fall tödlich enden kann. Darum ist es so essenziell, sich bei einer körperlichen Abhängigkeit Hilfe zu suchen, wenn ein Entzug durchgeführt werden soll. Ähnliche Symptome wie bei einem Entzug finden sich auch bei anderen psychischen Erkrankungen, wie Angststörung, Schizophrenie, Autismus-Spektrum-Störung und Depression, die alle unter anderem auf eine geringe Konzentration an GABA zurückgeführt werden.[20]

Glutamat – der Euphorische

Ein weiterer Neurotransmitter, der durch Alkohol beeinflusst wird, ist Glutamat. Das glutamaterge System spielt eine wichtige Rolle in Bezug auf unser Gedächtnis und beim Lernen, da es einen Einfluss auf die Synapsen unserer Nervenzellen hat. Es verstärkt zum einen die synaptische Signalübertragung zwischen Nervenzellen, kann diese aber auch abschwächen.[21]

Glutamat ist der primär erregende (exzitatorische) Neurotransmitter unseres Nervensystems, d. h. wo GABA die Weiterleitung von Informationen hemmt, gelingt durch Glutamat eine Übertragung von Informationen. Die Glutamatrezeptoren werden durch Ethanol blockiert, was dazu führt, dass unsere Lern- und Gedächtnisleistung abnimmt, da, wie oben beschrieben, die Verstärkung oder Abschwächung der Signalübertragung gestört wird.[22] Auch werden viele der typischen Verhaltensweisen, die wir im betrunkenen Zustand zeigen, auf das glutamaterge System zurückgeführt.[23] Interessanterweise binden auch andere Drogen an Glutamatrezeptoren, wie zum Beispiel Heroin, Kokain, Ketamin und PCP (Phencyclidin).

Dadurch, dass Ethanol die Glutamatrezeptoren hemmt, kommt es bei einem lang anhaltenden Alkoholkonsum zu Veränderungen im Gehirn, da der Körper versucht, eine »normale« Signalübertragung aufrechtzuerhalten. Zum Beispiel erhöht sich die Anzahl der Rezeptoren beziehungsweise reagieren sie viel sensibler auf Glutamat, indem sie mehr Ionen in die Nervenzelle lassen. Auch dies erklärt die Entwicklung einer Toleranz gegenüber Alkohol.[24] Wird nun kein Alkohol mehr konsumiert, begibt sich unser Gehirn in einen Zustand der Übererregbarkeit, was zu Krampfanfällen, Schlaganfall, Zellschäden bis hin zum Zelltod führen kann. Weitere typische Symptome, die bei einem Entzug auftreten können, wie Desorientierung, Unruhe und auch Angstzustände, werden auf das überreizte glutamaterge System zurückgeführt. Die empfundene Angst ist oft ein Auslöser dafür, dass Menschen wieder anfangen zu trinken.[25]

Bei einem Entzug kommt es zu einer verstärkten Signalübertragung zwischen den Nervenzellen, da die Glutamatrezeptoren überreizen, was wiederum dazu führt, dass unser Gehirn generell sensibler auf andere Plastizitätsprozesse an den Synapsen reagiert, dadurch können die kurz anhaltenden Entzugserscheinungen jedoch zu Langzeitveränderungen in unserem Gehirn führen.[26]

Obwohl das genaue Zusammenspiel zwischen dem GABAergen und dem glutamatergen System mit Ethanol noch nicht komplett erforscht ist, wissen wir heute, dass diese beiden Neurotransmittersysteme eine entscheidende Rolle bei den typischen Entzugssymptomen spielen.

Dopamin – der Glückliche

Dopamin ist ein weiterer Neurotransmitter, der eine wichtige Rolle in Bezug auf Alkoholkonsum einnimmt. Es wird angenommen, dass Alkohol vor allem auf das dopaminerge System im Mittelhirn einwirkt, ein Gehirnareal, das für das assoziative Lernen, die Verknüpfung zwischen zwei Reizen und das Belohnungssystem verantwortlich ist[27], weshalb Dopamin im Volksmund auch als Glückshormon bezeichnet wird. Durch die Erregung dieses Gehirnareals wird Dopamin auch in anderen Gehirnarealen, wie zum Beispiel dem präfrontalen Cortex, ausgeschüttet.[28] Die Einnahme von Alkohol erhöht die Ausschüttung von Dopamin[29], wir fühlen uns gut. Denn durch Alkohol werden sogenannte körpereigene Opioide im Gehirn ausgeschüttet, die bei der Schmerzunterdrückung im Körper und der Empfindung von Freude eine Rolle spielen. Es wird vermutet, dass diese Opioide das dopaminerge System beeinflussen, es also durch eine Opioidausschüttung durch Alkohol auch zu einer erhöhten Dopaminausschüttung kommt.[30]

GABA wiederum hemmt Dopamin, jedoch blockieren die Opioide das GABA-System, wodurch der Effekt von Dopamin verstärkt und auch verlängert wird. Wird Dopamin abgegeben, so bindet es an sogenannte Dopaminrezeptoren, was Nervenimpulse auslöst und das Belohnungssystem im zentralen Nervensystem aktiviert.[31] Diese Belohnung lässt uns lernen, dass Alkohol ein gutes Gefühl bedeutet. Je häufiger wir trinken, desto stärker wird diese Verknüpfung, wir konditionieren uns quasi selbst. Ganz wie beim pawlowschen Hund verknüpfen wir Umweltreize, wie zum Beispiel die Wein- oder Bierflasche, mit einer Belohnung. Bei einem lang anhaltenden Konsum wird Dopamin schon ausgeschüttet, bevor wir überhaupt etwas getrunken haben. Da reicht es schon, wenn wir an die Flasche denken, sie sehen oder wir uns in einem Umfeld befinden beziehungsweise mit Menschen zusammen sind, mit denen wir normalerweise trinken – Triggergefahr! Diese frühzeitige Ausschüttung von Dopamin kündigt unserem Gehirn eine bevorstehende Belohnung an, was einen Suchtdruck, auch Craving genannt, auslöst, der dazu führt, dass wir Alkohol konsumieren wollen. Geben wir diesem Craving nach, kann dies in einem Alkoholexzess enden.[32] Bei einem lang anhaltenden Konsum wird dieses konditionierte Verhalten tief verankert und kann sehr starke Cravings auslösen, auch lange nachdem wir schon nichts mehr konsumieren.[33] Übrigens wirkt jede bekannte abhängig machende Substanz auf das Belohnungssystem, indem sie eine erhöhte Dopaminausschüttung hervorruft.[34]

Diesem Gewöhnungsprozess an Alkohol liegt der gleiche molekulare Mechanismus zugrunde, der auch beim Lernen und der Gedächtnisbildung in unserem Gehirn eine Rolle spielt. Je motivierter wir sind, eine Belohnung zu erhalten, wie zum Beispiel durch den Konsum von Alkohol, aber auch durch Essen oder Sex, desto eher sind wir bereit, uns anzustrengen und mit potenziellen negativen Konsequenzen zu leben, nur um diese eine Sache zu bekommen.[35] Nur hier liegt die Krux: Geben wir einem »natürlichen« Verlangen wie Hunger oder sexueller Begierde nach, dann ebbt die Dopaminausschüttung nach einer kurzen Zeit wieder ab und es kommt zu einer Sättigung, das heißt, wir hören auf zu essen und unsere Lust verfliegt. Abhängig machende Substanzen, wie beispielsweise Alkohol, umgehen jedoch diesen natürlichen Sättigungsmechanismus und es kommt zu einer fortlaufenden Ausschüttung von Dopamin.[36] Dies erklärt auch, warum Menschen beim Alkohol eher ein zwanghaftes Konsumverhalten zeigen als dann, wenn sie einem »natürlichen« Verlangen nachgehen. Das Erschreckende jedoch ist, dass bei anhaltendem Konsum ebensolche »natürlichen« und auch gesunden Verhaltensweisen, die uns früher einmal Freude bereitet haben, wie Sport oder Zeit mit Freunden zu verbringen, ihren Reiz verlieren. Es kommt zu einer Umstrukturierung im Belohnungs- und Motivationssystem, wobei der Fokus mehr und mehr auf Alkohol gerichtet wird, da dieser eine stärkere und lang anhaltende Dopaminausschüttung verspricht. Dadurch verkleinert sich die Welt eines abhängigen Menschen immer mehr, und durch den Suchtfilter nimmt der/die Abhängige nur noch Alkohol und die dazugehörigen Trigger wahr.[37]

Lange wurde angenommen, dass Personen umso sensibler auf Belohnung durch Alkohol reagieren, je stärker sie abhängig sind, dass also eine höhere Dopaminmenge bei ihnen vorliegt als bei Menschen, die keine Abhängigkeit haben. Obwohl diese Theorie logisch erscheint, entspricht sie nicht der Wahrheit. Studien haben vielmehr gezeigt, dass bei einem abhängigen Menschen viel weniger Dopamin ausgeschüttet wird und auch weniger Dopaminrezeptoren vorhanden sind als bei einem Menschen, der noch keine Abhängigkeit entwickelt hat.[38] Das heißt, wenn Alkohol über einen langen Zeitraum konsumiert wird, wird ab einem bestimmten Punkt weniger Dopamin anstatt mehr Dopamin ausgeschüttet. Das wiederum bedeutet, dass das Belohnungssystem weniger sensibel auf Alkohol, aber auch auf alle anderen Reize reagiert als noch vor der Abhängigkeit.[39] Dadurch empfinden abhängige Personen weniger Freude beim Konsumieren von Alkohol im Vergleich zum Beginn ihres Trinkens. Diese Desensibilisierung gegenüber Dopamin führt auch dazu, dass Menschen weniger motiviert sind, sich mit alltäglichen Dingen zu beschäftigen, die sie früher mit Begeisterung getan haben. Auch hier ist es wichtig, zu erwähnen, dass diese Veränderungen im Belohnungssystem tiefgreifend und nicht sofort reversibel sind, sobald kein Alkohol mehr konsumiert wird.[40]

Viele abhängige Menschen verstehen teilweise selbst nicht, warum sie weitertrinken, da Alkohol ihnen schon lange nicht mehr denselben Rausch und dieselbe Freude beschert wie vielleicht noch vor Jahren. Sie geben häufig an, dass sie weitertrinken, um die Ängste und die Verzweiflung, die sie im nüchternen Zustand spüren, nicht mehr empfinden zu müssen. Unglücklicherweise verschafft Alkohol durch die Erhöhung des Dopaminlevels nur eine kurzzeitige Erleichterung, denn eigentlich verstärkt der anhaltende und wiederkehrende Konsum diese negativen Emotionen nur – je länger wir trinken, desto intensiver empfinden wir diese Angstgefühle, wenn wir gerade keinen Alkohol im Blut haben.[41] Es ist ein Teufelskreis.

Serotonin – der Regulierende

Serotonin ist ein Neurotransmitter, dem viele Funktionen zugeschrieben werden, wie zum Beispiel das Regulieren unseres Gemüts und unserer Emotionen, unseres Schlafes, unseres Appetits, unserer Lern- und Gedächtnisprozesse und vieles mehr. Die meisten serotonergen Nervenzellen befinden sich in den Nuclei raphes, einer Gruppe von neuronalen Kernen im Hirnstamm. Evolutionsbiologisch gesehen ist es einer der ältesten Teile unseres Gehirns und er ist für viele überlebenswichtige Funktionen zuständig, wie die Atmung, den Herzschlag, Blutdruck usw. Aufgrund seiner vielseitigen Funktionen wirkt Serotonin in vielen anderen Gehirnarealen und bindet an viele unterschiedliche Rezeptortypen. Studien zeigen, dass Serotonin im einmaligen, aber auch im chronischen Alkoholkonsum involviert ist und wahrscheinlich auch einen Einfluss darauf hat, dass Menschen eine Abhängigkeit entwickeln.[42]

Wird einmalig Alkohol konsumiert, kommt es – wie beim Dopaminsystem – zu einer verstärkten Funktion des Serotoninsystems. Es wird vermutet, dass Alkohol das serotonerge Neurotransmittersystem an unterschiedlichen Stellen beeinflusst. Unter anderem führt Alkohol zu einer erhöhten Ausschüttung von Serotonin und es bindet vermutlich auch an Serotoninrezeptoren[43], wobei die erhöhte Aktivierung des Serotoninsystems häufig dazu führt, dass wir uns glücklicher und gelöster fühlen. Außerdem wurde beobachtet, dass die erhöhte Serotoninausschüttung vor allem in Gehirnarealen auftritt, die den Konsum von abhängig machenden Substanzen kontrollieren, einschließlich Alkohol.[44] Dadurch kann es zu einer verringerten Kontrolle über das eigene Konsumverhalten kommen, was die Entwicklung eines chronischen Alkoholkonsums bedingen kann.[45] Die erhöhte Serotoninmenge im Gehirn wirkt sich zudem auch auf die anderen Neurotransmittersysteme aus und verstärkt dadurch indirekt die Rolle, die diese beim Trinken einnehmen.[46]

Ähnlich wie beim Dopamin sinkt auch der Serotoninlevel in vielen Gehirnarealen, wenn eine Alkoholabhängigkeit vorliegt. Auch hier passt sich das Gehirn dem lang anhaltenden Konsum und dem damit einhergehenden erhöhten Serotoningehalt an, indem es zum Beispiel die Serotoninproduktion und auch die Serotoninrezeptoren verändert.[47] Das heißt, obwohl wir zu Beginn unseres Alkoholkonsums noch viel Serotonin ausschütten, verändert sich dies über einen langen Zeitraum kontinuierlichen Trinkens, bis am Ende nur noch geringe Mengen ausgeschüttet werden. Diese physiologische Veränderung erklärt auch, warum ein starkes Craving einsetzt, wenn über einen längeren Zeitraum nichts mehr getrunken wird, denn dabei fällt der Serotoninlevel noch mehr ab und erst durch den erneuten Konsum kann er zumindest wieder etwas angehoben werden.[48]

Wo anfänglich die erhöhte Serotoninmenge glücklicher gemacht hat, stellen sich jetzt aufgrund des zu geringen Serotoninlevels depressive Gefühle ein, was wiederum einen Rückfall bedingen kann. Diese Störung im serotonergen Neurotransmittersystem bei abhängigen Menschen konnte übrigens auch bei Angststörung und Depression nachgewiesen werden, weshalb es nicht überrascht, dass Menschen sich während eines Entzuges ängstlich und depressiv fühlen. Traumatische Erlebnisse in der Kindheit können dazu führen, dass eine solche Serotoninstörung beziehungsweise andere neuropsychiatrische Erkrankungen entstehen, die mit einer sich später entwickelnden Abhängigkeit in Verbindung gebracht werden.[49]

Diese Übersicht, wie Alkohol unser Gehirn beeinflusst und welche kurzfristigen und langfristigen neuronalen Veränderungen entstehen, wenn wir zum ersten Mal oder schon sehr lange trinken, ist natürlich nur eine kurze Zusammenfassung eines sehr komplexen Systems, bei dem auch noch viele andere Stoffe und Prozesse beeinflusst werden. Generell ist mir noch wichtig zu sagen, dass einige der oben beschriebenen physiologischen Veränderungen erst bei einer starken Abhängigkeit auftreten. Viele dieser neuronalen Veränderungen sind dabei reversibel, können also rückgängig gemacht werden, wenn wir nüchtern leben, wobei manche von ihnen sich erst über einen längeren Zeitraum zurückbilden. Bei einer starken körperlichen Abhängigkeit kann es allerdings auch zu bleibenden Schäden am Gehirn kommen, denn aufgrund der häufig einhergehenden Mangelernährung kann sich ein Vitamin-B1-Mangel entwickeln, der wiederum die neurologische Erkrankung Wernicke-Enzephalopathie hervorruft. Typische Symptome bei dieser Erkrankung sind zum Beispiel Verwirrung, Bewegungsstörungen und Augenzittern. Durch die Einnahme von Vitamin B1 kann die Erkrankung jedoch behandelt und geheilt werden. Wird allerdings weiter konsumiert und die Krankheit nicht behandelt, kann das schlimmere, nicht reversible Korsakow-Syndrom entstehen. Hierbei leiden Betroffene unter einer speziellen Form der Amnesie, wodurch neue Erlebnisse und Erfahrungen nicht mehr abgespeichert werden können.[50]

Doch der Brainfuck, den Alkohol auslöst, betrifft nicht nur unser Gehirn, sondern auch unsere Psyche und die wurde durch den normalisierten Umgang mit Alkohol und die positive Darstellung in zum Beispiel Film und Fernsehen beeinflusst. Wir sind quasi alle gebrainwashed. So ergab beispielsweise eine Studie der Universität Würzburg von 2018, erstellt im Auftrag des Bundesgesundheitsministeriums und der Drogenbeauftragten, dass in sechs von zehn Sendungen im deutschen Fernsehen Alkohol gezeigt wird, wobei in diesen Sendungen vier von zehn Menschen trinken. In rund einem Drittel der Sendungen wird über Alkohol gesprochen. Noch drastischer ist es bei Filmen, denn laut der Studie wird in 96 Prozent aller in Deutschland gezeigten Filme Alkohol getrunken. In Fernsehserien wird »nur« in 61 Prozent von ihnen Alkoholkonsum dargestellt. Insgesamt gesehen bedeuten diese Zahlen, dass Alkohol im deutschen Fernsehen noch gegenwärtiger ist als in unserem richtigen Leben und das ist schon bemerkenswert, wenn wir uns überlegen, dass wir Deutschen den siebthöchsten Pro-Kopf-Konsum weltweit haben.[51] Selbst die Autoren der Studie zeigten sich überrascht, vor allem auch, weil der Konsum von Alkohol im Fernsehen als eine Normalität dargestellt wird und wohl nur jede zehnte Sendung eine »Bewertung und/oder Einordnung« zum Thema Alkohol vornimmt. Vor allem die privaten Sender, die häufig jüngeres Publikum anziehen, waren Spitzenreiter und selbst in mehr als jedem zweiten Werbeblock wurden alkoholische Getränke beworben.[52] Wir müssen keine Marketingprofis sein, um zu erraten, was all diese Bilder mit unserer Wahrnehmung in Bezug auf Alkohol anstellen. Die meisten gönnen sich darauf dann erst einmal ein Bier.

Viele von uns können heute auch beliebte Alkoholwerbung rezitieren, als wäre es der »Osterspaziergang« von Goethe, zum Beispiel: »Es hat so schön geprickelt in meinem Bauchnabel«, oder: »Keine Kompromisse, kein anderes Bier. Wie das Land so das ...« Es ist schon erschreckend, wie viele Leute das abgespeichert haben und wie sehr unsere Wahrnehmung von Alkohol durch Film und Werbung positiv beeinflusst ist. Obwohl wir alle die toxischen Auswirkungen von Alkohol kennen und fast jeder weiß, wie sich ein Kater anfühlt, was ein Blackout ist, und auch schon mindestens einmal über der Kloschlüssel hing, glauben wir diesen ganzen Mist über Alkohol und denken uns trotz seiner gravierenden Nebenwirkungen nicht viel bei dessen Konsum. Riechen wir dagegen an einer schlecht gewordenen Milch, hören wir auf unseren inneren Impuls, der uns sagt:

»Bloß nicht trinken und ab damit ins Klo.« Nur bei Alkohol unterdrücken wir diesen natürlichen Impuls so lange, bis unser Gehirn verzweifelt aufgibt, uns immer und immer wieder die gleichen Signale zu senden, die wir ja eh gekonnt ignorieren.

Erst neulich war ich nachmittags in einem Supermarkt einkaufen und es lief ein regionaler Radiosender. Ganz unverblümt trällerte die Radiomoderatorin, dass an diesem Montag nur noch ein Irish Coffee helfen könne, und erklärte danach noch schnell das Rezept zum Selbermachen, als würde sie beschreiben, wie man eine Trinkschokolade zubereitet. Zwei Getränke, ganz unterschiedliche Wirkung. Und höchstwahrscheinlich war ich die einzige Person in diesem Supermarkt, die merkte, wie grandios grotesk das Ganze doch ist. Eine abhängig machende Substanz zu bewerben, die jährlich drei Millionen Menschen weltweit das Leben kostet.

Doch das Problem ist nicht die eine Radiomoderatorin oder die eine Fernsehanstalt, sondern das Problem ist der gesellschaftliche Konsens, wie geil Alkohol ist, manifestiert in Sprüchen wie: »Mein Bier nimmt mir keiner.« Es fehlt die kritische Betrachtungsweise und die Bereitschaft, wirklich verstehen zu wollen, was Alkohol eigentlich mit uns macht, denn er zerstört nicht nur unser Gehirn, sondern auch unsere Psyche.

10. Warum ich meine beste Freundin nicht auf ihren Konsum ansprach

*V*lada und ich skypten mal wieder. Ich saß in meiner kleinen niederländischen Dachwohnung und Vlada in ihrer kleinen dunklen Berliner Wohnung. Seit dem Studium hatten wir nicht mehr in derselben Stadt gelebt. Wir hatten beide unsere Leben in unseren Städten, aber wir standen regelmäßig in Kontakt. Natürlich gab es Wochen, in denen wir uns nur sporadisch oder gar nicht hörten, aber ich wusste eigentlich immer, dass es Vlada, wenn sie sich nicht meldete, gut ging. Dies sollte sich jedoch ändern.

Zu unseren Skype-Abenden gab es immer Alkohol. Vlada trank Wein, ich Bier oder Wein, aber manchmal auch nichts. Dies war für mich normal, da ich dasselbe Ritual auch mit anderen weit entfernten Freunden »pflegte«. Ich kann mich aber daran erinnern, dass ich irgendwann mal dachte: *Komisch, jedes Mal, wenn wir miteinander sprechen, trinkt Vlada einen Wein.* Es war nur ein flüchtiger Gedanke, so schnell, wie er gekommen war, war er auch schon wieder weg. Heute weiß ich, es war meine Intuition, die mir sagte, dass etwas nicht stimmte. Jedoch haben Vlada und ich immer viel getrunken. Das war nichts Ungewöhnliches. Es gab nicht diesen einen Moment, an dem ihr Konsum sich schlagartig änderte. Seit unserer Jugend tranken wir zusammen, und zwar immer viel. Im Studium verging kaum ein Abend, an dem wir nicht tranken. Es hätte mich vielleicht sogar eher stutzig gemacht, wenn Vlada gar keinen Alkohol mehr getrunken hätte. Es gab aber auch schon während unseres Studiums Momente, wo ich mir dachte: *Ich hoffe,*

Vlada bekommt mal kein Problem mit Alkohol. Diese Gedanken habe ich allerdings nie ihr gegenüber oder gegenüber sonst irgendjemandem geäußert. Ich hing ihnen auch nicht nach oder überlegte, was ich dagegen tun sollte. Wir tranken eben zusammen, so wie immer. Wirklich bewusst habe ich das nie infrage gestellt.

Vlada erzählte mir von ihrem Berliner Leben, von den Partys, den Drogen und den Männern. Ihr Leben war so ganz anders als meines. Ich kannte mich in ihrer Welt nicht aus. Wenn ich ihre Geschichten hörte, machte ich mir Sorgen. Sie versicherte mir jedoch immer wieder, dass sie alles im Griff habe, auf sich aufpassen und die wirklich harten Drogen auch nicht nehmen würde. Vlada ist ein sehr überzeugender Mensch. Ich glaubte ihr und vertraute ihr. Sie wusste besser, was sie wollte und was nicht, was ihr guttat und was nicht. Davon war ich überzeugt. Da ich von ihrer Welt so wenig Ahnung hatte und nur durch sie und ihre Geschichten einen Einblick erhielt, mochte ich kein Urteil fällen. Wahrscheinlich war ich damals zu naiv.

Es war Anfang Dezember 2016 und ich besuchte Vlada zusammen mit meinem damaligen Freund in Berlin. Ihr Geburtstag stand vor der Tür. Ihre Eltern kamen auch nach Berlin und wir gingen abends alle zusammen essen. Vlada ging es nicht gut, da ihre Beziehung kurz vor dem Aus stand. Sie war so zerbrechlich. Viele Menschen glauben, Vlada ist diese wahnsinnig starke und selbstbewusste Person und das ist sie auch, es gibt aber noch diesen anderen Teil in ihr. Diesen zarten, feinen und zerbrechlichen. Diesen Anteil schützt sie wie eine Löwenmama und nur ganz wenige Menschen bekommen ihn je zu sehen. Ich kannte sie lange genug, sodass mir ein Blick genügte, um zu wissen, wie zerbrechlich sie sich gerade fühlte, wie verletzt und einsam. Es gab an diesem Abend aber kaum eine Chance, mit ihr allein zu sprechen.

Nach dem gemeinsamen Essen wünschten wir uns alle eine gute Nacht. Vlada ging dann noch feiern. Irgendwann nachts rief sie mich an und fragte, ob sie zu unserer Ferienwohnung kommen dürfe. Wenige Minuten später saß sie in unserem spärlich eingerichteten Zimmer auf einem Stuhl und weinte bitterlich. Ich kniete vor ihr. Hörte zu und versuchte, sie zu beruhigen. Ihre Beziehung war wohl endgültig auseinandergegangen. Es war so unendlich schwer, sie so traurig zu sehen. Ich konnte förmlich ihr Herz brechen hören. Und ich fühlte mich wahnsinnig hilflos.

In dieser Nacht schliefen wir zu dritt auf der am Boden liegenden Matratze. Wir lagen quer auf ihr, da wir längs nicht draufgepasst hätten. Vlada lag in der Mitte zwischen meinem Freund und mir. Gefühlt weinte sie die ganze Nacht. Am nächsten Morgen frühstückten wir in einem Restaurant noch alle zusammen. Ihre Eltern und ich fuhren wenige Stunden später wieder nach Hause. Das Frühstück fühlte sich eher wie eine Henkersmahlzeit an. Vlada saß klein neben mir und der Gedanke, sie so zurückzulassen, war schwer. Wir verabschiedeten uns voneinander. Beim nächsten Mal, wenn wir uns sehen würden, würde etwas anders sein.

Ich fuhr zurück in die Niederlande und Vlada blieb in Berlin. Unsere Leben drehten sich weiter. Wir sprachen häufig über ihr Beziehungsende. Sie weinte viel. Wir skypten und wir tranken Wein. Sie sagte, ihr Herz wäre so sehr gebrochen. Sie sagte, sie hätte Angst. Sie sagte, sie wüsste nicht, was passiert, wenn ihr Herz nur ein Stückchen mehr brechen würde. Ich hatte Angst. Angst um sie. Angst, sie noch mehr brechen zu sehen. Wir tranken weiter zusammen. Der Gedanke, dass es zu viel Alkohol sein könnte, kam hin und wieder in mir auf, aber Vlada ging es nicht gut, daher schwieg ich. In dieser Zeit fasste ich Vlada mit Samthandschuhen an. Ich war generell nie eine konfrontierende Freundin gewesen. Ich scheute mich vor Konflikten und schwieg eher, als dass ich sagte, was ich fühlte oder dachte. Diese Eigenschaft verstärkte sich in dieser Konstellation noch. Ich wollte alles richtig machen. Ich wollte eine gute und unterstützende Freundin sein. Ich wollte Vlada nicht noch mehr wehtun, indem ich meine Bedenken äußerte. Aber ich wollte mich auch selbst vor Konflikten oder auch vor ihrer Reaktion schützen. Ich war in gewisser Weise feige.

Vladas zerbrochene Beziehung blieb noch lange Thema. Der Frühling kam und wir fanden wieder anderen Gesprächsstoff, doch das Gefühl, dass es ihr nicht gut ging, blieb. Sie ging zwar weniger feiern als davor, doch beruflich lief es nicht gut und emotional erst recht nicht. In dieser Zeit ging es mir persönlich auch nicht gut. Ich kämpfte mit meinen eigenen Dämonen. Ich spürte, dass es mich nicht glücklich machte, wie ich mein Leben gestaltete. Häufig zog ich mich zurück und war froh, wenn Vlada über ihre Probleme sprach. Ich teilte kaum, was in mir vorging. Wir führten viele Gespräche, ohne dass ich nur ein paar Sätze über mich sagen musste. Ich stellte einfach eine Frage nach der anderen und beendete dann das Telefonat. Vlada frustrierte meine Zurückgezogenheit, mein Nicht-Teilen, mein Schweigen. Es war meine Art, mit Problemen umzugehen. Nicht die gesündeste Art, aber zu diesem Zeitpunkt wusste ich mir nicht anders zu helfen. Je schlechter es mir selbst ging, desto weniger Raum nahm ich ein, desto mehr Raum gab ich den anderen und desto mehr isolierte ich mich. Häufig sagte ich mir auch, dass ich Vlada nicht noch mit meinen Problemen behelligen sollte, wenn es ihr selbst so schlecht ging. Meine Probleme schienen mir im Vergleich zu ihren auch häufig so trivial. Ich hatte eine feste Anstellung als Doktorandin an einer Universität, bekam gutes Gehalt, hatte einen netten Partner, gute Freunde und eine schöne kleine Wohnung. Worüber sollte ich mich denn beschweren? Ich machte mich selbst und meine Probleme klein.

Zwar hatte ich zu dieser Zeit eine vage Ahnung, dass in Vladas Leben etwas komplett aus dem Ruder gelaufen war, konnte aber nicht ganz fassen, was es war, oder es genau benennen. Und es gab auch Momente, in denen ich einfach nicht hinschauen wollte. Mir keine Gedanken über meine Freundin und ihr Leben machen wollte, hatte ich doch meine eigenen Fronten, an denen ich kämpfte. Manchmal schloss ich die Augen vor alldem und wollte einfach nur meine Ruhe.

Das nächste Mal sahen wir uns Anfang Juni 2017. Ich war wieder mit meinem damaligen Freund nach Berlin gekommen, da ich ein paar Tage später ein Konzert von Ludovico Einaudi mit ihm besuchen wollte, und Vlada und ich nutzten diese Gelegenheit, um uns zu treffen. Ich war tagsüber in Berlin eingetroffen, hatte unser schäbiges Hotelzimmer bezogen, auf meinen Freund gewartet, mit ihm in einem Park in der Sonne gelegen, bis wir uns am frühen Abend irgendwo in Berlin mit Vlada trafen.

Das Bild, das ich dann zu sehen bekam, werde ich nie wieder aus meinem Kopf bekommen. Ich kann mich noch so gut an den Moment erinnern, als wäre es gestern gewesen. Wir spazierten auf dem breiten Gehweg zu unserem Treffpunkt. Es war ein warmer Juniabend. Die Sonne stand noch hoch und schien mir ins Gesicht. Ich sah Vlada auf uns zukommen. Sie kam näher und als sie nah genug war, sodass ich ihre Gesichtszüge im Detail wahrnehmen konnte, wusste ich es. Von einer Sekunde auf die andere war mir klar, Vlada hat ein Alkoholproblem. Ihr Gesicht war aufgedunsen. Es war nicht zu übersehen – oder war es nur für mich nicht zu übersehen? Mein Herz sank tief. Wir umarmten uns. Ich ließ mir nichts anmerken.

Wir gingen in einen Späti und holten uns Bier. Ich ging mit und sagte nichts. Wir setzten uns an einen Kanal, tranken Bier und unterhielten uns. Wie surreal diese Situation mir rückblickend erscheint. Danach ging es in eine Weinbar von Freunden von Vlada. Der Wein floss in Mengen an diesem Abend. Ich trank mit, wie immer. Wir alle tranken viel, zu viel. Ich beobachtete Vlada an diesem Abend. Sie trank weit mehr als alle anderen und blieb trotzdem souverän. Aber auch das war nicht ungewöhnlich. Seit unserer Jugend konnte Vlada mehr als ich und meist mehr als alle anderen trinken. Wenn ich schon kotzend über der Toilette hing, wirkte Vlada nur leicht angetrunken. Oberflächlich betrachtet war diese Situation nicht anders als die vielen anderen Male, die wir zusammen tranken. Doch ich wusste es! Ich wusste es und sagte nichts. Ich schwieg. Betrunken verabschiedeten wir uns mit dem Versprechen, uns die nächsten Tage noch einmal zu sehen. Doch dazu sollte es nicht kommen.

Ich kann mich nicht mehr hundertprozentig an die nächsten Tage erinnern, aber ich weiß, wir hatten uns verabredet, um uns irgendwo zu treffen. Doch Vlada erschien nicht, schrieb nicht und sagte auch nicht ab. Ich weiß noch, wie verletzt und enttäuscht ich an diesem Abend war, als ich mit meinem Freund zurück in unser Hotelzimmer ging. Irgendwann nachts schickte Vlada mir ein Partyfoto von sich und einer mir fremden Person. Sie war lieber feiern gegangen, als sich mit mir zu treffen. Der Gedanke, dass hier ihr Alkoholproblem eine Rolle spielte, kam mir nicht. Ich war einfach nur unendlich verletzt. Am nächsten Tag fuhr ich wieder zurück in die Niederlande. Das nächste Mal sollten wir uns in einer Entzugsklinik wiedersehen.

Was die nächsten Wochen über passierte, ist etwas, das ich mir bis heute nicht verzeihen kann, denn ich schwieg. Ich schwieg! Hatte ich an dem Wochenende, als ich in Berlin war, noch die anderen als Ausrede genommen, da wir nie allein waren, um einmal in Ruhe mit ihr zu sprechen – und danach hatte Vlada mich schließlich versetzt –, so gab es in all den Gesprächen, die ich danach mit Vlada führte, eigentlich keinen Grund, nichts zu sagen. Das war zumindest von außen betrachtet so, in mir sah es jedoch anders aus. Ich hatte Angst, das Thema anzusprechen. Ich wusste nicht, wie. Ich fürchtete mich vor Vladas Reaktion. Ich hatte Bedenken, dass sie mich wegschieben würde und nichts mehr mit mir zu tun haben wollte. Ich hatte Angst, sie zu verlieren. Und ich scheute den Konflikt. Ich saß es lieber aus und schwieg, als mit der Konsequenz einer Konfrontation zu leben. Ich war feige. Heute weiß ich, dass Vlada sich gewünscht hätte, ich oder irgendjemand anders hätte sie darauf angesprochen, aber wir alle um sie herum haben geschwiegen.

In dieser Zeit verlor Vlada auch ihren Job und kämpfte mit finanziellen Problemen. Ich half ihr aus und befeuerte unbewusst das System dadurch. Ich gab ihr Geld anstatt meiner ehrlichen Meinung. Ich war in gewisser Hinsicht ihr Enabler, also die Person, die ihr quasi half, das Rad weiter am Laufen zu halten. Im Fachjargon ausgedrückt befand ich mich in einer co-abhängigen Beziehung mit ihr. Ich war genauso in diesem Suchtsystem gefangen wie sie. Ich schützte ihre Sucht, ich half ihr, weiterzumachen, und ich sagte nichts. Ich fand Ausreden für ihr Verhalten, entschuldigte es mit ihrer schwierigen momentanen Situation. Sie hatte Liebeskummer, da trinken doch alle. Sie hat gerade keinen Job, da trinken doch alle. Das Leben ist gerade hart für sie, da trinken doch alle. Doch Co-Abhängigkeit äußert sich auch dadurch, dass das eigene Befinden oder die eigenen Probleme zweitrangig werden. Alles dreht sich um die abhängige Person und ihr Problem.

Ich versuchte in unseren Gesprächen und nach außen, den Schein zu wahren, alles glattzubügeln, damit sie keinen Grund hatte, sich schlecht zu fühlen, um dann vielleicht noch mehr zu trinken. Meine natürliche Zurückhaltung und Konfrontationsscheue wurde in dieser toxischen Beziehung noch verstärkt. Ging es ihr gut, ging es mir gut, ging es ihr schlecht, ging es mir schlecht. Es war ein Teufelskreis. Sah ich mich doch selbst als die liebende, unterstützende Freundin, die nicht das Problem war. Dabei schüttete ich ungewollt noch Öl ins Feuer. Diese Verknüpfungen und Zusammenhänge sah ich jedoch nicht, und vor allem wusste ich nicht, was Co-Abhängigkeit ist. Sonst wäre mir vielleicht schon früher der Zusammenhang aufgefallen, dass jede Suchterkrankung auch zugleich eine Beziehungserkrankung bedeutet und dass umgekehrt co-abhängig zu sein auch eine Art Sucht ist. Dabei bedeutet Co-Abhängigkeit erst mal nicht, dass die Partnerin/ Freundin oder der Partner/Freund selbst zur Mittrinkerin/ zum Mittrinker wird. Was natürlich trotzdem zu einer Art Nebensymptom werden kann, wenn – wie bei uns – die eine mit der anderen mitziehen will. Oft bedeutet eine Alkoholabhängigkeit ja auch, dass sich die/der Betroffene komplett zurückzieht und man als Außenstehende*r keinen anderen Zugang mehr sieht, als sich selbst ebenfalls in die berauschte Welt des Alkohols zu begeben.

In jedem Fall wird die/der Co-Abhängige zur verbündeten Saufpartnerin beziehungsweise Saufpartner – ob sie/er nun tatsächlich mittrinkt oder nur das Trinkverhalten des anderen direkt oder indirekt unterstützt. Dadurch erhofft sie/er sich, die Nähe in der Beziehung zu erhalten oder wiederzubekommen, die der Abhängige nicht mehr zu geben in der Lage ist. Co-Abhängigkeit ist auch die Sucht, gebraucht zu werden, die eigenen Emotionen, Bedürfnisse und Sorgen für einen Moment in den Hintergrund drängen zu können und ganz in der Bedürftigkeit des anderen aufzugehen. Wer als Co-Abhängiger am Leben des Alkoholabhängigen weiterhin beteiligt sein will, macht sich darin möglichst unersetzlich und hält dem anderen den Rücken frei. Im Zweifelsfall haben alle Beteiligten zumindest einen gemeinsamen Plan: den schönen Schein zu wahren, notfalls mithilfe ausgefuchster Lügenkonstrukte und/oder geschickt unbewusster Selbstverarschung.

Auf die Idee, dass ich als Co-Abhängige eine eigene Art von Hilfe gebraucht hätte, bin ich gar nicht gekommen. Es ist ja auch so ein verdammt schwer greifbares und von außen erst recht nicht einsehbares Phänomen. An wen hätte ich mich denn auch wenden sollen? An einen Arzt? An die Suchtberatung? Eine Selbsthilfegruppe? Wahrscheinlich. Doch dann wäre da ja immer noch die Angst gewesen. Die Angst, Vlada zu verlieren, wenn man mir empfohlen hätte, meine eigenen Grenzen zu ziehen und mich emotional von ihrer Sucht zu distanzieren. Selbst wenn wir beide das gesamte verkorkste Konstrukt dank irgendeiner magischen Eingebung durchschaut und genug Einsicht für unbequeme Selbstdiagnosen gehabt hätten, die Anlaufstellen für Angehörige – vor allem die anonymen! – sind wohl noch dünner gesät als die für süchtig Abhängige.[1]

Wenn wir davon ausgehen, dass es ungefähr zwei Millionen Menschen mit einem Alkoholproblem in Deutschland gibt und jeder Deutsche rund vier enge Freunde hat[2], dann gibt es ungefähr acht Millionen co-abhängige Freunde. Von der Familie, dem Partner und vielleicht sogar Kindern mal ganz abgesehen. Man kann davon ausgehen, dass etwa zehn Millionen Menschen Angehörige mit einer Suchterkrankung haben.

Über Co-Abhängigkeit wird sogar noch weniger gesprochen als über Alkoholabhängigkeit. Dabei ist sie teilweise genauso zerstörerisch wie die Sucht selbst. In diesem System ist jeder betroffen. Für mich persönlich kam der Klimax, kurz bevor das Kartenhaus zusammenfiel. Meine Mama rief mich an und fragte mich, ob Vladas Mama mich mal anrufen dürfte, es sei wohl sehr dringend. Ich stimmte natürlich zu. Ein paar Minuten später rief mich Vladas Mama an. Es war ein Wochentag und schon später Abend. Sie erzählte mir, dass sie Vlada nicht erreichen konnte, wohl schon seit einer ganzen Weile nichts mehr von ihr gehört hatte, und fragte, ob ich etwas wisse oder mit ihr in Kontakt sei. Doch auch ich hatte seit ein paar Tagen nichts mehr von Vlada gehört, was aber wie gesagt nicht unüblich für uns war. Vladas Mama war außer sich vor Angst. Sie befürchtete das Schlimmste. Wir wussten beide, es ging Vlada emotional sehr schlecht, und obwohl ich versuchte, ihre Mama zu beruhigen, und ihr versicherte, dass sicher alles in Ordnung und Vlada wahrscheinlich »nur« feiern war, gab es diesen Zweifel in mir. Was war, wenn ihre Mama recht hatte? Was war, wenn sich Vlada etwas angetan hatte? Ich versuchte, Ruhe zu bewahren, da es in diesem Moment nichts gebracht hätte, ebenfalls zu verzweifeln.

Wir überlegten, wen wir in Berlin kontaktieren konnten, um nach Vlada zu schauen. Dabei wurde mir zum ersten Mal klar, dass ich kaum jemanden von Vladas Freunden in Berlin kannte, geschweige denn ihre Nummern hatte. Ich war kein Teil von ihrem Berliner Leben. Natürlich hatte ich während meiner Besuche in Berlin ein paar Freunde von ihr kennengelernt, kannte ihre Vornamen und Gesichter. Einige kannte ich aus Erzählungen, aber mehr eben auch nicht. Ich versprach Vladas Mama, alles zu tun, was ich konnte, um sie zu finden.

Wir legten auf und ich begann, meine beste Freundin im Internet und auf ihren Social-Media-Kanälen zu »stalken«, um irgendjemanden zu finden, der mir bekannt vorkam. Ich weiß nicht mehr, wie vielen wildfremden Menschen ich an diesem Abend schrieb. Es war mir aber auch scheißegal. Hatte sie jemand gesehen? War jemand vielleicht sogar mit ihr unterwegs? Wusste jemand, wo sie war? Ich erlaubte mir in dem Moment nicht, meine Gedanken an einen dunklen Ort wandern zu lassen. Sie war okay. Sie war sicherlich irgendwo feiern und hatte ihr Telefon verlegt. Nach einer gefühlten Ewigkeit meldete sich die Freundin, mit der wir noch vor ein paar Wochen in der

Weinbar gemeinsam getrunken hatten. Wir tauschten Nummern aus und telefonierten. Was sollte ich ihr nur sagen? In dem Moment ging es nicht mehr darum, den Schein zu wahren und alles glattzubügeln. Innerlich rang ich mit mir selbst, wie viel ich ihr erzählen sollte. Aber wenn ich wollte, dass sie nach Vlada schaute, und zwar sofort, dann musste ich ihr die Ernsthaftigkeit der Situation begreiflich machen. Ich sagte ihr, dass wir nicht wüssten, wo Vlada ist, dass wir befürchteten, sie könnte sich etwas angetan haben, und dass es ihr nicht gut gehe. Die Freundin wirkte überrascht, aber willigte sofort ein, zu Vladas Wohnung zu fahren, denn sie hatte einen Ersatzschlüssel für alle Fälle.

Die nächste halbe Stunde wurde zu einer nervlichen Zerreißprobe. Ich telefonierte noch einmal mit Vladas Mama. Keiner von uns wusste, was Vladas Freundin in der Wohnung vorfinden würde, und ich versuchte, es mir auch nicht vorzustellen. Dann kam der Anruf. Nichts. Vlada war nicht in ihrer Wohnung. Alles war ordentlich hinterlassen worden. Ihr Telefon war auch nicht da. Ich war unendlich erleichtert, aber so wussten wir immer noch nicht, wo Vlada war und ob es ihr gut ging. In all der Zeit schickte ich Vlada unendlich viele Nachrichten auf ihr Telefon und rief sie an, aber nichts. Keine Reaktion. Die Suche verlief an diesem Abend im Sande. Es meldeten sich noch ein paar Freunde und Bekannte auf meine Nachrichten, doch keiner hatte etwas von Vlada gehört oder sie gesehen. Ich ging ins Bett. Ich lag lange wach und fragte mich, wo meine Freundin war. Lag sie irgendwo? Hatte sie Schmerzen? Ging es ihr gut? War sie nur feiern? Wo bist du, Vlada?

Am nächsten Tag versuchte ich es weiter. Schickte ihr Nachrichten und rief sie an. Ich funktionierte einfach nur. Irgendwann, es war kurz vor Mittag und ich war auf Arbeit, nahm jemand das Telefon ab. Es war ein Mann, er sprach kaum Deutsch und fragte sehr unverständlich, wer ich sei. Ich war völlig perplex. Jegliche schlimme Vorstellung, die ich bis dahin unterdrückt und nicht gewagt hatte zu denken, schoss mir durch den Kopf. Hysterisch fragte ich ihn nach Vlada. Er verstand mich nicht und legte auf. Ich fühlte mich unendlich hilflos, als hätte mir jemand in diesem Moment mein Herz rausgerissen. Ich sah meine Freundin vor meinem inneren Auge irgendwo im Dreck liegen. Ich wusste nicht, was ich tun sollte. Ungefähr zehn Minuten später, es können auch zwanzig gewesen sein, ich weiß es nicht mehr genau, rief mich Vlada zurück. Es gehe ihr gut, sie sei feiern gewesen. Alles sei okay. Nichts war okay!! Aber ich hielt meine Gedanken zurück. Ich funktionierte. Ich sagte ihr, dass wir sie seit gestern suchten, dass ihre Mama mich angerufen und wir uns unendliche Sorgen gemacht hätten. Sie sei nur feiern gewesen und alles sei okay, wiederholte Vlada.

Wir sprachen nicht lang miteinander. Wir legten auf und es brach aus mir heraus. Ich bekam einen Heulkrampf mitten auf der Arbeit. Mitten im Gang des Universitätskrankenhauses. Ich konnte meine Emotionen nicht länger kontrollieren. Sie bahnten sich übermächtig einen Weg nach draußen. All die Ängste, Sorgen, all die Ungewissheit, all die Hilflosigkeit entluden sich mit so einer Gewalt, dass ich nur nachgeben konnte. Ich hatte eigentlich ein Meeting, doch das konnte ich nicht wahrnehmen. Fast noch nie in meinem Leben hatte ich so unendlich viel Angst um einen Menschen gehabt, den ich liebe.

Das Widersprüchliche an alldem ist jedoch, dass ich Vlada selbst nach dieser Geschichte nicht gesagt habe, was ich dachte, dass sie nämlich Hilfe brauchte und es so nicht mehr weitergehen konnte. Zumindest kann ich mich an solche Worte von mir nicht erinnern. Vlada war ja nur feiern gewesen und ihre Mama und ich hatten mit unseren Sorgen übertrieben. Ich schwieg, so, wie ich all die Wochen davor geschwiegen hatte. Diesen Abend haben Vlada und ich erst Monate, vielleicht sogar ein Jahr später besprochen, ich weiß es nicht mehr genau.

Ich habe sie lange nicht damit belasten wollen, was das mit mir und uns gemacht hat. Und selbst heute noch ist es ein sehr sensibles Thema. Jedes Mal, wenn ich an diese Situation denke, weine ich, auch jetzt gerade, da ich diese Worte aufschreibe. Es tut weh! Es tut weh, danebenzustehen und zu sehen, wie deine beste Freundin sich sukzessive selbst zerstört. Es tut weh, danebenzustehen und sich so unendlich hilflos zu fühlen. Und es tut weh, dies heute aufzuschreiben und zu wissen, dass ich geschwiegen habe. Ich habe nichts gesagt. Bis heute habe ich meinen Frieden damit nicht schließen können. Bis heute werfe ich mir das selbst vor. Bis heute denke ich, dass ich sie habe fallen lassen. Ich kenne die Gründe, warum ich so gehandelt habe. Ich weiß, ich dachte damals, ich beschütze sie, aber ich weiß auch, dass meine eigene Angst und Feigheit mich davon abgehalten haben. Was wäre gewesen, wenn Vlada mich an diesem Tag – wenn sie mich nie wieder angerufen hätte? Was wäre gewesen, wenn das, was wir befürchtet hatten, wahr geworden wäre? Was hätte ich dann getan? Wie hätte ich mit meinem eigenen Schweigen leben sollen? Es geht hier nicht um Schuld, es geht um Verantwortung. Ich hatte eine Verantwortung ihr und auch mir selbst gegenüber, das Kind beim Namen zu nennen.

Wenn ich heute die Möglichkeit hätte, zurückzugehen, dann würde ich definitiv mit ihr reden. Dann würde ich ihr sagen, was ich wahrnehme, was ich sehe und empfinde. Ihr sagen, dass ich es weiß, dass es in Ordnung ist. Dass ich sie liebe und sie sich bitte Hilfe suchen soll. Dass ich für sie da sein werde, ganz egal, was ist, und dass sie immer meine beste Freundin sein wird! Dass all das sie nicht ausmacht. Dass sie ganz wunderbar ist und es sich lohnt zu leben. Ich wünsche mir, dass ich ihr das damals gesagt hätte, anstatt zu schweigen! Vlada ist heute noch hier, sie ist gesund, sie ist sicher und sie hat sich durch ihre eigene Kraft und Stärke ein neues Leben aufgebaut. Am Ende war es ihr Vater, der sie darauf angesprochen hat, ein paar Wochen nach diesem Vorfall. Ich weiß noch, wir haben damals miteinander telefoniert. Sie sagte mir, dass sie ein Alkoholproblem hat, und ich meinte nur: »Ich weiß.«

Ich kann die Zeit nicht zurückdrehen. Ich kann das, was passiert ist, nicht ungeschehen machen. Ich kann ungesagte Worte nicht mehr sagen. Ich kann aber jeden nur ermutigen, seine Stimme zu erheben, zu sagen, was er fühlt und wahrnimmt, auch mit der Angst im Herzen, was sein Gegenüber davon hält. Vielleicht hätte ich damals mehr gesagt, wenn ich mehr über Co-Abhängigkeit gewusst hätte, aber vielleicht auch nicht. Von außen betrachtet sehen Dinge oft einfacher aus, als wenn man mittendrin steckt. Aber zu reden und sich mitzuteilen ist immer besser, als zu schweigen.

11. Klinik und Entzug – eine krasse, aber heilsame Erfahrung

In eine Klinik zu gehen war für mich so ungefähr das Letzte, was ich mir für mich und mein Leben hätte vorstellen können. Therapie und Beratung waren das eine, eine Selbsthilfegruppe aufzusuchen definitiv »Next Level«, aber für mehrere Wochen in einer Klinik für Abhängigkeitserkrankungen abzutauchen war eines der absoluten No-Gos in meiner damaligen Welt. Diese Vorstellung existierte nicht einmal ansatzweise in meiner Lebensvision. Und als diese Option dann irgendwie immer näher rückte, sagte ich am Abend zuvor zu meiner Mutter: »Lieber sterbe ich, als in diese Klinik zu gehen!« Ich war wütend. Ich war wütend auf mich selbst, auf die Welt, auf die Kontrolle, die ich augenscheinlich über mich und mein Leben verloren hatte. Ich war stinksauer darüber, dass mir das nun tatsächlich passiert war, und ich war auch stinksauer darüber, dass es keinen leichteren Weg gab. Noch wütender war ich darüber, dass ich mich wie eine Versagerin fühlte. Wie eine junge Frau, die ich niemals sein wollte. Ohne Ziel, ohne Perspektive.

Wenn ich mich heute an diese Zeit zurückerinnere, dann hatte ich damals keine Vorstellung davon, wie mein Leben nach der Therapie aussehen sollte. Da war nur noch Leere. Nicht ganz schwarz, eher weiß. »Dann tu es wenigstens für deine Nichte, die dich über alles liebt, wenn du es schon nicht für dich tun kannst«, antwortete meine Mama. Aber ich konnte es nicht für irgendeinen anderen Menschen auf dieser Welt tun. Ich musste diese Entscheidung tatsächlich einzig und allein für mich treffen, trotz Kloß im Hals, trotz Bauchschmerzen. Das fühlte sich im ersten Moment ungefähr so an, wie aufzugeben. Als würde ich »Nein« zu meiner früheren Identität sagen und diese dann auch nie wieder zu Gesicht bekommen, ohne zu wissen, wer ich denn eigentlich sein soll. Ein Stück weit so, als würde ich mich selbst aufgeben. Heute weiß ich, warum ich das damals so empfunden habe, denn ich habe tatsächlich aufgegeben. Ich habe diesen immerwährenden Kampf gegen mich selbst und mein Leben aufgegeben, in dem Alkohol so eine überdimensional große Rolle spielte. Und ich habe die Vorstellung aufgegeben, dass mein trinkendes Ich in irgendeiner Art und Weise glücklich und zufrieden war. Nur war ich so sehr mit diesem dumpfen Gefühl in meiner Magengegend verschmolzen, dass ich tatsächlich nicht mehr wirklich wusste, wie sich Zufriedenheit eigentlich anfühlt. Und ich hatte auch keinen blassen Schimmer davon, wie ich zukünftig ohne einen Tropfen Alkohol, ohne Partys, ohne Barbesuche, ohne Tanzflächen, ohne Freunde, ohne soziale Kontakte, ohne Spaß, ohne Alkohol, ohne Alkohol, ohne Alkohol und andere Substanzen, ohne Partner, ohne Freude, ohne Leichtigkeit leben sollte. Das war zumindest die Vorstellung, die ich mit einem nüchternen Leben verbunden habe. Leere, Kampf, Isolation, kein Leben mehr.

In meinen jungen Jahren hatte ich tatsächlich schon einige Diagnosen. Essstörung, mittelschwere Depression, Erschöpfung, irgendetwas mit Borderline und noch zahlreiche andere Dinge. Doch ich habe mich nie mit diesen Diagnosen identifizieren können. Ich hörte von Menschen, die erleichtert darüber waren, es endlich schwarz auf weiß zu haben. Aber ich hatte nie das Gefühl, irgendetwas mit meinen Diagnosen zu tun zu haben. Ich habe mich immer noch als »ich selbst« gefühlt. Ich wollte lediglich eine Erklärung dafür, warum ich permanent das Gefühl hatte, innerlich in Einzelteile zu zerfallen, und warum ich nicht endlich einmal zufrieden mit mir selbst sein konnte. Diese ständige innere Anspannung, von der ich nicht einmal wusste, woher sie kam, wohin sie ging, wann sie angefangen hatte und ob und wann sie wieder aufhören würde. Und bei all den Diagnosen wurde die Alkoholabhängigkeit jahrelang nie bemerkt. Kein Arzt, kein Therapeut hat jemals wahrhaftig danach gefragt und wenn ich einmal ein Kreuzchen in irgendeiner Arztpraxis bezüglich meines Konsumverhaltens setzen musste, verarschte ich mich selbst und damit alle anderen natürlich auch.

Mit Mitte 20 fragte ich meine damalige Therapeutin in Leipzig, ob sie denn glaube, dass ich ein Alkoholproblem habe. Sie entgegnete:»Frau Mättig, lassen Sie einfach den Schnaps weg und dann ist schon alles gut.« Der Schnaps war allerdings nicht mein Problem.

Entgiftung

Ich hätte im Leben nicht daran gedacht, dass ich irgendwann einmal bei dem Hausarzt meines Vaters sitzen und mit ihm darüber sprechen würde, welche Möglichkeiten ich habe, meine Alkoholabhängigkeit behandeln zu lassen. Für mich hat sich dieser Moment so angefühlt, als wäre ich im falschen Film. Eine Aussage des Arztes werde ich nie vergessen, denn er meinte, er kenne eine Frau, die schon seit Jahren gegen ihre Sucht kämpfe und es nicht schaffe, davon loszukommen. Mir lief es kalt den Rücken hinunter und da ich ja sowieso nichts mehr fühlen wollte, schluckte ich meine Sorge, so gut es eben ging, wieder hinunter. Sollte ich jetzt tatsächlich auch eine dieser Frauen sein? Sollte ich nun tatsächlich diesem Klischee entsprechen, das ich mir selbst über Jahre in meinem Kopf zurechtgelegt hatte? Mein Leben schien vorbei zu sein.

Es ist Hochsommer, August 2017, um genau zu sein, als ich die Entgiftungsstation einer Klinik im tiefsten Osten betrete. Ich schwanke zwischen einem Gefühl der Absurdität und absoluter Hoffnungslosigkeit. Es ist schwer in Worte zu fassen, wie ich mich in diesem Moment gefühlt habe, ich hoffte in jedem Fall inständig, dass ich niemanden in dieser Klinik von früher kennen würde. Zu früh gefreut!

Als ich mit meinem Vater das Klinikgelände betrete, sehe ich aus der Ferne eine Frau und einen jungen Mann und hoffe insgeheim, dass der junge Mann ein ähnliches Problem hat wie ich. Kurze Zeit später stellt sich heraus, dass er seine Mutter in die Klinik bringt, und einen Tag später finde ich heraus, dass sich die Mutter in Bezug auf meinen Vater genau dasselbe »gewünscht« hat. Noch heute bin ich mit ihr befreundet.

Natürlich komme ich nicht nüchtern in der Klinik an. Damals schien es mir absolut unbegreiflich, wie überhaupt irgendein Mensch auf dieser Welt, der eine Alkoholabhängigkeit entwickelt hat, nüchtern in einer Entzugsstation auftauchen kann. Wenn ich mich recht erinnere, dann zeigte das Gerät 0,6 Promille an. Ich sitze auf einem Stuhl im Aufnahmebereich und niemand scheint sich zu wundern, dass ich hier bin. Es ist schon krass zu erfahren, wie normal das für all das Personal sein muss. Ich kann mich zwar nicht an alle Einzelheiten erinnern, aber mein Blutdruck wird gemessen und ich muss ein paar Fragen beantworten. Im nächsten Moment wird mir klar, was es bedeutet, mit Restalkohol in der Klinik anzukommen. Die anderen Neuankömmlinge dürfen nach oben und ich muss auf die Akutstation. Ausnüchterungszelle quasi.

Wenn ich heute darüber schreibe, dann klingt das alles so weit weg von meiner heutigen Lebensrealität. Selten in meinem Leben habe ich mich so einsam gefühlt. Weiße Wände, grüne Bettwäsche, Gummilaken, abgeschnitten vom Rest der Welt. Draußen scheint die Sonne, denn es ist ja schließlich Sommer.

Ich stiefele in dem leeren Zimmer umher. In mir fühlt es sich irgendwie auch ganz schön leer an – aber aus irgendeinem Grund bin ich immer noch am Leben. Ich kann mir das Leben danach nicht vorstellen. Was soll denn jetzt noch kommen? Nach dem Aufenthalt in einer Entzugsklinik folgt nur noch Abstürzen und ich werde unter einer Brücke leben. Das habe ich so nicht in meiner Lebensplanung mit aufgenommen. Alle meine Freunde werden mich sicherlich verlassen und ich werde nie wieder einen Job finden.

Ich frage mich, wie ich es eigentlich geschafft habe, meinen Antrag auf Hartz IV auszufüllen, obwohl ich absolut nicht mehr klar denken konnte. Zudem frage ich mich, wie ich es geschafft habe, diesen auch noch abzugeben und dem Typen im Jobcenter seine Fragen zu beantworten. Er fragte mich nach meinen Plänen und ich meinte, dass ich in eine Klinik müsse. Er wollte mir daraufhin irgendetwas von Sozialhilfe erzählen und kam immer wieder darauf zurück. Ich bemerkte, wie langsam die Wut in mir hochkochte, weil ich ihm seine beschissene Frage nach dem »Wie lange werde ich in der Klinik sein« nicht beantworten konnte. *Alter, mir geht es einfach nur beschissen und mir fällt es unendlich schwer, mit dir darüber zu reden, warum fragst du mich so eine Scheiße in deiner unendlich gelangweilten Art?*, dachte ich mir, sagte es aber nicht. »Warum stellen Sie mir immer wieder dieselbe Frage, wenn ich Ihnen diese nicht beantworten kann?«, schnauzte ich den Typen an. Er schaute verwundert in meine Richtung und fragte, warum ich plötzlich wütend sei.

Die Suchtfibel liegt auf meinem Bett in der Entgiftungsstation. So habe ich wenigstens etwas zu lesen. Zum Glück bin ich allein auf dem Zimmer. Warum eigentlich? Hoffentlich kommt nicht noch jemand! Ich traue mich nicht, das Zimmer zu verlassen, setze mich auf das Bett und fange an zu lesen. Die Zeit vergeht unendlich langsam.

In der Nacht fällt ab und an ein Plastikbecher zu Boden. Als ich die Tür meines Zimmers einen Spalt weit öffne, sehe ich, dass der Becher mit der Mundöffnung nach unten gedreht auf einer Türklinke im Nebenzimmer platziert wurde. Dieser soll herunterfallen, wenn mein Zimmernachbar versucht, aus dem Zimmer zu laufen. Er ist mächtig verwirrt und ich bekomme Angst, dass er sich in mein Zimmer verlaufen könnte, ohne dass es das Personal bemerkt. *Wo ist eigentlich die Frau von heute Morgen?*, frage ich mich.

Ich sehe Menschen in Rollstühlen, ich sehe Menschen, die nicht mehr klar denken können, und manchmal frage ich mich, ob ich auch irgendwann einmal so enden werde oder was es braucht, um irgendwann einmal so zu enden. Ich kann diese Menschen verstehen. Der Alkohol war es, der sie fertiggemacht hat, aber es sind Menschen wie du und ich.

Dabei spricht man ja tatsächlich erst von einer »richtigen« Abhängigkeit, wenn durch den sich im Körper abbauenden Alkohol auch Entzugserscheinungen auftreten. Das kann quasi alles sein, was den vergifteten Mechanismus erst mal so richtig runterfährt: von besagtem Zittern, Brechreiz, Schweißausbrüchen und Schüttelfrost, Schlaflosigkeit und allgemeiner körperlicher Schwäche über psychische Ausnahmezustände wie Angst, Panik und permanente Unruhe bis hin zum Delirium oder epileptischen Krampfanfall. Der über Jahre bis Jahrzehnte betäubte Stress ploppt nach oben wie ein unter Wasser gehaltener Luftballon und entlädt sich in kompletter Systemüberlastung und Reizfehlleitung im Gehirn. Deswegen ist so ein Entzug ohne ärztliche Überwachung auch alles andere als ungefährlich, unabhängig von der im Endeffekt konsumierten Menge an Alkohol. Man kann nämlich bei niemandem vorhersagen, wie stark die Symptome sein werden oder ob es nicht doch noch zu einem gefährlichen Krampf kommt. In den nächsten Tagen werde ich so einen Krampfanfall beobachten, was mich unglaublich erschrecken wird.[1]

Meine Hände zittern leicht beim Abendbrot, aber hier muss ich zumindest nicht mehr versuchen, irgendetwas zu verbergen. Die nächsten Tage teile ich mir ein Zimmer mit zwei wundervollen Frauen und irgendwie werden die drei Wochen in der Klinik fast zu drei Urlaubswochen. Ich sollte später noch lernen, dass qualifizierte Entgiftung bedeutet, dass nur der Körper entgiftet und nicht die Psyche.

Der Sommer war schön. Die Entgiftung war tatsächlich gar nicht mal so schlimm, wie ich dachte, und damit hatte ich den leichtsinnigen Gedanken in meinem Kopf, dass ich alles unter Kontrolle habe. Ich habe mir selbst bewiesen, dass ich nichts trinken kann und dass mir das gar nicht mal so schwerfällt. In der Tat ist es aber so, dass in einer qualifizierten Entgiftung nicht unbedingt viel Therapie stattfindet, sondern es primär darum geht, den Körper von der akuten Intoxikation zu befreien. Das ist mir durchaus gelungen. Ich habe Sport getrieben, die Gruppentherapie besucht, mich mit Menschen ausgetauscht, Filme zum Thema Abhängigkeit geschaut und alte »Bekannte« aus der Schulzeit getroffen, was im ersten Moment unglaublich absurd war. Außerdem habe ich viele Bücher gelesen. Ich wollte nach vorne, ich wollte mein Leben so schnell wie möglich wieder hinbekommen. Ich wollte so schnell wie möglich nüchtern werden und mich dann nicht mehr weiter mit dem Thema beschäftigen müssen. Ich wollte endlich wieder ich sein und habe zwanghaft versucht herauszufinden, was ich nun mit meiner Zukunft anfangen soll.

In der Klinik wurde für mich ein Antrag auf Langzeittherapie gestellt. Die Worte des Sozialarbeiters waren: »Die Klinik ist ziemlich streng, aber ich bin mir sicher, Sie werden damit keine Probleme haben.« In dem Moment schien mir der Gedanke, noch einmal – und diesmal für eine lange Zeit – in eine Klinik zu gehen, unfassbar weit entfernt von mir, meiner Genesung und gewünschten Realität zu sein. Ich wollte alles ganz schnell. Ganz schnell nüchtern werden, ganz schnell wieder zurück nach Berlin, ganz schnell wieder ein normales Leben führen. Fast schon so, als wäre mir das Ganze nie passiert, als könnte ich die ganze Abhängigkeitsthematik einmal unter den Teppich kehren, darüber schweigen und fertig ist der Lack. Tatsächlich war genau das ein Trugschluss. Klar hatte ich mir selbst gezeigt, dass ich ein paar Wochen nüchtern leben konnte, aber ich hatte noch lange nicht verstanden, wozu ich den Alkohol und die Drogen eigentlich nutzte. Ich hatte für mich nicht herausfinden können, warum ich diese brauchte, und ich hatte nicht einmal eine Ahnung davon, dass das wichtig wäre. Der ganze Druck, den ich über die Jahre angestaut hatte, ist nicht einfach so innerhalb von drei Wochen von mir abgefallen.

Rückfall

Irgendein Tag Ende August 2017. Ich will mit meinem Vater an den See. Die Sonne scheint. Ich weiß nicht mehr, worüber wir eigentlich gesprochen haben, aber es herrscht dicke Luft. Ein ungelöster Konflikt. Wir gehen gemeinsam an den Strand und ich merke, wie die Druckwelle in mir wächst. Ich kenne dieses Gefühl schon lange. Hinuntergeschluckte Gefühle, die sich in meiner Magengegend angestaut haben, und ich lege noch viele weitere darauf. Fast nicht auszuhalten, als würde ich gleich platzen. Ich gehe weiter. Wir kommen am Strand an. Es sind viele Leute dort. Einige davon reden unfassbar laut. Ich merke, dass der Druck in mir immer größer wird. Ich hole mein Buch aus der Tasche und versuche, mich mit Lesen abzulenken. Es funktioniert nicht. Ich werde immer unruhiger und in mir kocht die Wut hoch. Ich beschließe, ins Wasser zu gehen. Kurz nachdem ich mit beiden Füßen im Wasser stehe, schießt mir nur noch ein Gedanke durch den Kopf: »Trinken!« In diesem Moment verstehe ich überhaupt nicht, was mit mir passiert. Ich beschließe, eine Runde zu schwimmen, doch die Gedanken werden immer lauter: »Trinken, trinken, trinken, trinken!«

Ich schwimme und schwimme und kann an nichts anderes mehr denken. In diesem Moment mache ich zum ersten Mal in meinem Leben die Erfahrung, was tatsächliches Craving eigentlich bedeutet.

Wie ich hier verzweifelt gegen die Sucht anzuschwimmen versuche, ist fast schon zu ironisch metaphorisch. Man hört immer wieder, wie diese Cravings (englisch für »heftiges Verlangen«) mit dem Aufbau von Wellen verglichen werden. Wie sie langsam anrollen, immer mehr an Intensität gewinnen, nur um dann nach einem kurzen Höhepunkt wieder in aushaltbarere Spannungszustände abzuflachen. Theoretisch hätte ich die aufziehenden Cravingwellen sogar voraussehen sollen. Es sind ja nicht nur die direkten Reize, die das Suchtgedächtnis mit dem Stoff verknüpft hat – die Flasche, all die anderen trinkenden happy Leute da drüben –, jede klitzekleine Emotion, jeder Konflikt kann plötzlich zum Trigger werden. Und dann fühlt sich das dringende Bedürfnis nach Alkohol an, als käme es aus heiterem Himmel. Wenn der Alkohol (oder eine andere Droge) zur einzigen noch funktionierenden Strategie geworden ist, um gegen die unerträgliche innere Anspannung anzukämpfen, gerät das Gehirn in eine Art Tunnelblick, der sämtliche alternativen Handlungsmöglichkeiten einfach mal eben ausblendet. Herzlichen Glückwunsch, das nennt man dann Abhängigkeit, in der bekanntlich mit gutem Willen aka Willenskraft nicht mehr viel zu holen ist. Da hätte wohl nur weiter zu kämpfen geholfen – wenn sich der Kampf in dem Moment nicht so unglaublich aussichtslos und zermürbend anfühlen würde! –, um quasi die Welle auszureiten. Aber hätte, hätte, Fahrradkette. Offensichtlich habe ich zu dem Zeitpunkt noch nicht genug gelernt, um nicht nur ohne das permanente Betäubungsmittel im Körper herumlaufen zu können, sondern auch mit unangenehmen Gefühlen und/oder Situationen anders umzugehen.[2]

Was zur Hölle ist das? Ich bin ferngesteuert. Von jetzt auf gleich bin ich ferngesteuert und ich habe keine Ahnung, was ich dagegen unternehmen kann. Außer trinken. Ich packe meine Sachen zusammen, sage meinem Vater, dass ich gehe, und dann gehe ich in den Supermarkt und kaufe mir Wein. That's it. Das war's. Das nennt man Rückfall. Aber ein Schluck reicht mir nicht. Und das ist das Tückische an einem Rückfall. Dein Körper ist die ursprüngliche Menge nicht mehr gewohnt, aber deine Psyche will genau die ursprüngliche Menge, und das ist das Gefährliche daran. Ich bin erschrocken über mich selbst, ich bin erschrocken über die Situation, in der ich mich wiederfinde, und mir fehlt ein Teil meiner Erinnerung. Nach der ersten Flasche kann ich nicht aufhören. Ich brauche drei Flaschen und mehr und irgendwoher bekomme ich Wodka und liege irgendwann vollgekotzt und bewusstlos auf dem Fliesenboden des Badezimmers meiner Mutter. Sie weckt mich und ich habe keine Ahnung, was ich jetzt tun soll. Ich werde mit dem Krankenwagen abgeholt, obwohl ich schon wieder bei Bewusstsein bin und reden kann. Die zwei jungen Männer sind supernett und tun so, als wäre ich ein ganz normaler Mensch, und ich glaube wirklich, dass das absolut ungewöhnlich ist, denn ich fühle mich wie ein Alien.

Am nächsten Tag wollen mich die Ärzte nicht entlassen mit der Begründung, dass ich sonst doch gleich in den nächsten Supermarkt gehe und mir etwas zu trinken kaufe. Ich gehe aus der Klinik, gehe in den nächsten Supermarkt und kaufe mir etwas zu trinken.

Mein Leben zieht nur noch nichtssagend und wirr an mir

vorüber und ich weiß nicht, ob ich am Leben bin oder tot. Ich kann mich nur noch an Bruchteile erinnern. Ich weiß, dass ich mich schon am Morgen frage, wie ich den Tag, der vor mir liegt, eigentlich überstehen soll. Ich kann nicht klar denken, geschweige denn klar fühlen. Mein Körper tut mir weh. Kein stechender Schmerz, sondern ein dumpfes, aufgeschwemmtes, kaum aushaltbares Gefühl. Und dennoch schaffe ich es immer wieder durch den Tag und frage mich rückblickend, wie mein Körper das eigentlich ausgehalten hat. Ich habe Angst vor der Angst, derweilen weiß ich überhaupt nicht, wovor ich eigentlich Angst habe.

Langzeittherapie (27 Wochen)

Ich entscheide mich dafür, in die Klinik zur Langzeittherapie zu gehen, dabei ist mir nicht klar, worauf ich mich da einlasse. Es ist der 13. September 2017. Mein Leben scheint vorbei zu sein, aber weil ich nicht sterben möchte und weil ich mir nicht mehr weiter zu helfen weiß, beschließe ich, es mit der Therapie zu probieren, denn anders kann ich mir nicht mehr vorstellen, wieder klarzukommen. Ich habe erneut aufgegeben. Ich habe den Kampf gegen mich selbst aufgegeben, ohne zu wissen, was danach folgen wird.

Mich für einen Klinikaufenthalt zu entscheiden war mit eine der schwierigsten Entscheidungen, die ich in meinem Leben zu treffen hatte. Das macht man schließlich nicht einfach mal so. Und vor allem, wie sollte ich das jemals irgendjemandem in meinem Freundes- und Bekanntenkreis erklären? Das durfte schließlich niemals an die Öffentlichkeit geraten, sonst wäre ich am Arsch!

Auf der Fahrt nach Leipzig, kurz bevor wir den Parkplatz des Klinikgeländes erreichen, wird das Lied »Ist da jemand?« von

Adel Tawil gespielt. Ich bin absolut kein Fan und das ist auch nicht mein Musikgeschmack, aber ich bleibe an dem Text kleben, denn seit Monaten schon fühle ich mich in mir selbst so unendlich allein, was ich genauso in meine Außenwelt projiziert habe. »Ich glaube, das Lied wird gerade nicht ohne Grund gespielt!«, sagt mein Papa. Ich fange an zu heulen und denke mir: *Ich muss gleich kotzen, das ist so unendlich theatralisch.* Diesen Moment werde ich nicht mehr vergessen.

Wieder sitze ich in einem Zimmer in einer Aufnahmestation und es werden mir Fragen gestellt. Auch heute muss ich wieder in ein Gerät pusten und auch heute zeigt dieses nicht 0,00 Promille an. Es sind 0,6 Promille und auch diesmal verstehe ich nicht, wie es überhaupt ein Mensch schafft, nüchtern in einer Klinik für Abhängigkeitserkrankungen anzureisen. Ich muss dementsprechend wieder auf die Akutstation und habe Glück, dass noch ein Zimmer frei ist. Diesmal ist das Gefühl anders, diesmal weiß ich, dass ich ziemlich lange bleiben werde, und mir wird ganz anders bei der Vorstellung daran. Ich merke, wie Tränen in mir aufsteigen. Auch diesmal bin ich wieder allein auf dem Zimmer, was Fluch und Segen zugleich ist.

Meine Tasche wird nach Substanzen und scharfen Gegenständen durchsucht, dabei fühle ich mich ein wenig wie eine Schwerverbrecherin. Welcome to Kliniklife. Die ersten Nächte sind anstrengend. Ich kann mich kaum entspannen, mein Körper ist unglaublich unruhig und ich bin unendlich gereizt.

Nach ein paar Tagen in der Aufnahmestation komme ich in den Reha-Bereich. Dort werde ich einer Gruppe zugeteilt, mit der ich die restliche Therapiezeit verbringen werde. Es gibt Regeln, gefühlt unendlich viele davon, die ich mir nicht alle auf einmal merken kann. Der ganze Tag ist durchgetaktet und wir sind zu zweit auf einem Zimmer. Es gibt eine Bezugsgruppe, eine Suchtgruppe, Musiktherapie, Ergotherapie, Bewegungstherapie, Einzeltherapie. Rückblickend betrachtet hatte ich 27 Wochen lang 24/7 Therapie.

Die Menschen, mit denen ich dort meine Therapiezeit verbringe, hätte ich draußen in meinem wahren Leben nie kennengelernt. Und zu Beginn fühle ich mich auch hier wieder wie ein Alien. Manchmal fühle ich mich auch so, als würde ich nicht dazugehören. Als wäre ich anders als alle anderen. Als wäre meine Geschichte nicht krass genug. Als hätte ich nicht genug in meinem Leben erlebt, um einen Grund dafür zu haben, hier zu sein. Wir stellen uns unsere Trinkmengen vor und manche Lebensgeschichten scheinen mir nicht von dieser Welt zu sein.

Ich bin nett und lächle und bin freundlich, aber lasse niemanden an mich heran. Das kenne ich von draußen. Ich muss bloß nett und freundlich sein und Leistung erbringen und dazugehören und dann komme ich schon durch. Ich verstehe nicht so wirklich, was von mir verlangt wird. Ich habe Probleme, mich in das »Konzept« Therapie hineinzufinden, weil ich nicht verstehe, was ich falsch mache, denn ich versuche, alles richtig zu machen. Ich versuche zu denken, zu analysieren, zu rationalisieren und eine Erklärung zu finden. Versuche mein Verhalten zu erklären und mich hinter dem von mir Gesagten zu verstecken, und brauche dadurch lange, bis ich verstehe, dass ich mich immer und immer wieder in die Opferrolle begebe, von der ich vorab nicht einmal wusste, dass es diese gibt, geschweige denn, dass ich mich in diese Rolle bringe und für mich und mein Leben eigentlich eine ganz andere Entscheidung treffen könnte. Zum allerersten Mal höre ich, dass die Worte »manipulatives Verhalten« mit mir und meiner Person in Verbindung gebracht werden, und ich habe zunächst einmal keinen blassen Schimmer davon, was das nun für mich bedeuten soll. Sechs Wochen lang versuche ich, mich durch die Therapie zu mogeln, ohne dass ich tatsächlich das Gefühl habe, ich würde mogeln. Es braucht lange, bis der Groschen fällt.

Ich baue mir in einem Klinikumfeld eine Welt auf, so, wie ich sie von draußen kenne. Ich habe eine beste Freundin, eine gestörte Beziehung zu einem Mann und der Rest ist gegen mich, und ich frage mich, was dieser ganze Scheiß eigentlich soll. Ich frage mich, warum mir das immer und immer wieder passiert. Nur stelle ich die falsche Frage, denn ich positioniere mich auch damit wieder als Opfer. Ich durchlaufe ein Fegefeuer und die ersten Wochen Therapie sind so ungefähr das Härteste, was ich in meinem bisherigen Leben emotional so durchgemacht habe.

Regeln, Aufgaben, Gespräche, Tagesstruktur, pünktliches Erscheinen, Ämter, Bereichsversammlungen, Gruppentherapie, Suchtgruppentherapie, Einzeltherapie, Musiktherapie, Ergotherapie, Bewegungstherapie, Dienste. Ich werde gefühlt nach und nach emotional auseinandergenommen. Oftmals fühle ich mich, als würde ich täglich auf dem heißen Stuhl sitzen, als wäre ich der Störenfried der Gruppe. Ich muss mir Dinge anhören und Konflikte aushalten, vor denen ich draußen definitiv davongelaufen wäre. Ich trinke nicht mehr, fange jedoch das Rauchen wieder an. Und trinke Kaffee, ganz viel Kaffee. Ich beginne akribisch auf mein Essen zu achten und mache Unmengen an Sport und wiege mich heimlich im Wäschezimmer auf der Wäschewaage. Das nennt man wohl waschechte Suchtverlagerung. Und auch das wird therapiert.

Fast jeden einzelnen Tag bringe ich mehrmals den Satz »Mättig, mehrfachabhängig« über meine Lippen, bevor ich etwas in einer Therapieeinheit sage. Das ist Teil des Deals.

Ich schreibe meine komplette Lebensgeschichte auf. In allen Einzelheiten und Details und lese sie vor 42 Menschen vor. Ich bekomme Fragen zu meiner Lebensgeschichte gestellt, die ich beantworten soll, und auf diese Fragen bekomme ich noch einmal Rückfragen. Ich beantworte täglich Fragen über Fragen. Vor allem die Frage »Was hat das mit Ihrer Sucht zu tun?« verfolgt mich auf Schritt und Tritt.

Das ist alles so weit die Theorie. Das ist alles Teil des Prozesses. Teil des Prozesses ist unter anderem auch, dass wir mitten in der Nacht zum Gruppenpinkeln oder Einzelpinkeln geweckt werden. Die Tür muss einen Spalt weit offen stehen, damit wir auch nicht schummeln können.

Es gibt Momente, in denen verstehe ich die Welt nicht mehr, ich verstehe die Fragen der Therapeuten nicht und ich habe das Gefühl, dass alle gegen mich sind und mich niemand versteht. Ich kann nicht aufmachen und verstehe nicht, wie ich einen Zugang zu mir selbst bekommen soll, ich breite mein ganzes Leben vor meinen Mitpatienten aus, aber auch das hilft nicht. Ich bin die ganze Zeit in meinem Kopf und weiß nicht, wie ich in mein Herz rutschen soll. Ich versuche alles zu analysieren und auseinanderzunehmen und zu verstehen, versuche eine Erklärung für mich, mein Verhalten und meine Situation zu finden, wenn es eigentlich darum geht, ins Fühlen zu kommen. Ich fühle so viel, aber manchmal eben auch gar nichts. Ich habe gefühlt fast nie Zeit für mich, denn alle meine Knöpfe werden nacheinander und gleichzeitig gedrückt und gehalten. Und dann gibt es wieder Tage, an denen fühle ich mich wie in einem Ferienlager für Erwachsene und muss herzlich lachen. Ich bin nicht nur einmal für Gruppenauszeiten verantwortlich, in denen wir in unseren Zimmern bleiben müssen und uns Gedanken darüber machen sollen, was unser eigenes Verhalten sowohl mit dem Gruppenklima als auch mit unserer Sucht zu tun hat. Es gibt tatsächlich auch Kontaktsperren zu Mitpatienten, wenn der Kontakt zu eng geworden ist, von denen auch ich eine habe. Aber warum schreibe ich das hier alles?

Dieser Klinikaufenthalt hat mir das Leben gerettet. Das mag eventuell theatralisch klingen, aber ich weiß nicht, wo ich heute wäre und wie es mir gehen würde, hätte ich nicht die Entscheidung getroffen, eine Therapie zu machen und mich darauf einzulassen. Es gab einen Moment in einer Gruppentherapie, da schaute ich all den anderen Menschen nacheinander ins Gesicht und mir lief es kalt den Rücken runter. Ich war genau richtig dort. Ich war und bin genauso wie diese Menschen. Wir tragen alle unsere Lebensgeschichte mit uns herum. Wir tragen alle die kleinen Mädchen und kleinen Jungs in uns herum, die womöglich irgendwann einmal in unserem Leben auf der Strecke geblieben und nicht abgeholt worden sind. In dem Moment wusste ich, dass ich weder besser noch schlechter bin als all die Menschen, mit denen ich in einem Raum war, all die Menschen, die eine Therapie machen und dazu Therapeuten aufzusuchen, in Kliniken oder Selbsthilfegruppen gehen. Wir sind alles nur Menschen mit Herzen, mit Gefühlen, mit Emotionen und Bedürfnissen, die versuchen, ihr Leben wieder neu zu ordnen und zu sich selbst zu finden.

In einer Klinik passiert nichts Schlimmes, außer dass du die Chance bekommst, dich zu verändern und wieder bei dir selbst anzukommen. In einer Klinik wird nichts mit dir »gemacht«, sondern du läufst. Eine neue Verbindung zwischen Kopf und Herz herzustellen und damit wieder einen Zugang zu den eigenen Gefühlen herzustellen fühlt sich ungefähr so an, als würdest du das Laufen neu lernen. Du probierst es, fällst hin, stehst wieder auf, fällst wieder hin und stehst erneut auf. Bis du irgendwann laufen kannst und nicht mehr darüber nachdenken musst.

Ich wollte wieder gesund werden. Ich wollte wieder ich sein. Ich wusste, dass ich einmal ich war. Ich wusste, dass ich mich zu Teenagerzeiten verloren hatte. Da hatte ich dieses Gefühl von Freiheit und Lebendigkeit in mir und irgendwann habe ich meine eigene Hand losgelassen und genau dort wollte ich wieder hin.

Eines Morgens um 05.30 Uhr lag ich in meinem Klinikbett und hörte mir eine Meditation zur Heilung des inneren Kindes an. Ich sah das kleine Mädchen vor mir. Dieser kleine Lockenkopf, die Augen, die mich spitzbübisch anschauten, und plötzlich musste ich anfangen zu weinen. Ich musste so sehr weinen, dass ich fast nicht mehr aufhören konnte, und plötzlich vermisste ich meine Mama so sehr. Ich wusste, in diesem Moment ist für mich etwas ganz, ganz Wichtiges passiert. Ich bin zu mir zurückgekehrt. Ich weinte einfach nur und ließ zu, dass sich all die angestauten Emotionen lösten. Ich hatte Gliederschmerzen und lag den Tag über nur in meinem Bett. Und das war's. Keine Büchse der Pandora. Keine nicht aushaltbaren Gefühle, sondern einfach nur Gefühle.

Und am Ende blieb nur noch die Frage: Wer bin ich eigentlich (ohne Alkohol)?

12. Wie bin ich eigentlich nüchtern geworden?

*I*ch lebe vegan, zu 98 Prozent. Ich wollte nie vegan leben, das erschien mir immer zu extrem. Als ich begann, mehr und mehr tierische Produkte aus meinem Leben zu streichen, tat ich das auch nicht, um am Ende vegan zu leben. Dieser Prozess dauerte mehrere Jahre und war teilweise unbewusst. So ähnlich würde ich meinen Weg in meine Nüchternheit beschreiben, nur dass der Alkohol viel schädlicher für mich war und mich häufig körperlich, aber auch mental lädiert zurückließ. Es gab keinen lauten Knall und schlagartig änderte sich alles, sondern es gab viele kleine Knalle und die Summe davon führte letztendlich dazu, dass ich im Februar 2020 mit meinem Partner in der Badewanne sitzend meinen letzten Schluck Alkohol zu mir nahm.

Ich war, glaube ich, Ende 20, Anfang 30, als ich immer häufiger nach einer durchzechten Nacht aufwachte und mir selbst sagte: »Nächstes Mal trinke ich nur ein Bier.« Jedoch blieb es beim nächsten Mal nicht bei einem Bier. Es blieb so gut wie nie nur bei einem Bier! Ich kann mich daran erinnern, dass ich auch schon während Vladas und meiner Studienzeit ab und zu dachte: »Ich trinke nie wieder«, wenn ich mal wieder mit einem Kater aufwachte. Doch diese Aussage war eigentlich immer ein Scherz und ich wusste, dass ich es selbst nicht ernst meinte. Einige Jahre und viele Kater später fand ich mich aber immer häufiger in der Situation wieder, dass ich es wirklich ernst meinte. Dass ich immer bewusster merkte, was ich mir und meinem Körper da eigentlich antat.

Ich führte unter der Woche ein recht gesundes Leben, trieb

regelmäßig Sport und achtete mehr auf meine Ernährung als je zuvor. Es war mir wichtig, gesund und fit zu sein. So kam es, dass die Samstage, an denen ich zerstört im Bett lag, mir durchaus immer skurriler vorkamen, denn auf der einen Seite waren mir meine Fitness und Gesundheit wichtig und auf der anderen Seite vergiftete ich mich mit Alkohol. Wobei ich Alkohol damals noch nicht wirklich als Gift ansah, wie sicherlich die meisten um mich herum auch nicht. Mein Körper verkraftete Alkohol auch immer schlechter. Ein Kater dauerte nun einen ganzen Tag und nicht wie früher nur die Morgenstunden. Oft war mein Magen so sensibel, dass ich den ganzen Tag nichts runterbekam, und selbst Wasser mochte mein Körper nicht mehr drinbehalten. Es kam so wieder raus, wie es reinkam. Fast so, als würde mein eigener Körper mir nicht mehr vertrauen, was ich ihm zuführte. Zu verübeln wäre es ihm nicht, denn jahrelang hatte ich dieses Gift in ihn reingeschüttet. Oft lag ich dann den ganzen Tag im Bett, schaute wieder irgendwelche YouTube-Videos und versuchte, irgendwie durch den Tag zu kommen.

Ich kann mich auch daran erinnern, dass ich keine Schmerzmittel gegen die Kopfschmerzen nehmen wollte, da ich im Allgemeinen kein großer Fan von Medikamenten bin und ich sie, wenn nicht unbedingt nötig, auch nicht einnehme. Wie widersprüchlich das doch ist. Während ich kein Problem damit hatte, meinem Körper ein Nervengift zu verabreichen, sträubte ich mich dagegen, eine Schmerztablette zu nehmen. Teilweise war es aber auch pure Rache an mir selbst, weil ich mal wieder nicht nur bei einem Bier geblieben war. Ganz nach dem Motto »Das hast du jetzt davon«. Manchmal nahm ich mich dann selbst in den Arm, entschuldigte mich bei meinem Körper und gelobte Besserung. Dieses Spiel wiederholte sich über mehrere Jahre.

Es gab in meinem Leben viele Momente, die mich hätten wachrütteln sollen. Momente, in denen ich hätte erkennen können, was Alkohol eigentlich ist und was er mit meinem Körper anstellt. Alkohol brachte mich häufig in sehr peinliche, aber auch gefährliche Situationen. Aber all dies führte lange nicht dazu, dass ich meinen eigenen Konsum ernsthaft hinterfragte, geschweige denn mir überlegte, das Trinken komplett zu lassen. Die Vorstellung, gar keinen Alkohol mehr zu konsumieren, existierte in meinem Universum nicht. Das war keine Option. Warum auch? Mir ging es doch gut. Ich hatte mein Leben im Griff, war gesund und hatte viele Freunde. Trinken gehört doch dazu? Wir trinken doch alle? Also warum sollte ich das infrage stellen?

Einer dieser Momente, die mich hätten wachrütteln können, war zum Beispiel, verkatert aufzuwachen und festzustellen, dass mein Bett voller Blut war und ich ein Loch im Bein hatte. Bis heute weiß ich nicht genau, wie das passiert ist. An einem anderen Abend habe ich es nicht mehr in meine Wohnung aufs Klo geschafft – am nächsten Morgen musste ich dann unter Aufbringung all meiner Kräfte die Fußmatten im Hausflur auswaschen, damit sie nicht anfingen zu stinken. Und das mit Anfang 30! Klar waren mir diese Momente unheimlich peinlich, aber sie brachten mich nicht dazu, mit dem Trinken aufzuhören oder auch nur darüber nachzudenken. Meine Freunde wussten, dass sie mit mir gut trinken konnten. Vor allem am Anfang meiner Doktorzeit war ich immer mit dabei und die Letzte, die das Licht ausmachte. Dieser Ruf gefiel mir auch irgendwie, warum also etwas ändern.

Ein größerer Knall, der meine Beziehung zu Alkohol langfristig verändern sollte, passierte sogar mit einem Knall, der mich für den Rest meines Lebens zeichnen wird. Alles begann mit einem lustigen Abend mit Freunden in einer Bar, wie so viele Male davor. Es war der 1. April 2017. Ich lebte zu der Zeit schon in den Niederlanden. Wir wollten mit Freunden in den 30. Geburtstag eines Kumpels reinfeiern. An diesem Abend flossen wie immer viele Starkbiere und wir unterhielten uns angeregt. Kurz nach Mitternacht gratulierten wir ihm alle. Und noch eine Runde! Ich war schon stark alkoholisiert, als wir uns dazu entschlossen, den Heimweg anzutreten. Ein anderer Kumpel von mir wohnte bei mir um die Ecke und war ohne Fahrrad da, das Fortbewegungsmittel Nummer eins in den Niederlanden. Er fragte mich, ob ich ihn auf meinem Gepäckträger mitnehmen könnte – auch dies eine Normalität in dem kleinen Land. Na klar konnte ich das! Somit machten sich zwei Betrunkene auf einem Fahrrad auf den Weg nach Hause. Er, Physikdoktorand, auf dem Gepäckträger meines Fahrrads sitzend und ein paar Kilo schwerer als ich. Ich, auf dem Sattel sitzend, hart in die Pedale tretend und hoch konzentriert mit meinem schweren »Gepäck« im Schlepptau in dem Versuch, nicht umzukippen.

Wir waren noch nicht weit gekommen, als es ein Stück bergab ging. Das Fahrrad nahm mit uns und unseren biergetränkten Hirnen Fahrt auf und relativ schnell verlor ich die Kontrolle über mein Gefährt. Am Ende des Berges befanden sich schmale Metallabsperrungen, wie kleine Säulen ragten sie aus dem Boden hervor. Es war eigentlich genug Platz für einen Fahrradfahrer, um zwischen zwei Säulen hindurchzufahren, aber anscheinend nicht für betrunkene Radfahrer, wie ich es war. Und somit fuhr ich mit voller Geschwindigkeit und meinem Kumpel auf dem Gepäckträger gegen eine dieser Säulen. Uns schleuderte es beide vom Rad. Er landete halb auf mir. Ich muss zugeben, dass meine Erinnerung etwas verrauscht ist, aber ich nahm doch recht schnell Schmerzen in meiner linken Schulter wahr und auch mein Kopf schmerzte vom Aufprall. Meinem Kumpel, da weich gefallen, schien es Gott sei Dank so weit gut zu gehen.

Es vergingen nur ein paar Minuten, bis sich eine Menschentraube um uns gebildet hatte. Darunter auch zwei Polizisten. Ich saß benebelt gegen die Metallsäule gelehnt, die ich zuvor so hart attackiert hatte. Schnell wurde ein Rettungswagen geholt. Währenddessen fand sich auch mein Kumpel, das Geburtstagskind, ein, da er von dem Tumult auf der Straße angezogen wurde. Der Rettungswagen kam und nahm mich und meine zwei Kumpels mit. An die Fahrt im Rettungswagen kann ich mich nicht mehr erinnern, da die Sanitäter mich mit Schmerzmitteln vollpumpten. Aber für das Geburtstagskind war es, nach eigener Aussage, ein tolles »Geburtstagsgeschenk«, im Rettungswagen mitzufahren. Im Krankenhaus, nach einer ersten Bestandsaufnahme und ein Röntgenbild später, dann die ernüchternde Diagnose »Schlüsselbeinbruch«. Ich wurde mit einer Schlinge um den Hals, Rezepten für starke Schmerzmittel und der Aussage »Das muss von allein heilen« nach Hause geschickt. Noch schnell machten mein Kumpel und ich ein Bild von mir im Krankenhausbett. Er war lediglich mit einem Pflaster um seinen Finger davongekommen.

Verkatert und zugedröhnt mit Schmerzmitteln verließ ich das Krankenhaus. Draußen dämmerte es schon. Schnell holten wir noch meine Medikamente in der Krankenhausapotheke ab und per bestelltem Taxi ging es nach Hause. Die Fahrt war eine Tortur, mir war kotzübel. Sobald ich mich aus dem Auto gearbeitet hatte, brach es aus mir heraus, neben einem Baum direkt neben meinem Haus, in dem ich wohnte. Mein Kumpel verabschiedete sich leise und ich schleppte mich ins Dachgeschoss in meine Wohnung. Die nächsten Tage und Wochen sollten hart werden. Nicht nur wachte ich total verkatert und mit schlimmen Schmerzen auf, auch musste ich mich auf der Arbeit krankmelden. Die nächsten Tage verbrachte ich hauptsächlich im Bett mit Schmerzmitteln und im selben Kleid. Das Kleid wollten sie mir im Krankenhaus eigentlich aufschneiden, um mich besser untersuchen zu können, doch ich wehrte mich vehement, war es doch eines meiner Lieblingskleider. Aus diesem war nun aber kein Entkommen mehr, da ich meine Arme hätte heben müssen – was unmöglich war. Und so lag ich nun tagein, tagaus allein in meiner kleinen Wohnung und kam um eine Frage nicht herum: War es das wert? War es das wert, meinem eigenen Körper so zu schaden? Ihn nicht nur mit Alkohol zu vergiften, sondern dann auch noch so zu verletzen? Einen Freund und mich selbst solch einer Gefahr auszusetzen, denn es hätte mich und vor allem auch ihn schließlich noch viel schlimmer treffen können. Das hätte ich mir nie verziehen. Ich schämte mich und fühlte mich meinem Körper gegenüber schuldig.

Meine Freunde waren in dieser Zeit für mich da, sie brachten mir Essen vorbei und kochten ab und zu für mich. Rückblickend betrachtet sind die Reaktionen meiner Freunde und selbst meiner Familie jedoch etwas befremdlich, denn die meisten fanden lustig, was passiert war, und bis heute ist es eine der am häufigsten erzählten Geschichten in meinem Freundeskreis. Ich kann mich auch noch an die Reaktion meines Vaters erinnern, als ich ihm davon erzählte. Er meinte: »Macht man so etwas nicht mit 16?!« Ich wünschte, ich könnte sagen, dass diese Erfahrung meine Einstellung zu Alkohol komplett änderte und ich ab diesem Tag nie wieder etwas trank, doch Gewohnheiten und Glaubenssätze sind nun mal tief verankert. Es brauchte noch drei Jahre bis zu meiner Nüchternheit, aber immerhin pflanzte dieses Ereignis den ersten wirklichen Samen des Zweifels an meiner Beziehung zu Alkohol in mir.

Letztendlich haben der schwere Weg von Vlada aus ihrer Abhängigkeit und das emotionale Aufräumen bei mir selbst dazu geführt, dass ich Alkohol den Rücken gekehrt habe. In dem Jahr meines Schlüsselbeinbruches ging Vlada auch in die Klinik. Nie in meinem Leben hätte ich gedacht, dass ein mir nahestehender Mensch eine Alkoholabhängigkeit entwickeln könnte. Abhängig waren immer nur die andern! Alkoholabhängige waren die, die mit einer Dose Bier vor dem Supermarkt standen, schlecht rochen und offensichtlich ihr Leben nicht mehr im Griff hatten. So sah für mich früher ein abhängiger Mensch aus. Und nicht wie meine beste Freundin, die ein hippes Leben in Berlin führte, die wusste, was sie wollte, die stark und unabhängig war. Diese zwei Seiten passten für mich nicht zusammen, ich sollte aber lernen, dass das Bild, das die meisten von uns von Alkoholabhängigen haben, nur einem ganz kleinen Anteil entspricht. Die meisten von ihnen »funktionieren« lange, bis ihre Abhängigkeit offensichtlich wird. Denn bevor wir eine körperliche Abhängigkeit entwickeln, sind wir meist jahrelang schon psychisch abhängig von Alkohol, so war es auch bei mir.

Einen Barabend ohne Alkohol hätte ich mir nicht vorstellen können, Freunde treffen, ohne dabei ein Bier zu trinken, gab es nicht wirklich. Ich weiß noch, wie scheiße ich das fand, als mir so langsam dämmerte, dass Vlada nie wieder etwas trinken wird. Wir haben immer zusammen getrunken – »Was machen wir dann zusammen, wenn wir nichts mehr trinken können?«, fragte ich mich. »Das wird sicherlich langweilig!« Oft habe ich auch Freunde oder Bekannte, die nichts oder nur wenig trinken wollten, dazu animiert, mitzutrinken. Menschen, die keinen Alkohol tranken, waren mir irgendwie suspekt. Bei meinem Bestreben war ich auch oft penetrant. Vor allem bei Freunden, die aus anderen Kulturkreisen kamen, wo Alkohol trinken nicht so verbreitet war, meinte ich oft, sie in die europäische »Trinkkultur« einführen zu müssen. Ein Hoch auf die Völkerverständigung und den Kulturaustausch!

Auch meiner ersten großen Liebe habe ich, als wir uns Jahre später in Lyon wiedertrafen, versucht, Rotwein in einem Restaurant schmackhaft zu machen. Weil er mich immer noch mochte und mich vielleicht auch beeindrucken wollte, nahm er einen Schluck Rotwein, schüttelte dann aber den Kopf und lehnte ab. Ich tat dies, obwohl ich wusste, dass er Alkohol verabscheute, weil, wie schon angesprochen, sein Vater selbst abhängig war und er früh in seiner Kindheit lernen musste, was Alkohol bewirken kann. Ich kam mir in diesen Situationen auch gar nicht seltsam, komisch oder unsensibel vor oder hinterfragte, wie dieses Drängen auf den anderen wirken könnte. Mein Verhalten von damals wirkt heute so befremdlich auf mich, so dumm und beschämend. Aber ich war psychisch von Alkohol abhängig. Ich wollte, dass alle um mich herum mittranken, damit ich mich nicht seltsam oder ausgeschlossen fühlte. Es hatte nie etwas mit den anderen zu tun, sondern nur mit mir, meiner eigenen Unsicherheit und meinem eigenen missbräuchlichen Konsum. Letztes Jahr habe ich mich bei meinem Ex-Freund für mein Verhalten entschuldigt. Manchmal frage ich mich, wohin mich diese psychische Abhängigkeit gebracht hätte, wenn ich nicht nüchtern geworden wäre.

Aber 2017 sah ich das alles noch nicht so klar. Ich wusste nur, meine beste Freundin hatte eine Alkoholabhängigkeit entwickelt und ich selbst fühlte mich emotional leer. Es war auch das Jahr, in dem ich begann, mich mehr mit persönlicher Weiterentwicklung zu beschäftigen, wobei ich damals noch nicht wusste, dass das so heißt. Ich kaufte mir Bücher von Eckhart Tolle, Byron Katie, aber auch die alten Philosophen wie Seneca oder nicht so alte wie Alain de Botton. Hörte Podcasts von Laura Malina Seiler und Yoga-Girl. Ich stellte fest, dass es da draußen eine große Menge an Literatur von Menschen gab, die sich ähnlich fühlten und sich ähnliche Fragen stellten wie ich. »Welchen Sinn hat mein Leben?« »Welchen Sinn möchte ich meinem Leben geben?« »Gibt es mehr in meinem Leben als nur das?« »Was ist meine Lebensaufgabe?« »Warum fühle ich mich so?«

Es fällt mir nicht so leicht, zu beschreiben, wie es mir damals ging. Am einfachsten könnte ich es als einen Aufwachprozess beschreiben. Ich spürte etwas in mir, das mir sagte, so, wie es war, könne es nicht weitergehen, doch war ich mir dessen noch zu unbewusst, als dass ich das hätte benennen können. In den nächsten drei Jahren las ich viel, hörte noch mehr Podcasts, machte eine Therapie, einen siebentägigen Selbstfindungskurs, einen Achtsamkeitskurs, mehrere Online-Kurse, pilgerte nach Santiago de Compostela, kaufte mir ein Yogakissen und das *6-Minuten-Tagebuch,* beendete eine Beziehung, blieb ein Jahr lang allein und führte endlose Gespräche mit meinen Freunden. Ich begann, hinzuschauen und mir selbst mehr zuzuhören. Ich begann, wieder mehr zu fühlen und zu sein, mehr zu lachen und zu leben. Jedoch war der Alkohol immer an meiner Seite. Diesen Teil meines Lebens schaute ich mir nicht an. Interessanterweise kann ich mich auch nicht daran erinnern, dass in irgendeinem Buch oder Kurs oder was auch immer etwas über das nüchterne Leben gesagt wurde und wie es uns dabei unterstützen kann, mehr wir selbst zu sein. Ich wachte also langsam auf, doch dieser Anteil blieb im Tiefschlaf.

Selbst als ich meine beste Freundin in der Entzugsklinik besuchte, dämmerte es mir nicht, dass auch ich einmal hier landen könnte, wenn ich so weitermachte. Oder als ich Monate später in ihrem Zimmer stand, in dem sie 27 Wochen lebte, um ihre Langzeittherapie zu machen. Kein einziges Mal dachte ich, dass könnte auch ich sein. Wie naiv war ich nur? Heute denke ich mir oft, wenn ich mich so umschaue, wie tief wir doch alle schlafen, wenn es um Alkohol geht.

Nachdem Vlada aus der Klinik gekommen war, führten wir viele Gespräche darüber, was passiert war und wie es ihr damals ging. Oft konnte ich mich in ihren Erzählungen wiederfinden. Ihre Ängste und ihre Unsicherheiten waren auch meine und auch ihr Selbstbild glich teilweise dem meinigen. Uns verband mehr, als uns trennte, nur die Bewältigungsstrategien unterschieden sich. Durch die vielen Gespräche, die wir über Alkohol führten, und durch Vladas Erfahrung damit kam es schließlich, dass ich mehr und mehr begann, über meinen eigenen Konsum nachzudenken. Vlada drängte mich nie, sie setzte mich nie unter Druck oder verlangte von mir, nüchtern zu leben. Sie teilte ihre Geschichte mit mir, ich stellte Fragen und hörte aufmerksam zu.

Ich wünschte mir so sehr für sie, dass sie glücklich wird und es nie wieder einen Moment geben wird, an dem sie trinken möchte. Ich wollte nicht, dass sie sich jemals wieder selbst zerstörte! Doch was war mit mir und meiner eigenen Selbstzerstörung? Wie konnte ich auf der einen Seite hoffen, dass Vlada nie wieder einen Schluck Alkohol trinken wird, mir aber auf der anderen Seite das Zeug weiter einflößen? Es war so paradox und machte keinen Sinn! Den Stoff, der Vlada fast zerstört hätte, zelebrierte ich in einem hübschen Glas. Es ist wie in dem Märchen vom »Wolf und den sieben Geißlein«. Der böse Wolf verkleidet sich als die liebende Mutter, um am Ende alle Geißlein aufzufressen. So kommt auch der Alkohol daher, verkleidet in schönen Flaschen mit ansprechendem Design wirkt er so unschuldig und naiv. Doch unter der ach so schön wirkenden Fassade steckt ein Nervengift, das uns langsam, aber sicher zerstört. Und das ist ein Fakt! Es gibt keinen risikofreien Konsum, nur risikoarmen Konsum.

»Once seen, it can't be unseen!« – Einmal gesehen, können wir es nicht ungesehen machen! Als ich begann zu sehen, was Alkohol wirklich ist, konnte ich es nicht mehr ungesehen machen. Doch ein Leben ohne Alkohol konnte ich mir nicht vorstellen. Wie sollte das aussehen? Ich war noch nicht so weit, Alkohol komplett aus meinem Leben zu streichen. Anfang 2019 zog ich aus den Niederlanden weg und wieder bei meiner Mutter und meinem Stiefvater ein, da ich noch meine Doktorarbeit zu Ende schreiben wollte.

Schlagartig fand ich mich auf dem Land wieder, umgeben von Feldern und Wäldern, ohne Freunde, mit denen ich mich hätte betrinken können, ohne Barabende. Ich war ein Gesellschaftstrinker, das heißt, ich trank und betrank mich eigentlich immer nur in Gesellschaft. Zu Hause allein trank ich so gut wie nie. Meine Trigger waren andere Menschen, der gemeinsame Feierabend, die Bar, das Restaurant, der Club, der Kochabend, die Hochzeit, der Geburtstag, der Spieleabend usw. Egal, welche gesellschaftliche Veranstaltung es war, ich war so gut wie immer betrunken mit dabei. Und von einem Moment auf den anderen waren die meisten meiner Trigger verschwunden. In meinem Heimatdorf lebte keine meiner Freundinnen mehr. Alle waren weggezogen. Bei meinen Eltern trank ich eigentlich immer nur zu Weihnachten über den Durst.

Am Anfang fehlten mir die Treffen mit meinen Freunden und das gemütliche Beisammensitzen, aber wie damals in Asien fehlten mir meine Freunde und die gemeinsame Zeit, weniger der Alkohol. Er war einfach immer mit dabei, wenn ich mich mit meinen Freunden traf. Das war ein ungeschriebenes Gesetz. Und so passierte es, dass ich Wochen ohne Alkohol auskam, ganz unbewusst. Zu der Zeit beschäftigten mich mehr meine Lebensumstände und was ich eigentlich wollte. Ich war 33, schrieb meine Doktorarbeit zu Hause zu Ende und hatte keinen blassen Schimmer, was ich danach mit mir und meinem Leben anfangen sollte. Damals hatten sich meine Bücherstapel über Selbstfindung, Philosophie und persönliche Weiterentwicklung verzehnfacht. Wie sollte es in meinem Leben weitergehen? Sonderlich viel schlauer fühlte ich mich nicht.

Ende 2019 zog Vlada auch wieder in unsere Heimatstadt! Endlich war ich nicht mehr allein, doch mit Vlada trinken gab es nicht mehr und stand auch nicht mehr zur Debatte. Stattdessen gab es Eiscreme und ganz viel Kaffee. Ich war zu einem »Mindful Drinker« mutiert, also zu jemandem, der achtsam trinkt, was auch als »kontrolliertes Trinken« bezeichnet wird. Mindful Drinker klang so kultiviert und intellektuell, aber Nervengift habe ich immer noch konsumiert, wenn auch nur in Maßen. Wie war das noch mal mit dem risikofreien Konsum? Ach ja, richtig, den gibt es nicht!

Es gelang mir in dieser Zeit durchaus, ab und zu nur ein Bier zu trinken und es dann dabei zu belassen. Doch der Grund, warum ich trank, war eigentlich immer der Rausch. Wenn ich früher trank, trank ich schnell. Mit dem halb vollen Glas in der Hand schaute ich schon nach dem nächsten. Ich wollte den Rausch und nicht nur ein Glas. Was brachte mir ein Glas? Berauscht wurde ich von einem Glas schon lange nicht mehr. Aber gar kein Glas kam eben auch nicht infrage. Ich hatte ein internes Dilemma. Wie Teufelchen und Engelchen, wie halb wach, gab es diese Dissonanzen in mir. Auf der einen Seite wurde mir immer stärker bewusst, was Alkohol eigentlich ist, wie gefährlich und zerstörerisch er ist. Und auf der anderen Seite glaubte ich noch all die Lügen über Alkohol, dass ich ihn brauchte, um locker zu werden, um zu entspannen, um eine gute Zeit zu haben, um weniger unsicher zu sein, um gemocht zu werden, um mithalten zu können, um dazuzugehören, um unabhängig und wild zu sein, aber auch kultiviert und sexy. All den Blödsinn, der mir jahrzehntelang eingetrichtert wurde. Wie konnte es mir nur gelingen, diese Dinge als das zu sehen, was sie waren, nämlich Lügen?

Ende 2018 erfüllte sich Vlada ihren ersten Traum und veröffentlichte ihren Blog »HerzSuchtFluss«. 2019 erfüllte sie sich ihren zweiten Traum und machte sich selbstständig. Das Projekt »me|sober.« wurde erschaffen und sollte die Sobriety-Bewegung, also das Feiern der Nüchternheit, die im englischsprachigen Raum schon etabliert ist, nach Deutschland holen. Die Vision war klar: Wir leben nüchtern und das ist auch gut so, wir sprechen offen darüber, was Alkohol ist, und verstecken uns nicht mehr hinter verschlossenen Türen. Vlada wollte allen Gleichgesinnten einen sicheren Raum geben, um sich auszutauschen und sich gegenseitig auf ihren Wegen in die Nüchternheit zu unterstützen.

Anfang 2020 wurde ich ein Teil von me|sober. und fand mich nun in der kleinen, aber feinen Sobriety-Szene Deutschlands wieder. Ganz am Anfang stand auf unserer Website noch, dass ich ein Mindful Drinker bin. Ich hatte Vlada damals gesagt, dass ich noch nicht so weit sei, nüchtern zu leben, und ich noch ab und zu Alkohol trinke. Was mich betraf, war me|sober. also am Anfang eher me|partly-sober. Ich spürte, dass sich innerlich etwas in mir tat, aber ich wollte diese Entscheidung für mich treffen und nicht für das Unternehmen oder für meine beste Freundin. Ich wollte authentisch sein. Es sollte eine Entscheidung für mich sein und nicht gegen den Alkohol, also nicht aus dem Mangel heraus, sondern für die Freiheit. Ich beschäftigte mich nun täglich mit Alkohol, seinen Auswirkungen auf den Geist und den Körper, den Statistiken, den Geschichten hinter den Statistiken und meiner eigenen Geschichte.

Und so kam es, dass ich eines Abends Anfang März 2020 endgültig Schluss machte mit dem Alkohol. Ich war gerade in meine neue Wohnung gezogen und saß mit meinem Freund in der Badewanne. Wir wollten auf meinen Umzug anstoßen, und wie feiert man so was: natürlich mit Alkohol! Er öffnete eine kleine Sektflasche und reichte sie mir. Ich nahm einen Schluck und es war vorbei. In dem Moment wusste ich, dass ich nicht mehr trinken möchte. Der Sekt schmeckte mir nicht mehr. Mir war in dem Moment glasklar, was ich da gerade in meinen Körper schüttete, und es ergab einfach keinen Sinn mehr. Ich war aufgewacht! Ich reichte die Flasche zurück und meinte: »Ich möchte nichts mehr.« Seit diesem Tag habe ich keinen Alkohol mehr getrunken.

Die Arbeit bei me|sober. und vor allem die Arbeit mit unseren Mentees half mir, in meiner eigenen Nüchternheit immer sicherer zu werden. Ich war in einer Community von Menschen, die Ähnliches erlebt hatten und die auf demselben Weg waren wie ich. Ich war nicht allein. Ich weiß nicht, wie es für mich gewesen wäre, hätte ich mein erstes Jahr Nüchternheit in meinem alten Umfeld ganz allein verbracht. Ich würde mir natürlich wünschen, dass ich drangeblieben wäre und meine Nüchternheit unabhängig von den äußeren Umständen durchgezogen hätte. Doch die Wahrheit ist, dass ich wahrscheinlich mehrmals gestrauchelt wäre, und vielleicht hätte ich das ganze Projekt auch irgendwann aufgegeben. Das sichere Umfeld von me|sober. hat mir geholfen, mein neues unabhängiges und nüchternes Ich zu finden. Ich kann jedem, der nüchtern leben möchte, nur empfehlen, sich Gleichgesinnte zu suchen, denn Austausch, Verständnis, Motivation, aber auch Verbindlichkeit sind vor allem am Anfang essenziell. Genauso wie das Gefühl, nicht allein und kein Außenseiter in einer sonst konsumierenden Gesellschaft zu sein.

Mein Weg in meine Nüchternheit ist mein Weg. Er zog sich über mehrere Jahre des Bewusstwerdens. Ich habe mich nicht auf diesen Weg gemacht, weil ich nüchtern leben wollte, sondern weil ich mich besser kennenlernen und verstehen wollte. Ich wollte wieder fühlen, ich wollte wieder richtig leben, ich wollte wieder ich selbst sein. Meine Nüchternheit ist ein Nebenprodukt dieses Prozesses, ein ganz wunderbares Nebenprodukt, das ich nicht mehr missen möchte!

13. Elf Schritte, die du gehen kannst, um mit dem Trinken aufzuhören

Doch wie hörst du nun mit dem Trinken auf? Letztendlich ist es ganz einfach: Du hörst auf, indem du aufhörst. Und genau das ist wohl das Komplizierte daran. Denn auch wenn du dir das eventuell momentan noch nicht so ganz vorstellen kannst, so ist das Aufhören die Eintrittskarte in ein nüchternes Leben. Möglicherweise gehen dir jetzt Gedanken durch den Kopf wie: »Andere Menschen können das, aber ich kann das nicht«, oder: »Ich habe es schon so oft versucht, habe es aber nicht geschafft.« Das ist okay, denn du bist völlig okay, und auch du kannst es schaffen, nüchtern zu leben, wenn du das willst.

Aber noch mal: Den ersten Schritt in ein nüchternes Leben zu gehen bedeutet, tatsächlich mit dem Trinken aufzuhören. Wie, wo und wann du das machst, liegt ganz bei dir. Es ist deine Entscheidung und diese Entscheidung kommt von innen heraus. Ob du eine Selbsthilfegruppe aufsuchst, in eine Klinik gehst, eine ambulante Therapie machst oder unser oder ein anderes Mentoring-Programm absolvierst, ist ganz allein deine Entscheidung. Nur du allein kannst dich dafür entscheiden, diesen Weg zu wählen und ihn dann auch konsequent zu gehen. Hierbei möchten wir betonen, dass du, falls du nicht nur psychisch, sondern auch körperlich abhängig bist, definitiv eine Entzugsklinik aufsuchen solltest, denn ein kalter Entzug kann mitunter lebensgefährlich sein. Auf eigene Faust kannst du aufhören, wenn du (noch) keine körperlichen Symptome wie Schwitzen, Hitzewallungen, Zittern, Gleichgewichtsstörungen oder Gedächtnisstörungen hast. Du wählst den Weg, der für dich passend ist, und nur du entscheidest, wann und ob du aufhören möchtest. Welche Unterstützung du dabei wählst, liegt ganz bei dir, denn es ist dein Weg und es ist dein Prozess.

Im Folgenden haben wir elf Schritte aufgeführt, die du auf dem Weg in dein nüchternes Leben gehen kannst. Wie dieser Weg dann tatsächlich aussieht, ist wiederum individuell verschieden, aber diese Schritte helfen dir dabei, loszugehen und den Weg bis zum Ende zu beschreiten.

<u>Schritt 1: Aufhören.</u> Jetzt! Es gibt nie den richtigen Zeitpunkt, um aufzuhören. Es wird immer noch ein weiterer Geburtstag folgen, noch ein Weihnachtsfest vor der Tür stehen oder eine Firmenfeier. Du solltest daher nicht auf den einen perfekten Moment zum Aufhören warten, denn dieser eine Moment ist immer jetzt. Du hörst damit auf, indem du aufhörst, und dann machst du einfach immer weiter damit. Komme, was wolle. Und in dem Moment, in dem du genau diese Entscheidung für dich triffst, nimmst du dich und dein Leben absolut ernst, denn du entscheidest dich für dich und deine Gesundheit. Du bist nämlich hier auf dieser Welt, um zu leben. Nicht morgen, nicht übermorgen, nicht nach Weihnachten oder dem nächsten Geburtstag, sondern genau heute, hier und jetzt. Und natürlich fühlt sich diese Entscheidung erst einmal gruselig an, warum sollte sie das auch nicht? Du machst in diesem Moment ja schließlich etwas komplett anderes als zuvor. Aber genau das ist wichtig!

<u>Schritt 2: Alkoholfreie Zone.</u> Räume jegliche alkoholischen Getränke aus deiner Wohnung. Wir leben in einer Gesellschaft, in der wir Alkohol eigentlich fast täglich begegnen und ihm so nur schwer aus dem Weg gehen können. Das ist nichts Neues.

Nichtsdestotrotz musst du dich bestimmten Dingen und Situationen nicht aussetzen. Dazu gehört, dass du jeglichen Alkohol aus deiner Wohnung entfernst. Deine Wohnung sollte ein absolut sicherer Rückzugsort für dich sein. In deinen eigenen vier Wänden wirst du im besten Falle so wenig wie möglich getriggert. Das heißt, dass du in diesem Schritt alle leeren und alle vollen Flaschen mit Alkohol aus deiner Wohnung entfernst. Jetzt! Nicht morgen, nicht übermorgen – sondern genau jetzt! Falls du mit deinem Partner oder deiner Partnerin zusammenwohnen solltest, dann kann es sein, dass dir Gedanken kommen wie: »Aber nicht sie/er hat das Problem, sondern ich«, »Nicht sie/er muss verzichten, sondern ich«, »Ich möchte nicht, dass meine Probleme zu den Problemen von anderen gemacht werden«. Aber das Ding ist, dass Alkohol nun einmal eine abhängig machende Substanz ist und dass du eigentlich nicht nur dir selbst, sondern allen Menschen in deinem Umfeld einen Gefallen tust, wenn du diesen entfernst. Und sieh es einmal so: Wenn die Menschen, mit denen du zusammenwohnen solltest, kein Problem mit Alkohol haben und sie dich verstehen und respektieren, dann sollte es kein Problem sein, dir zumindest in deinen eigenen vier Wänden ein nüchternes Umfeld zu erschaffen. Das ist ein wichtiger Schritt, um dir selbst zu zeigen, dass du dich und deine Nüchternheit von nun an ernst nimmst.

Schritt 3: Du bist Prio Nummer eins. Und das hat nichts mit Egoismus zu tun. Du wirst den Rest deines Lebens 24 Stunden am Tag jede einzelne Sekunde mit dir verbringen müssen. Diesbezüglich hast du keine andere Wahl. Also kannst du dich entscheiden, ob du dein bester Freund oder dein schlimmster Feind sein möchtest. Du solltest dich an erste Stelle setzen. Es ist dein Leben, es ist dein Körper, es ist deine Entscheidung.

Das kann erst einmal eine krasse Herausforderung sein. »Wie, Platz eins? Ich kann mich doch gar nicht leiden!?«, magst du jetzt vielleicht denken. Dann solltest du damit beginnen, dich an erste Stelle zu setzen, und zwar sofort! Du könntest dir zum Beispiel jeden Morgen, wenn du in den Spiegel schaust, sagen, dass du dich gernhast. Und dass du dich von nun an um dich kümmern wirst. Das fühlt sich am Anfang möglicherweise total komisch und wie eine Lüge an, aber es wird von Tag zu Tag besser. Vielleicht nicht heute oder morgen, aber dann eben übermorgen. Wenn du noch einen obendrauf setzen möchtest, kannst du dir beim In-den-Spiegel-Schauen auch ein Lächeln schenken. Es geht darum, dass du lernst, dich mit winzigen kleinen Gesten wertzuschätzen. Dir einmal oder am besten mehrmals am Tag etwas Gutes zu tun und zu überlegen, was deine eigentlichen Bedürfnisse sind.

Schritt 4: Starte, bevor du bereit bist. Denn du wirst dich nie bereit fühlen. Dieser Schritt knüpft eigentlich an den ersten Schritt an. Es ist egal, wo du stehst, wie dein Leben momentan aussieht, wie du dich fühlst. Der erste Schritt in Richtung Nüchternheit beginnt für dich, sobald du deinen momentanen Zustand zunächst einmal akzeptierst, und zwar mit allem, was dazugehört. Du akzeptierst, dass du dich scheiße fühlst, dass du die Kontrolle über Alkohol verloren hast und eure Beziehung auf Deutsch gesagt am Arsch ist. Oder du akzeptierst, dass du noch nie die Kontrolle über Alkohol hattest, das spielt hier letztendlich keine ausschlaggebende Rolle. Der Punkt ist, dass du dich und deine Situation annimmst, wie sie ist. Außerdem akzeptierst du, dass du womöglich eine Scheißangst hast, weil du dir ein Leben ohne Alkohol nicht vorstellen kannst. Auch das ist okay, denn wie sollte es auch anders sein, wenn du vielleicht schon jahrelang trinkst. Im Durchschnitt dauert es nämlich mindestens zehn Jahre, bis sich ein Mensch tatsächlich eingesteht, ein Problem mit Alkohol zu haben, und er sich diesbezüglich Hilfe und Unterstützung sucht.[1]

Du akzeptierst all das vollkommen und komplett, denn mit dir ist tatsächlich nichts falsch gelaufen und Millionen Menschen geht es möglicherweise ganz ähnlich wie dir. Mit dir ist alles okay und in dir liegen all die Kraft, der Mut, die Stärke und alle Ressourcen, die du sonst noch dafür brauchst, um dich und dein Leben zu transformieren, sodass du nüchtern werden und bleiben kannst. Und dann vertraust du dem Leben und damit dem Prozess. Und wenn es dir helfen sollte, dann bitte das Leben oder das Universum oder wen auch immer um Hilfe. Schreib es dir auf, sage es dir auf. Du bist genau richtig so, wie du bist, und dein Leben ist genau richtig so, wie es ist. Auch wenn es sich momentan vielleicht ganz anders anfühlen sollte, aber du als wundervoller Mensch bist völlig okay.

Auch solltest du dir für all die Momente vergeben, für die du dich schämst. Vergib dir all die Kater, all die unschönen Dinge, die du vielleicht gesagt und/oder getan hast. Vergib dir und lass los. Sieh dein Trinkverhalten als Strategie, die dir bis zu einem gewissen Grad und für einen bestimmten Zeitraum dabei geholfen hat, dein Leben zu leben. Vielleicht war diese Strategie auch überlebenswichtig für dich, bis du erkannt hast, dass sie auf lange Sicht einfach nicht aufgeht. Auch das ist okay. Triff eine Entscheidung und dann fange an und höre niemals wieder damit auf, und vor allem hör niemals damit auf, an dich zu glauben.

Schritt 5: Wer bin ich? Um dein Leben zu ändern, musst du dein Innenleben ändern. Um nüchtern zu leben, musst du aufhören zu trinken, und mit dieser Entscheidung können in deinem Leben ein paar Wochen oder Monate folgen, in denen du keinen blassen Schimmer mehr davon hast, wer du eigentlich bist. Vielleicht stellst du dir dann Fragen wie: »Was für ein Mensch bin ich ohne Alkohol?«, »Wie fühle ich mich eigentlich?«, »Wie will ich jemals wieder in eine Bar oder zu einer

Geburtstagsfeier gehen, ohne etwas zu trinken?«, »Kann ich ohne Alkohol überhaupt lustig sein?«

Es kann sein, dass du dich auf der neuen, nüchternen Ebene noch einmal ganz von vorne kennenlernen musst, dass du durch den jahrelangen Konsum schlichtweg die Verbindung zu dir selbst verloren und dir eine Identität erschaffen hast, die eng mit Bars, Partys und Rausch verknüpft ist. Vielleicht hast du zunächst einmal keine Vorstellung von deiner nüchternen Identität, weil du über Jahre glaubtest, dass der Alkohol dich witzig macht oder liebenswert oder selbstbewusst oder entspannt. Aber tatsächlich entsprach das nicht wirklich der Wahrheit.

Die ersten nüchternen Schritte können sich daher etwas unbeholfen anfühlen, aber letztendlich wirst auch du für dich entdecken, dass deine Nüchternheit eigentlich eine versteckte »Superpower« ist. Du wirst erstaunt sein, wie klar du plötzlich denken kannst. Du wirst erstaunt sein, wozu dein Körper und dein Nervensystem und vor allem dein Gehirn in der Lage sind. Und vor allem wirst du erstaunt sein, wie viel witziger du ohne Alkohol sein kannst, weil du Wortwitze sofort verstehst und gleich darauf reagieren kannst. Auch wirst du nicht immer und immer wieder dieselbe Story am Abend wiederholen, von der du glaubst, dass du sie zum ersten Mal erzählst. Nüchtern bedeutet nicht langweilig, fad, ohne Geschmack, stillos. Nüchtern bedeutet Empowerment und damit verantwortungsvoll, zufrieden, leicht, selbstbestimmt, authentisch, bunt, facettenreich, ehrlich, klar, fokussiert, fröhlich, humorvoll, gesund. Und je besser du dich nüchtern kennenlernst und je mehr Erfahrungen du machst, indem du Situationen nüchtern durchläufst, desto sicherer wirst du in dir selbst sein. Es geht letztendlich darum, wieder eine gesunde und liebevolle Beziehung zu dir selbst aufzubauen.

Schritt 6: Plan/Routine. Wie? Was? Wann? Wo? Du brauchst einen Plan. Zumindest für die ersten paar Tage und/oder Wochen. Nehmen wir an, du hast die Entscheidung getroffen, dass du von nun an auf Alkohol verzichten möchtest, was unfassbar genial von dir ist – wie genau möchtest du vorgehen? In den meisten Fällen ist es nämlich so, dass wenn alles so bleibt wie vorher, sich auch nichts ändern wird, weil eben alles so ist wie vorher. Durch Veränderungen (seien sie auch noch so klein) ändern wir unser Leben. Sprich: Du brauchst eine neue Struktur und neue Routinen. Am besten stellst du dir dabei folgende Fragen:

1. **In welchen Situationen habe ich getrunken?** Es ist wichtig für dich, die Situationen herauszukristallisieren, in denen du getrunken hast, um dir im zweiten Schritt zu überlegen, wie du zukünftig mit diesen Situationen umgehen wirst.
2. **Wie sah mein Trinkritual aus und wie kann ich eine Alternative für mich erschaffen? Wie sieht diese Alternative ganz konkret aus?** Überlege, wie, wann und wo du getrunken hast und wie deine neue Struktur aussehen soll. Welche ganz konkreten Alternativen kannst du für dich schaffen, um dich in deinem Prozess zu unterstützen?
3. **Welche Situationen könnten schwierig/herausfordernd für mich werden und wie möchte ich mit diesen umgehen?** Sei auch bei dieser Frage so konkret wie möglich. Wie genau wirst du dich beispielsweise auf die nächste Geburtstagsfeier vorbereiten? Wie fühlst du dich vorab? Hast du überhaupt Lust hinzugehen? Mit wem gehst du hin? Was wird dort passieren und vor allem, was wirst du tun, wenn es emotional schwierig werden sollte? Hast du einen »Sober Buddy«, der mit dir hingehen wird? Wen kannst du anrufen, wenn es schwierig wird? Hast du diese Fragen vorab geklärt, wirst du nicht das Gefühl haben, »anders« zu sein als deine Mitmen-

schen, sondern es eher so sehen, dass du nun eben besonders achtsam mit dir umgehst, was du nicht getan hast, als du noch Alkohol getrunken hast.

4. **Welche Personen in meinem Umfeld hole ich mit ins Boot, sodass ich mich nicht isoliert und allein fühle?** Auch wenn es sich möglicherweise wie eine riesige Herausforderung anfühlt, überhaupt irgendeinem Menschen davon zu erzählen, dass du nüchtern leben möchtest, macht es die Sache letztendlich um einiges einfacher. Hast du Freunde und Familie mit ins Boot geholt, so musst du dich auch nicht jedes Mal erklären, wenn du keinen Alkohol trinken willst. »Ich trinke nicht« ist ein kompletter Satz und bedarf letztendlich keiner weiteren Erklärung oder Ausführung, sondern es ist eine Entscheidung, die jeder Mensch für sich und sein Leben treffen darf. Ich persönlich hatte lange Zeit Angst, dass ich meine Freunde verlieren würde. Vor allem hatte ich Angst, dass ich nicht mehr als Ich wahrgenommen werde, sondern als »die Abhängige«, die jetzt ihr Leben lang leiden muss. Aber nichts davon ist eingetreten. Meine Freunde sind immer noch meine Freunde und haben mich als Person nie infrage gestellt, was mich unendlich gefreut und mir gezeigt hat, dass die Story in meinem Kopf nicht unbedingt der Realität entsprechen muss.

5. **Was sind meine Trigger?** Sei auch bei dieser Frage so konkret wie möglich. Bei den Triggern kann es sich um Situationen, Gefühle, Gerüche, Erfahrungen oder Menschen handeln. Es ist wichtig, dass du weißt, worauf du achten musst, um dich emotional gut vorzubereiten und vor allem im nächsten Schritt zu wissen, wie du mit diesen Triggern umgehen kannst. In Schritt 9 haben wir dazu eine Toolbox mit hilfreichen Tipps zusammengestellt, die du für dich ausprobieren und auf dich persönlich zuschneiden kannst.

Schritt 7: Ziel – Wo willst du hin? Niemand kann dir deinen Weg in ein nüchternes Leben vorschreiben. Es ist dein Leben und du entscheidest, was für dich funktioniert und was nicht. Wichtig ist nur, dass du es ausprobierst und auf die Suche gehst. Finde heraus, was dich in deinem Prozess unterstützt. Vielleicht mag es dir momentan noch schwerfallen, dir eine nüchterne Version von dir vorzustellen, aber nichtsdestotrotz ist es wichtig, dass du ein Ziel vor Augen hast. Wie möchtest du dich fühlen? Wie möchtest du leben? Wie sieht ein perfekter Tag in deinem Leben aus? Welche Beziehung möchtest du führen? Welche Beziehung möchtest du zu deiner Familie haben? Welchen Job möchtest du haben? All das solltest du ganz klar vor Augen haben.

Wenn du möchtest, kannst du dir auch ein Vision Board dazu anfertigen oder Bilder ausdrucken und aufkleben. Unser Gehirn liebt Aufgaben und dein Unterbewusstsein wird versuchen, dieses Ziel für dich zu erreichen, deswegen ist es wichtig, dass du dein Ziel so klar wie möglich vor Augen hast. Und dein Ziel sollte nicht lauten: »Ich möchte nicht mehr trinken.« Versuche vielmehr, dein Ziel positiv zu formulieren: »Ich bin unabhängig und verspreche mir, gut für mich zu sorgen, indem ich …«, oder: »Ich werde von nun an meine Bedürfnisse wahrnehmen und nach diesen handeln, indem ich …«

Mir hat es zum Beispiel langfristig geholfen, mit Mantren oder Affirmationen zu arbeiten. Dadurch komme ich in Kontakt mit meinem Unterbewusstsein und kann Glaubenssätze auflösen. Beobachte hierfür gerne einen Tag lang deine Gedanken. Wie redest du mit dir? Sagst du dir auch Sätze wie: »Ich kann nichts«, »Ich schaffe das nicht«, »Ich bin nicht gut genug«? Beobachte, wie du mit dir selbst sprichst, und ändere deinen Umgang mit dir selbst. Positive Affirmationen auf einen Zettel zu schreiben und in der Wohnung an Stellen zu befestigen, an denen du häufig vorbeigehst, ist auch eine gute Möglichkeit, dir die positiven Sätze ins Gedächtnis zu holen, sodass sie in Fleisch und Blut übergehen.

Und fühle deine Gefühle. Sei wütend, sei traurig, sei frustriert, sei enttäuscht, sei alles, was aus dir herauskommt, und dann laufe weiter. Indem du deine Gefühle rauslässt, kümmerst du dich um dich selbst. Du erkennst an, dass deine Gefühle sein dürfen und dass sie eine Daseinsberechtigung haben.

Schritt 8: Community. Ich kann mich noch daran erinnern, dass ich mich so unendlich einsam gefühlt habe, als ich noch trank und ich mir meinem Problem immer bewusster wurde. Ich dachte tatsächlich, dass ich die einzige junge Frau in ganz Berlin bin, der es so geht, und dass mich niemand verstehen wird. Außerdem dachte ich, dass ich nicht in Selbsthilfegruppen oder dergleichen gehöre. Ich war der festen Überzeugung, dass ich anders bin als die anderen. Aber das bin und war ich nicht. Wir sind alle Menschen mit menschlichen Problemen und es ist tatsächlich einfacher, wenn du dich mit Menschen umgibst, die einen ähnlichen Weg gehen wie du selbst.

Schritt 9: Toolbox. Was hilft dir? Es ist wichtig, dass du dir deine eigene Toolbox mit Strategien zusammenstellst, die dir in akuten Situationen helfen können. Probiere dich aus und schaue, was dich in solchen Momenten am besten weiterbringt. Ein paar Tipps, die uns selbst und/oder unseren Mentees geholfen haben, stellen wir dir im Folgenden vor. Sei ruhig kreativ und scheue dich nicht, auch Dingen eine Chance zu geben, die dir vielleicht auf den ersten Blick albern oder zu banal erscheinen. Und sei großzügig mit der Füllung deiner persönlichen Toolbox. Je mehr Werkzeuge du dir reinpackst, desto flexibler kannst du zum Beispiel auch auf unvorhergesehene und schwierige Situationen reagieren.

- Vielleicht hast du schon von dem Prinzip »HALT« gehört, das es laut der Anonymen Alkoholiker unbedingt zu vermeiden gilt? Das ist durchaus ernst zu nehmen: Hunger (H für »hungry«) ist der größte Feind unseres Durchsetzungsvermögens und unserer allgemeinen Ausgeglichenheit. Wut (A für »angry«) und Einsamkeit (L für »lonely«) sind zwei extreme Emotionen, die uns gerade am Anfang unserer Nüchternheit noch stark überfordern können, wenn wir gerade erst das ganze Ding mit den Gefühlen neu lernen müssen. Und über die Sache mit dem chronischen Schlafdefizit (T für »tired«) beziehungsweise warum es grundsätzlich eine gute Idee sein kann, sich hin und wieder mal ins Bett zu verkriechen, sprechen wir weiter unten noch.

- Wenn du längere Zeit mehr der Promille als der Flüssigkeitszufuhr zuliebe getrunken hast, wird dein Körper (und auch dein Kopf) eine Weile brauchen, um die Verknüpfungen wieder von der Befriedigung eines Suchtbedürfnisses hin zu einem tatsächlichen Nährstoffbedürfnis umzuswitchen. Vermutlich wirst du zunächst nicht mal ein Gespür dafür haben, dass dein Körper eigentlich dehydriert ist. Viel von der möglicherweise auftretenden Schummrigkeit im Kopf oder den permanenten Kopfschmerzen nach dem Aufhören kann schon mit ausreichender Flüssigkeitszufuhr ausgeglichen werden.

- Deshalb: Trinke so viel Wasser (wenn du magst, zusätzlich mit Zitrone), bis dir fast schlecht wird und du das Gefühl hast, dass dir das Wasser zu den Ohren rauskommt. So überlistest du gleichzeitig deinen Körper, denn da du trinkst, befriedigst du schon einmal das orale Verlangen und dein Magen füllt sich, sodass das Verlangen abgeschwächt wird.

- Belohne dich mit extra-fancy alkoholfreien Getränken. Bitteres (z. B. Tonic Water) hilft erfahrungsgemäß besser gegen Cravings als Süßes. Von den sogenannten alkoholfreien Alternativen, wie entalkoholisiertem Bier oder Wein, würden wir zumindest am Anfang tendenziell eher abraten. Erstens enthalten die meisten als »alkoholfrei« deklarierten Getränke immer noch einen kleinen Prozentsatz an Alkohol (achte auf jeden Fall darauf, dass da tatsächlich 0,0 % steht und nicht etwa < 0,5 % oder so), und zweitens kann allein schon die Ähnlichkeit mit dem »richtigen« Zeug das suchtempfängliche Gehirn triggern und im Zweifelsfall den Einstieg in einen Rückfall bedeuten. Wenn das bei dir allerdings nicht so ist, go for it! Gerade in sozialen Situationen kann es auch durchaus hilfreich sein, sich an etwas Gewohntem festhalten zu können und neugierigen Fragen auszuweichen.

- Rede mit Menschen, die dich verstehen. Rufe deine beste Freundin, deinen besten Freund, deinen Ehemann oder deine Mutter an und rede dir alles von der Seele. Vielleicht findest du ja sogar einen »Sober Buddy«, mit dem du konkret am gleichen Thema arbeiten kannst.

- Davon mal abgesehen, mache dir möglichst wenig sozialen Druck bezüglich Verabredungen und »nettem Beisammensein« (was doch, ehrlich gesagt, oft nur der heimliche Code für gemeinsames öffentliches Betrinken ist). Verabrede dich mit Freunden lieber tagsüber und nehmt euch am besten tatsächlich etwas Konkretes vor. Wer samstagmorgens um sieben für eine Wanderung mit Waldpicknick zu haben ist, wird zudem am Wochenende eher nicht mehr groß auf Party aus sein. Ansonsten wollen wir dir auch die Erkenntnis nicht vorenthalten, dass »Nein« eine vollständige Antwort ist, die du nicht weiter begründen musst.

- Achte darauf, dass du nicht über einen längeren Zeitraum mit leerem Magen umherläufst. Manchmal verwechseln wir Hunger mit Durst, das heißt, wir glauben, dass wir trinken möchten, obwohl wir eigentlich Hunger haben. Habe daher stets ein paar Nüsse oder Ähnliches mit dabei.

- Gib dem Verlangen nach Süßigkeiten zunächst einmal nach. Dein Körper wird nun krampfhaft auf der Suche nach einem Kick sein. Das ist für den ersten Moment okay, jedoch solltest du langfristig versuchen, dies über eine gesunde Ernährung auszugleichen.

- Du darfst dich sowieso ständig und immer mit allem belohnen, was dir guttut. Ja, auch wenn du darauf keinen Bock hast und Fleißbildchen schon immer albern fandest. Denn jeder Tag deiner neuen Nüchternheit ist bereits ein rekordverdächtiger Schritt in Richtung Freiheit! Und die darfst du ruhig ordentlich feiern. Du musst vielleicht nur noch neu lernen, womit, wenn nicht mit Alkohol.

- Gehe achtsam mit dir um. Nimm ein warmes Bad, trink eine heiße Schokolade oder unternimm einen Spaziergang. Gib dir selbst das Gefühl von Sicherheit.

- Oftmals koppeln wir bestimmte Tätigkeiten an ein Verlangen. Wenn du beispielsweise beim Aufräumen stets eine Flasche Wein getrunken hast, dann wird dieses Verlangen beim Aufräumen auch weiterhin auftreten. Sei dir dessen bewusst und versuche, dich schon im Voraus darauf einzustellen und dich immer und immer wieder für dich und deine Nüchternheit zu entscheiden.

- Bleib allerdings auch flexibel, was deine (neuen) Routinen angeht. Such dir Regelmäßigkeiten in deinem Tagesablauf, die dir Halt und Sicherheit geben und mit denen du die Zeit auffüllen kannst, die frei wird, wenn sich deine Tage nicht mehr ständig um Alkoholkonsum und -beschaffung sowie Vertuschung und Entkaterung drehen. Schaffe dir neue Routinen und hinterfrage Konventionen! Dreimal am Tag frühstücken? Pfannkuchen zum Abendbrot? Morgens um 10 Uhr Eier vom Grill? Perfekt, wenn es dir hilft, den Rest des Tages nüchtern zu bleiben. Der Sweetspot liegt irgendwo zwischen einem strukturierten Tagesablauf und als langweilig empfundener Routine, in der Alkohol zu einer attraktiven Abwechslung werden und das suchtgetriebene Steinzeithirn auf Autopilot schalten könnte.

- Finde einerseits einen Weg, dich zu entspannen (durch Meditation, Atemübungen, Progressive Muskelrelaxation, Yoga Nidra). Auf der anderen Seite: Reagiere dich ab. Mache Sport. Laufe wie wild durch den Wald, boxe in ein Kissen oder tue etwas anderes, das dir dazu verhilft, der Anspannung einen Kanal zu bieten.

- Du kannst üben, dich aus dem Moment zu reißen, indem du beispielsweise auf eine Chilischote beißt, dir Tigerbalsam unter die Nase reibst, den Saft einer Zitrone trinkst oder dich für zwei Minuten unter die eiskalte Dusche stellst (Wim-Hof-Methode). Außerdem hilft: zu lauter Musik in der Küche tanzen, den Hund schnappen und rausgehen, die Kopfhörer mit einem inspirierenden Sober-Podcast schnappen und rausgehen, mit der dreijährigen Nichte auf dem Sofa rumhüpfen, seilspringen im Wohnzimmer … alles schon ausprobiert. Übrigens ist es keine Entschuldigung, keinen Hund oder keine Nichte zu haben. Es geht darum, kreativ zu werden und dem Suchtdruck ein neues und vor allem funktionales und nicht selbstzerstörerisches Ventil zu geben.

- Ein weiteres gutes Ventil für überschüssige, chaotische Energie ist Ausmisten. Möglicherweise das unterschätzte Supertool. Äußere Reinigung und Ordnung machen auch etwas mit unserem Inneren. Aber pass wie immer gut auf dich auf, überfordere dich nicht mit Mammutaktionen. Einfach mal die Teebecher im Küchenschrank neu einräumen, weil sie direkt über dem Wasserkocher und den Teebeuteln doch so viel mehr Sinn ergeben, kann Wunder bewirken. Bei der Gelegenheit kannst du auch gleich die Weingläser wegräumen, die braucht gerade kein Mensch.

- Mach dir immer mal wieder klar, dass dein Körper gerade mit grundlegenden Entgiftungsarbeiten an allen Ecken und Enden beschäftigt ist. Das ist mega anstrengend und kann sich, gerade am Anfang, ernsthaft wie eine mittelschwere Grippe anfühlen. Wenn deine Energie also einfach alle ist und sonst gar nichts mehr geht, dann leg dich in dein Bett, wenn sich das gut für dich anfühlt. Mitten am Tag, alle Klamotten noch an, um 19 Uhr mit zugezogenen Gardinen wie ein Kleinkind, scheißegal! Dein Bett ist ein sicherer Ort, denn du begibst dich damit räumlich in eine andere Position (weg vom gefühlt brüllenden Kühlschrank in der Küche zum Beispiel) und schützt dich damit für den Augenblick vor dir selbst. Aber Achtung, wenn du unter Depressionen oder genereller Antriebsschwäche leidest, kann das auch nach hinten losgehen. Achte auf dich und lerne, die leisen Stimmen deiner Bedürfnisse unter dem lauten Drang nach dem nächsten Drink wieder wahrzunehmen.

- »Ich schaffe das«, »Ich bin stärker als das«, »Ich treffe JETZT die Entscheidung und werde stolz auf mich sein« – suche dir so einen kraftvollen Satz oder ein Mantra, welches dir besonders gut gefällt, und den/das du in schwierigen Momenten immer und immer wieder aufsagen kannst. Visualisiere, wie gut es dir am nächsten Tag gehen wird. Stell dir vor, wie gesund und leicht du dich ohne Alkohol fühlen wirst. Glaube nicht alles sofort, was dein Kopf denkt, und sage deinem bockigen, inneren Kind so oft es das hören muss: »Ich trinke nicht auf einen Scheißegal-Moment.«

Wichtig bei alldem ist: Ein Tool allein bringt's nicht, es kommt auf die Mischung an und wahrscheinlich brauchst du tendenziell immer mehr Hilfestellung, als du denkst. Denn jeder Tag ist anders, wenn du ihn nicht mehr mithilfe hochprozentiger Flüssigkeiten in einheitlich verkaterte Weltuntergangsstimmung versetzt. Gib dir die Chance, ausprobieren zu dürfen, was heute hilft. Mach am Anfang lieber mehr, später kannst du immer noch wieder runterschrauben. Sei vorbereitet, aber verrenn dich nicht in Gedanken um ungelegte Eier. *Easier said than done, but better done than perfect.*

Schritt 10: Rückschläge beinhalten eine Message. Ein Rückfall kann passieren. Das ist kein Weltuntergang, du bist nicht zu schwach und du bist auch kein Versager beziehungsweise Versagerin, nur weil du in alte Gewohnheiten und Denkmuster zurückgefallen bist. Ich glaube, an sich ist der Mensch ein Gewohnheitstier, weil es ihm in irgendeiner Art und Weise Sicherheit gibt. Wenn ich immer wieder dasselbe tue, weiß ich am Ende des Tages ja auch, was mich erwartet und womit ich rechnen kann (auch bei sehr ungesunden Strategien wie Alkohol trinken). Wenn wir uns nun dazu entschließen, unsere Gewohnheiten zu ändern, dann brauchen wir tatsächlich mitunter etwas länger, um uns an die neuen Routinen zu gewöhnen. Wir müssen Dinge immer und immer wiederholen, damit wir uns selbst irgendwann abkaufen, dass die neue Gewohnheit besser und nützlicher ist als die ursprüngliche und wir einen Benefit davon haben. Dabei kann es nur allzu schnell passieren, dass wir in alte Muster zurückfallen. Also üben, üben, üben und weitermachen.

»Carry the fuck on!«, schreibt die Gründerin von Tempest, Holly Glenn Whitaker. Auf Deutsch heißt das so viel wie: »Mach, verdammte Scheiße noch mal, weiter« – egal was passiert. Aus heutiger Sicht war mein Rückfall zwischen Entgiftung und Langzeittherapie sehr wichtig für mich, denn mir wurde dadurch erst so richtig bewusst, dass mein Leben in dem Moment alles andere als easy und mein Problem tatsächlich größer war als vorher angenommen. Natürlich ist das erst einmal kein schönes Gefühl und natürlich war ich erschrocken und habe mich gefühlt wie eine Versagerin, da ich das Gefühl hatte, gar nichts mehr unter Kontrolle zu haben. Aber das Wichtigste ist in diesem Moment, wie du mit dem Rückfall umgehst, denn jeder Rückfall beinhaltet eine Message und sagt dir, dass gerade etwas nicht so rundläuft. Deine Aufgabe ist es demnach, zu schauen, wo der Schuh drückt und was genau du ändern musst, damit du dich zukünftig besser fühlst und dich gar nicht erst in die Situation bringst, Alkohol trinken zu müssen.

Schritt 11: Führe ein Leben voller Freude. Du wirst kein langweiliges Leben führen, es sei denn, du möchtest es! Das Leben hat es nicht für dich vorgesehen, dass du dich quälst. Das Leben hat für dich vorgesehen, dass du es lebst und es in vollen Zügen genießt. Und vor allem hat das Leben mit hundertprozentiger Sicherheit einkalkuliert, dass du es ohne einen Tropfen Alkohol leben kannst, schließlich bist du ja auch nüchtern auf diese Welt gekommen. Dein Leben ist das, was du daraus machst, und wenn du anfängst, auf dein Herz zu hören, wenn du anfängst, Dinge in deinem Leben zu ändern, und du nach und nach wieder in deine Kraft kommst, wenn du anfängst, dich wieder selbst wichtig und ernst zu nehmen, und wenn du lernst, dem Leben zu vertrauen, dann wird sich etwas in Bewegung setzen. Das mag sich jetzt eventuell komisch für dich anhören und ich hätte niemals gedacht, dass so etwas einmal aus meinem Mund kommen würde: Aber das Leben ist immer für dich. Vielleicht denkst du, das sei nicht wahr und du hättest dir nie gewünscht, abhängig zu werden oder dich leer zu fühlen, aber du hast dir dein Leben selbst erschaffen und dein Leben ist nur ein Spiegelbild deiner inneren Welt.

An sich ist es ganz einfach: Wenn du dir permanent sagst, dass du nichts wert bist, dass dein Leben scheiße ist und du nichts mehr im Griff hast und deswegen trinkst, dann fühlst du dich auch scheiße, verlierst gefühlt die Kontrolle über dein Leben und hast das starke Bedürfnis, zu trinken. Wenn du dagegen anfängst, dich um dich selbst zu kümmern, dich wertzuschätzen, dich anzuerkennen, und nach und nach und Stück für Stück aufräumst, dann wirst du beginnen, dich selbst wertzuschätzen und dich selbst mehr anzuerkennen. Du wirst anfangen, die Kontrolle über dein Leben zurückzugewinnen, und das Bedürfnis, mithilfe von Alkohol aus deinem Leben verschwinden zu wollen, wird geringer werden. Du wirst die Sonne wieder strahlen sehen und die kleinen Dinge mehr zu schätzen wissen und dein Leben wird lebenswerter werden. Dann sind Bars, Partys und Zigaretten einfach nicht mehr wichtig.

Alkohol macht zwangsläufig irgendwann depressiv und dämpft deine Gefühle. Wir jagen dem Rausch als einzigem Glücksmoment hinterher, aber die »Glücksmomente« werden im Laufe der Zeit immer weniger. Dein Leben beginnt mit jedem Schluck, den du nicht trinkst.

14. Wie es sich anfühlt, nüchtern zu leben

Vlada

Als ich noch getrunken habe, empfand ich nüchterne Menschen immer eher als störend. Ich kann dieses Gefühl nicht wirklich beschreiben. Es war wohl so, als würden mich diese Menschen unbewusst auf etwas hinweisen, was ich schon längst nicht mehr konnte – und zwar keinen Alkohol trinken. Als ich noch trank, schien mir ein nüchterner Lebensstil alles andere als erstrebenswert. Ich hatte tatsächlich die Vermutung, mein Leben wäre vorbei, müsste ich von nun an auf Alkohol verzichten. Dieser hatte mich ja schließlich schon über die Hälfte meines Lebens begleitet, war quasi ein Teil von mir. Außerdem hatte Alkohol über die Jahre unzählige wichtige Funktionen für mich übernommen. Mich mutig zu machen zum Beispiel, oder mich lustig zu machen. Mich zu entspannen, mich abschalten zu lassen. Allein der Gedanke daran, auf Alkohol verzichten zu müssen, verstärkte nur noch meinen Wunsch zu trinken.

Da hat die Abhängigkeit aus mir gesprochen, schließlich wäre es beispielsweise völlig okay für mich, müsste ich von heute auf morgen auf Bananen verzichten. Darüber würde ich keine einzige Sekunde lang nachdenken, das wäre mir völlig egal. Alkohol trinken wollte ich allerdings weiterhin. Ich wollte zu einer trinkenden Gesellschaft dazugehören und keine Außenseiterin sein. Das war mir wichtig. Ein nüchternes Leben schien mir dagegen trist, ja richtiggehend eine Strafe zu sein. Fast schon so, als müsste ich dafür all meine Freunde aufgeben, dürfte nie wieder Freude verspüren, sondern müsste für den Rest meines Lebens gegen mich selbst kämpfen und permanent unfassbare Willenskraft aufbringen, um zu widerstehen. Keine Freunde, keine sozialen Kontakte, keine Partys, keine Geburtstage, langweilige Weihnachtsfeste, keine Liebesbeziehungen mehr, keine Gefühle mehr, kein Spaß mehr, absolut gar kein erstrebenswertes Leben mehr.

Und vor allem: Wie sollte ich meine Nüchternheit überhaupt erklären? Es gibt ja sogar Menschen, die gehen nüchtern in einen Club und tanzen stundenlang – nur der Musik wegen. Für mich damals unbegreiflich. Dabei habe ich völlig übersehen, dass ich mich mit meinem Trinkverhalten um mein eigenes Leben gebracht habe. Letztendlich habe ich wohl komplett vergessen, wie sich Leben eigentlich anfühlt. Und damit meine ich nicht die wirklich schlimme Zeit, kurz bevor ich in die Klinik musste. Damit meine ich all die latenten Kater. Dieses dumpfe Gefühl, das auch auftaucht, wenn du nur eine halbe Flasche oder zwei Gläser am Vorabend getrunken hast. An dieses Gefühl gewöhnen wir uns nur allzu schnell, weil es uns nicht sonderlich wehtut und wir nicht glauben, dass es unser Leben beeinträchtigt. Aber je mehr wir uns an dieses Gefühl gewöhnen, desto eher sind wir der Meinung, dass genau dieses dumpfe Gefühl zur »Lebendigkeit« dazugehört. Zumindest ist es mir so ergangen und irgendwann war ich dann einfach der Annahme, dass dieses latent schale Gefühl wohl Teil des Deals ist.

Zudem schienen mir Menschen, die auf Substanzen verzichten, irgendwie langweilig. Vielleicht war es auch so, dass ich diese Menschen ein Stück weit bemitleidete. Oder beneidete, weil ich nicht mehr verzichten konnte? Zumindest gab ich mich ungern mit solchen Menschen ab, denn ich hatte das Gefühl, dass sie mich am Trinken und somit an meinem Leben hindern würden. Ich konnte es auch schwer ertragen, wenn Menschen einfach nur ein Glas Wein tranken und dann aufhörten. Das löste in mir eine Mischung aus Ungeduld und Wut aus. Also verbrachte ich meine Zeit lieber mit Menschen, die genau wussten, was wirklicher Spaß bedeutet. In Bars abhängen, rauchen, trinken und über die Liebe reden.

Und eines Tages war ich abhängig, ohne dass ich es mitbekommen hatte. Ich fuhr gefühlt mit Vollgas gegen eine Wand und musste mich dann irgendwann fragen, ob ich wirklich so weitermachen möchte. Wollte ich mich wirklich jeden Morgen so elend fühlen und das Gefühl haben, nicht mehr klar denken zu können? Das wollte ich nicht. Also stieg ich aus. Und tatsächlich war dies zunächst einmal alles andere als ein befreiendes Gefühl. Zwischen meinem trinkenden Ich und meinem nüchternen Ich lag für eine ganze Weile gefühlt so eine Art luftleerer Raum. Ein Zwischenraum quasi, identitätslos. Das war zunächst einmal sehr befremdlich. Aber je mehr ich mich emotional auseinandernahm – und das meine ich im positiven Sinne –, desto mehr hatte ich die Möglichkeit, zu mir selbst zurückzufinden.

Ich bin kein anderer Mensch geworden. Ich bin immer noch ich. Nur irgendwie auch ganz anders. Nüchtern, klar und ich kann tatsächlich die ganze Zeit denken. Das war für mich lange Zeit jeden Morgen ein kleines Wunder, für das ich unglaublich dankbar war. Und wenn ich es mir so recht überlege, dann führe ich heute genau das Leben, vor dem ich früher so viel Angst hatte. Ich hänge nicht mehr in Berliner Clubs ab, ich gehe nicht mehr in Bars, ich gehe im Wald spazieren, ich lese Bücher, ich arbeite viel: an mir, an unserer Vision. Ich genieße die Zeit mit meinen Freunden und dabei trinke ich Tee oder Wasser. Ich stehe um 6 Uhr morgens auf, um Yoga zu praktizieren oder zu meditieren. Ich tue all die Dinge, von denen ich glaubte, dass sie unendlich langweilig sind. Aber was ich für mich herausfinden konnte, ist, dass ich mich heute lebendiger fühle als jemals zuvor.

Es ist auch nicht so, dass jeder Tag gleich ist und dass ich mich immer unfassbar gut in meiner Haut fühle, im Gegenteil. Aber ich kann meine Gefühle fühlen und ich kann sie ertragen – und das ist der große Unterschied. Ich bin angekommen in meinem Leben und habe mich für mich entschieden. Die wahrscheinlich wichtigste Erkenntnis war dabei für mich, dass ich weder meine Gefühle noch meine Gedanken bin. Ich bin der Beobachter, das, was dahinterliegt, und ich habe eine Wahl. Ich habe die Wahl, nüchtern zu leben. Auch und vor allem in einer Gesellschaft, die trinkt. Ich muss nicht so sein wie alle anderen, ich darf ich sein, und diese Erlaubnis durfte ich mir selbst geben.

Und wenn ich noch einen weiteren Blick auf mein Leben richte, dann hat sich an und für sich auch im Außen nicht sonderlich viel verändert. Ich habe dieselben Freunde, ich habe dieselbe Familie, ich habe denselben Körper. Der Unterschied ist nur, dass ich mein Leben anders bewerte und andere Entscheidungen für mich treffe. Ich habe aufgeräumt. Ich habe in mir aufgeräumt, meine Beziehung zu mir selbst aufgeräumt. Die Beziehung zu meiner Familie, ich habe angefangen Verantwortung zu übernehmen und meine Finanzen in Ordnung gebracht, und ich habe die Entscheidung getroffen, dass ich mein Leben gestalten darf, wie ich es mir wünsche. Das war meinem trinkenden Ich nämlich noch nicht ganz klar, das immer dachte, die Dinge würden uns einfach so widerfahren, weil das Leben es nicht gut mit uns meint und wir nicht wichtig sind oder nicht gehört werden. Aber das Leben hat mir immer zugehört und tatsächlich war es auch immer *für* mich, obwohl es sich nicht durchweg so angefühlt hat.

Ich habe aufgehört, mich selbst zu bemitleiden, und das war die erste Zeit ziemlich, ziemlich hart. Ich habe lange Zeit mit mir gehadert, ob ich mir tatsächlich Hilfe holen sollte, denn ich war der Meinung, die Therapie, die ich schon gemacht hatte, habe mir letztendlich nicht sonderlich viel gebracht. Und vor allem hatte ich Bedenken, so lange Zeit aus meinem Leben »auszusteigen«, weil ich dachte, das würde sich nicht gehören, ich müsse funktionieren, Karriere machen, schnell wieder klarkommen, es sei noch nicht schlimm genug, ich würde sonst als schwach angesehen werden und dürfe nicht so lange fehlen, weil ich sonst eine Lücke in meinem Lebenslauf hätte.

Aber weißt du was: Du bestimmst dein Leben, und kein Mensch hat eine Lücke in seinem Lebenslauf. Das, was wir mit »Lebenslauf« meinen, ist nur ein sinnloses Blatt Papier, auf dem irgendwelche Worte abgedruckt sind, aber das wirklich Wichtige in deinem Leben bist du, denn du verbringst 24 Stunden am Tag ununterbrochen mit dir selbst, da gibt es keine Lücke, und du entscheidest, was du aus deinem Leben und der Beziehung zu dir selbst machen möchtest. Willst du weiterhin gegen dich kämpfen, dann wird dein Leben ein Kampf. Willst du weiterhin wie ein Hamster im Laufrad rennen, dann wirst du gestresst bleiben. Willst du weiterhin trinken, dann wirst du weiterhin einen Kater haben und dein Leben wird dumpf an dir vorbeiziehen. Das Leben ist aber dazu da, um es zu leben, und zwar wenn möglich jede einzelne Sekunde lang, und am Ende deines Lebens wirst du dich fragen müssen, wie du dein Leben gelebt hast.

Und das wiederhole ich wirklich gern: Du bist der wichtigste Mensch in deinem Leben, und wenn du dich fertigmachst, dann machst du dein Leben fertig. Die gute Nachricht ist, dass du einfach damit aufhören kannst. Du darfst aufhören zu trinken, und zwar sofort, und das Gute ist, dass du auch nie wieder damit anfangen musst. Das liegt tatsächlich in deiner Hand. Ich weiß, dass es sich so anfühlen kann, als wäre das eine unüberwindbare Herausforderung, aber du darfst aufhören, und zwar jetzt und gleich, und dann triffst du die Entscheidung, dass du dich um dich sorgen wirst.

Das ist nämlich das, was auch ich jeden Tag für mich tue. Als ich noch getrunken habe, habe ich mich nicht gut um mich gekümmert, vor allem nicht emotional. Ich habe zwar weitestgehend gesund gegessen, habe sehr viel Sport gemacht, aber eigentlich bin ich beziehungsweise ist meine Seele auf der Strecke geblieben. Mich wieder um mich zu kümmern war zunächst einmal neu für mich. Dabei war es vor allem wichtig für mich, wieder eine emotionale Verbindung zu mir aufzubauen und zu lernen, auf meine Intuition und mein Bauchgefühl zu vertrauen, die waren nämlich jahrelang abgeschnitten von meinem Verstand. Ich wollte Gefühle verstehen, aber nicht fühlen. Außerdem habe ich für mich die Entscheidung getroffen, dass ich mich auf meiner Prioritätenliste auf Platz eins setze und dann kommt lange nichts. Das habe ich mir erlaubt und das ist völlig okay so. Meine Nüchternheit und ich stehen in meinem Leben auf Platz eins, und auch diese Entscheidung darfst du für dich treffen, denn wenn es dir gut geht, dann kannst du dein Leben genießen und du kannst Beziehungen aufrechterhalten und bekommst ein Gespür dafür, was gut für dich ist und was sich nicht gut für dich anfühlt.

Katharina

In vielem kann ich Vlada nur zustimmen, auch wenn mein Weg in die Nüchternheit anders aussah. Interessanterweise habe ich mir früher nie wirklich den Kopf darüber zerbrochen, wie sich ein nüchternes Leben wohl anfühlen mag. Hätte man mir diese Frage vor rund zehn Jahren gestellt oder selbst vor fünf oder drei, dann hätte ich wahrscheinlich gelacht und gemeint, darüber brauchte ich mir keine Gedanken zu machen, denn ich würde kein nüchternes Leben führen. Davon war ich mehr als überzeugt. Natürlich kannte ich Menschen, die nüchtern lebten, wie meine amerikanischen Gasteltern, mein erster Freund und auch mein Schwager, der so gut wie noch nie einen Tropfen Alkohol getrunken hat. Diese Menschen waren beziehungsweise sind ein wichtiger Teil in meinem Leben, doch lange konnte ich ihre Haltung nicht so richtig nachvollziehen oder mich gedanklich darauf einstellen, ich wollte es auch gar nicht.

Wie anfangs im Buch beschrieben, lebte ich durchaus in den 20 Jahren, in denen ich trank, auch mal über längere Zeit ohne Alkohol, wie während meines Austauschjahres in den USA oder meiner Zeit in Südostasien, doch dies waren nur »Pausen« zwischen meinen trinkenden Jahren. Wirklich bewusste Pausen waren es jedoch nicht, denn ich hatte mich nicht dazu entschieden, nichts mehr zu trinken, sondern die Umstände gaben einfach nicht mehr her. Warum hätte ich auch bewusste Trinkpausen einlegen sollen, war doch meiner Meinung nach alles völlig in Ordnung mit meinem Alkoholkonsum. Ein nüchternes Leben und ich hatten keine Schnittfläche, ich verlor keinen Gedanken daran und meine Zukunft sollte feuchtfröhlich aussehen. In meinem Universum gab es auch nur die Menschen, die nicht trinken, und die, die trinken. Ich kannte jedoch niemanden, der erst mit mir trank und sich dann für ein nüchternes Leben entschied – bis zu dem Tag, an dem Vlada aufhörte zu trinken. Ich hatte auch noch nie von der Sobriety-Bewegung gehört, geschweige denn mir ein Buch darüber durchgelesen. Ich habe nie gegoogelt »Wie höre ich auf mit Trinken« oder mir anderweitig Informationen gesucht. Ich war also ein typischer naiver Trinker.

Natürlich änderte sich das ab dem Zeitpunkt, an dem Vlada ihre ersten Schritte in die Nüchternheit ging. Ich stand quasi als Zuschauer am Streckenrand und feuerte sie an, doch nur weil sie dies tat, hieß das ja noch lange nicht, dass ich das auch tun musste, obwohl der Gedanke, meinen Alkoholkonsum zu reduzieren, mir doch des Öfteren durchs Hirn schwappte. Sollte er nur schwappen, ich ließ mich nicht beirren und trank weiter. Ich entwickelte zu dieser Zeit eher den Gedanken, dass ein nüchternes Leben für jemanden ist, der es eben zu dolle hat krachen lassen und dadurch abhängig geworden ist. Und genau da war es, diese gedankliche Schranke, diese Einteilung in die, die es übertrieben haben und leider nicht mehr mitmachen können, und in uns, die kein Problem haben und weiter so machen können, aber vielleicht beim nächsten Mal auch nur mit einem Bier.

Doch es wurde nie nur ein Bier. Denn am Ende geht es nicht darum, wie viel ich an einem Abend trinke, wie häufig ich unter der Woche trinke oder ob ich vielleicht nur alle zwei Wochenenden trinke, aber dann so richtig. Es geht nicht darum, ob ich es nur im Urlaub übertreibe, wo mich ja sowieso keiner kennt, oder zu Familienfeiern, damit die Sippe am Ende wieder »gute« Geschichten für die nächsten Jahre hat. Es geht nicht darum, ob deine beste Freundin oder dein bester Freund eine Abhängigkeit entwickelt hat und du das erste Mal wirklich mit der Welt der Nüchternheit beziehungsweise Freiheit in Berührung kommst. Es geht auch nicht darum, ob du Anfang 20 oder Ende 60 bist, ob du erst 2 Jahre oder schon 40 Jahre trinkst. Es geht nicht um die Geschichten, die wir uns selbst den lieben langen Tag gern erzählen, sondern es geht um die simple Frage, die du dir hier, jetzt und heute stellen kannst: »Hält mein Alkoholkonsum mich davon ab, das Leben zu leben, das ich leben möchte?« Wenn deine Antwort »Ja« ist, dann liegt es an dir, eine Entscheidung zu fällen, für dich und dein Leben oder gegen dich und gegen dein Leben.

Ich spreche hier auch nicht von den ganz großen Momenten, von der im Vollrausch verpassten Hochzeitsfeier vielleicht oder der verpatzten Abschlussprüfung. Alkohol hat mir persönlich nie einen wirklich großen Moment im Leben ruiniert – vielleicht beschädigt, aber nicht komplett versaut. Ich meine die alltäglichen, die kleinen Dinge im Leben, den Samstagmorgenlauf, den ich verpasse, weil ich verkatert bin, oder das Telefonat mit meiner Mutter, das ich absagen muss, weil mein noch benebeltes Hirn kein Gespräch zulässt. Ich meine den gesunden Lebensstil und die Selbstfürsorge, die ich täglich betreibe, um dann abends mit Alkohol alles zunichtezumachen. Oder den Moment, in dem ich schon wieder neben einem wildfremden Typen aufwache und mich frage, wie zur Hölle der nur heißt und wie wir eigentlich nach Hause gekommen sind. Die Momente, wenn du mit einem blutenden Knie aufwachst und keine Ahnung hast, was eigentlich passiert ist. Genau diese Momente meine ich, denn viel zu lange habe ich selbst über diese Momente gelacht, sie vielleicht sogar als die Partystory schlechthin anderen erzählt und mich dabei sogar richtig lifestylish gefühlt. Das gab einen guten Lacher und in der nächsten Woche wurde weitergetrunken, doch die Absurdität dieser Momente war mir lange nicht bewusst, die Tatsache, dass ich mich selbst sukzessiv vergiftet habe. Und genau darum geht es bei der Entscheidung für ein nüchternes Leben.

Und auch wenn es simpel klingen mag (und es das teilweise auch so ist), »einfach« diese Entscheidung zu treffen, so weiß ich, dass es nicht ganz so einfach ist, wie es klingt, denn auch ich kannte zuvor nur das Leben mit Alkohol und das war zumindest bei mir gar nicht mal so ein schlechtes Leben. Obwohl ich bei Alkohol nie eine Grenze kannte und Barabende meist eskalierten, war mein Leben noch nicht eskaliert. Für mich war es keine Entscheidung zwischen Leben und Tod. Ich hätte sicherlich noch ein paar Jahre so weitermachen können und wahrscheinlich wäre auch nicht »viel« passiert, außer natürlich weitere Kater, die sicherlich mit der Zeit noch schlimmer geworden wären, noch mehr Blackouts und vergeudete Samstage. Noch mehr intensive Begegnungen mit meiner Kloschüssel und noch mehr peinliche Geschichten. Vielleicht hätte ich auch noch ein paar mehr Dopamin- und Serotoninrezeptoren verloren und könnte noch ein paar mehr »kleine« Momente nennen, in denen Alkohol mir im Weg stand. Wer weiß, was passiert wäre, aber es ist auch unwichtig, denn es ist gut, dass ich nicht ausprobiert habe, wie weit ich es hätte treiben können. Ich habe für mich eine Entscheidung getroffen, eine Entscheidung, die in unserer Gesellschaft noch recht selten ist. »Hä, wieso trinkst du nicht mehr, du hast doch kein Alkoholproblem?«, ist eine Bemerkung, die ich mir häufiger anhören musste. Doch qualifiziere ich mich erst für ein nüchternes Leben, wenn ich körperlich abhängig bin? Macht es dann erst Sinn, zu Alkohol Nein zu sagen? Reicht es nicht aus, wenn ich sage, dass ich nicht mehr trinken möchte, weil Alkohol mir nicht guttut und ich erkannt habe, dass es nichts Positives am Betrunkensein gibt? Am Ende sind wir niemandem eine Erklärung schuldig, warum und weshalb wir nüchtern leben, solange wir wissen, warum wir es tun.

Natürlich war ich am Anfang meiner Nüchternheit nicht so überzeugt und es gab auch Zweifel. An die Frage des »Nie wieder« habe ich mich lange nicht rangetraut, und auch heute vergeude ich wenig Gedanken daran, denn wer weiß schon, was in 10, 20 oder 40 Jahren sein wird? Ich wünsche mir nur für mein zukünftiges Ich, dass es in seinem beziehungsweise in meinem Interesse handelt, und alles andere wird die Zukunft bringen, doch ich denke, meine Zukunft sieht nüchtern aus!

Zu Beginn meiner Nüchternheit hatte ich Bedenken, wie Freunde und Familie reagieren würden, aber wie du bereits gelesen hast, waren die meisten zwar überrascht und es brauchte vielleicht auch Zeit für den einen oder die andere, es zu verstehen, aber der Super-GAU blieb aus. In meinem eigenen Hirn hatte ich mir vieles schlimmer ausgemalt. Auch ich habe heute noch alle meine Freunde und mein Leben hat sich ehrlich gesagt durch meine Nüchternheit gar nicht so sehr verändert, nur die betrunkenen und verkaterten Ausschläge nach unten bleiben jetzt aus. Ich weiß immer, was am vorherigen Abend passiert ist, ich gehe auch meist gegen 22 Uhr ins Bett. Ich verliere nicht mehr die Kontrolle über meinen Körper oder meine Körperflüssigkeiten. Ich bin immer klar und vor allem bin ich frei! Alkohol hat mich nicht mehr in seinem Bann.

Natürlich gibt es heute immer noch Momente, die mich triggern. Ich war letztens zum Beispiel auf der Geburtstagsfeier meines Papas. Es war keine große Feier, sondern nur eine kleine Runde mit Freunden und Familie, doch alle um mich herum tranken Alkohol. Ich aß saure Gurken und trank einen Liter Tomatensaft mit Pfeffer und Chilisoße. In diesem Moment wurde mein Wunsch, dazuzugehören und Teil des Ganzen zu sein, ganz deutlich geweckt, doch ich wusste, dass ein Glas mich nicht verbundener mit den anderen fühlen lassen würde, sondern Alkohol schafft im Gegenteil Distanz. Diese Gefühle verflogen auch schnell wieder und ich konnte den Abend genießen, auch wenn er für mich eher endete als für die meisten anderen.

Bei der Nüchternheit geht es auch nicht darum, perfekt zu sein und immer die volle Punktzahl zu bekommen, denn das Leben ist immer noch das Leben. Es geht hier nicht um Verbote, Regeln oder darum, sich unter Druck zu setzen, sondern ganz im Gegenteil geht es darum, bei sich anzukommen, sich gut um sich selbst zu kümmern, Verantwortung für das eigene Leben und die eigenen Entscheidungen zu übernehmen und authentisch zu sein.

Für mich persönlich bedeutet meine Nüchternheit heute ein weiteres Puzzleteil auf dem Weg zu mir selbst und meiner wahren Essenz, die ich nur leben kann, wenn ich wirklich ich und nicht berauscht bin. Für dich mag deine Nüchternheit oder der Wunsch nach einem nüchternen Leben anders aussehen und das ist völlig in Ordnung, Hauptsache, du kennst dein Warum und vor allem deinen eigenen Wert, denn der ging mir persönlich betrunken recht oft flöten. Aber das ist Gott sei Dank, oder besser gesagt mir sei Dank, Schnee von gestern!

Bis heute bereue ich meine Entscheidung nicht, auch wenn manchmal kleine Zweifel aufkommen, aber das ist okay, denn ich weiß, sie gehören zum Prozess und zum Weg dazu. Es ist auch nicht verkehrt, seine eigenen Entscheidungen ab und zu mal zu hinterfragen und sie einer Qualitätskontrolle zu unterziehen, zu schauen, ob sie noch aktuell sind und die derzeitige Lebenseinstellung widerspiegeln. Bis jetzt kann ich aber vermelden, dass jede Qualitätskontrolle zum gleichen Ergebnis kam, dass ich meine Nüchternheit feiere und sie ein Teil von mir geworden ist.

Gehe auch du deinen eigenen Weg und lasse dich nicht beirren von dem, was war oder was vielleicht hätte sein können. Fokussiere dich lieber darauf, was heute, hier und jetzt für dich wichtig ist. Ich für meinen Teil denke, du wirst es nicht bereuen, aber meine Meinung ist hier nur nebensächlich, probiere es für dich selbst aus. Schritt für Schritt in dein nüchternes Leben, YES!

15. Warum wir nicht viel vom »kontrollierten Trinken« halten

*W*enn Menschen auf uns zukommen und uns um Hilfe bitten, dann hören wir oft solche Sätze wie:»Ich möchte gern weniger trinken«,»Ich möchte es schaffen, nur ein Glas Wein zu trinken und es dabei belassen zu können«, oder: »Ich möchte gern so wie die anderen trinken und einfach eine ganz normale Beziehung zu Alkohol haben.« Sprich: Viele möchten gern kontrolliert trinken, das heißt mithilfe von Selbstkontrolle, Willenskraft und Disziplin nur eine festgelegte Menge trinken und dann vom Alkohol ablassen. Diese Ansicht und diesen Wunsch können wir absolut verstehen. Jedoch bedeutet dieser Wunsch gleichzeitig, dass wir an irgendeinem Punkt in unserem Leben die Kontrolle über Alkohol verloren haben. Schon allein der Gedanke, eine abhängig machende Substanz kontrollieren zu wollen, entspricht einem abhängigen Verhalten, denn genau daher kommt dieser Gedanke auch. Wäre ich nicht schon in irgendeiner Weise von dieser Substanz abhängig, dann könnte ich diese schließlich recht leicht aus meinem Leben streichen und müsste nicht Zeit und Energie aufwenden, um diese Substanz kontrollieren zu wollen.

Ich persönlich lebe wie gesagt vegan und dazu gehörte es, bestimmte Lebensmittel aus meinem Leben zu streichen. Klar war es am Anfang erst mal eine Umstellung, bestimmte Lebensmittel nicht mehr zu essen oder sie durch etwas anderes zu ersetzen, aber nie habe ich dasselbe Gefühl gehabt wie beim Weglassen von Alkohol. Als ich anfing, Eier aus meinem Speiseplan zu streichen, habe ich mich abends eher gefragt, was für ein schnelles Gericht ich mir jetzt zubereiten könnte, doch ich habe keinen großen Verlust oder Mangel empfunden. Es war total in Ordnung für mich, Eier zu streichen. Alkohol zu streichen war dagegen ein ganz anderes Level für mich, und genau das spiegelt meine psychische Abhängigkeit wider. Denn ich konnte mich eine ganze Weile nicht mit dem Gedanken anfreunden, Alkohol ganz wegzulassen. Zu sehr fühlte es sich wie ein Verzicht und ein Mangel an. Alkohol war ein so tief verankerter Bestandteil meines Lebens, dass ich es mir ohne nur schwer vorstellen konnte.

Vielleicht wenn ich ihn einfach nur etwas kontrollierte, dann muss ich ihn nicht komplett aus meinem Leben verbannen. Einfach nur weniger und dann ist es ja kein Problem. Aber in den zwei Wörtern »kontrolliertes Trinken« steckt eben das Wort »Kontrolle« mit drin. Und am Ende des Tages ist es auch genau das. Es ist eine Kontrolle. Wir müssen uns selbst kontrollieren, damit wir eben nur ein Glas Wein trinken anstatt der ganzen Flasche. In der Bar trinken wir dann nur eine Flasche Bier und nicht drei. Wir versuchen also, unseren Konsum auf das zu reduzieren, was wir vielleicht vor 5, 10 oder 20 Jahren getrunken haben, als es noch kein Problem war, bei diesen Mengen aufzuhören und nach Hause zu gehen.

Ich persönlich habe von Anfang an nie kontrolliert getrunken, denn wie bereits beschrieben gab es bei mir in Hinblick auf Alkohol nie Grenzen. Vlada und ich haben als Teenager nicht mit dem Alkohol begonnen, indem wir abends gemütlich ein Glas Wein vor dem Kamin zelebriert oder eine Flasche Bier getrunken und dann ganz bewusst wieder aufgehört haben. Wir haben damals schon für den Effekt, für den Rausch getrunken. Uns wäre es im Leben nicht eingefallen, bei einem Glas aufzuhören, warum auch, wir fühlten ja quasi noch gar nichts. Was heißt, kontrolliertes Trinken gab es bei uns nie, wie sollten wir also zu etwas zurückkehren, was wir ehrlich gesagt noch nie gemacht hatten. Wie realistisch ist es, vor allem bei einer abhängig machenden Substanz, etwas zu reduzieren, von dem wir immer mehr brauchen, um denselben Effekt zu erhalten, da sich unser Körper daran gewöhnt? Wo es damals quasi »noch« gereicht hat, ein paar kleine Schnäpse von unseren Eltern zu klauen, um uns in einen Rauschzustand zu versetzen, reichte das Jahre später nicht mehr.

Natürlich gibt es durchaus Menschen, die als Teenager in ähnlicher Art und Weise getrunken haben wie Vlada und ich und dann mit Mitte dreißig kaum noch etwas trinken. Allerdings haben Studien gezeigt, dass die Wahrscheinlichkeit, im Erwachsenenalter ein problematisches Trinkverhalten oder sogar eine Abhängigkeit zu entwickeln, steigt, wenn Jugendliche recht früh mit dem Trinken beginnen. Dies ist vor allem der Fall, wenn Kinder mit 12 oder in noch jüngerem Alter beginnen und zwischen 14 und 16 Jahren schon regelmäßig Alkohol konsumieren.[1]

Es ist jetzt nicht so, dass Vlada und ich als Teenager jede Woche Alkohol tranken oder dass wir mehr tranken als unsere gleichaltrigen Freunde. Wir waren keine Ausnahme und wir sind auch nie negativ aufgefallen. Wir entsprachen dem absoluten Durchschnitt und genau das macht die Sache so gefährlich. Es verdeutlicht auch, wie normal Alkoholkonsum schon unter Jugendlichen ist. Dabei ging es uns häufig um das Rauschtrinken, und genau diese Form des Konsums ist unter Jugendlichen sehr beliebt und steigt laut Bundesamt für Gesundheit seit Jahren an.[2] Besonders erschreckend dabei ist, dass Alkoholkonsum die dritthäufigste Todesursache bei Jugendlichen ist.[3] Wenn jedoch einmal etabliert, ist es schwierig, genau dieses Trinkverhalten wieder zu verändern oder es durch »kontrolliertes Trinken« in kontrollierte Bahnen zu bringen.

Das »kontrollierte Trinken« ist übrigens ein Therapieansatz, den D. L. Davies Anfang der 60er-Jahre in einer Fallstudie vorstellte. Darin beschrieb er, wie 7 von 97 alkoholabhängigen Personen, die zuvor eine Alkoholentwöhnungsbehandlung im Londoner Maudsley Hospital absolviert hatten, über einen Zeitraum von sieben bis elf Jahren nach ihrer Entlassung kontrolliert weitertrinken konnten, ohne dabei wieder abhängiges Verhalten zu zeigen.[4] Diese Studie wurde damals vor allem von Davies Kollegen scharf kritisiert und größtenteils abgelehnt. Auch zeigte sich später, dass bei der Datenerhebung wohl Fehler aufgetreten sind.[5] Doch seitdem wurden auf diesem Gebiet weitere Studien veröffentlicht und auch neue Therapieansätze entwickelt, die sich durchaus auch heute noch großer Beliebtheit erfreuen, vor allem im englischsprachigen Raum. Doch die Meinungen zu »kontrolliertem Trinken« als Therapieansatz gehen sehr weit auseinander.

Diese Therapie sieht unter anderem vor, dass ein genauer Wochenplan ausgearbeitet wird, um das eigene Trinken zu kontrollieren. Dabei wird vorausgeplant, wie viel insgesamt in einer Woche konsumiert werden darf, an welchen Tagen konsumiert werden darf und an welchen nicht. Außerdem werden häufig auch die Umstände, wann getrunken werden darf, festgelegt. Also zu welcher Tageszeit, wo und mit wem getrunken wird, aber auch welche Menschen oder Orte man vermeiden sollte, da sie einen triggern könnten. Der konkrete Gedanke hinter dem »kontrollierten Trinken« ist es, Menschen die Möglichkeit zu geben, weiter Alkohol konsumieren zu können, da eine komplette Abstinenz für viele zu radikal erscheint und häufig als ein Mangel wahrgenommen wird. Aber genau das ist ja die Abhängigkeit, die da spricht, denn sie lässt kein Aufhören zu, und wenn der Kompromiss »kontrolliertes Trinken« heißt, dann nehmen wir das eben in Kauf, solange wir weitertrinken können. Doch es ist immer eine Einschränkung und ein Verzicht. Die gewohnte Menge und damit auch den gewohnten Rauschzustand erreichen wir mit kontrolliertem Trinken nicht mehr und genau das lässt die meisten Menschen frustriert zurück. Und da stellt sich dann eben auch die Frage: Warum das Ganze? Warum die Kraft aufbringen, Alkohol zu kontrollieren, wenn ich am Ende noch nicht einmal das empfinde, weshalb ich trinke? Genau dieser Frust führt letztendlich auch häufig dazu, dass die festgelegte Trinkmenge überschritten wird.

Schon allein die Umsetzung dieses Ansatzes erscheint uns schwierig. Nehmen wir einmal an, es wird zu Hause konsumiert, das heißt Alkohol befindet sich auch in unseren Wohnräumen. Wenn wir also nur ein Glas Wein am Abend trinken dürfen, dann müssten wir die angefangene Weinflasche entweder aufbewahren oder den Rest weggießen. Bei der ersten Lösung haben wir immer leichten Zugang zu der Substanz, die wir gern konsumieren möchten, und dies erscheint uns mental viel schwieriger, als diese Substanz erst gar nicht in unseren vier Wänden zu haben. Die zweite Lösung wiederum erscheint als eine rechte Verschwendung, wobei Alkohol im Abfluss durchaus keine schlechte Sache ist und manchen Menschen auch bildlich helfen kann, zu verstehen, wohin Alkohol eigentlich gehört.

Manche Studien haben zwar durchaus gezeigt, dass dieser Therapieansatz für die Einzelne oder den Einzelnen funktionieren kann, dies hängt allerdings sehr stark vom bisherigen Konsumverhalten ab. Die nachvollziehbare Argumentation dieser Studien ist, dass schon eine Reduktion einer missbräuchlichen Alkoholmenge besser ist, als weiterzutrinken wie zuvor, und dem können wir nur zustimmen. Es ist nämlich laut der Deutschen Hauptstelle für Suchtfragen e. V. so, dass sich von den 1,77 Millionen Menschen mit einem missbräuchlichen Konsum und von den 1,61 Millionen abhängigen Menschen in Deutschland letztendlich nur rund 2 Prozent in eine stationäre

Therapie begeben,[6] wohl auch aus der Angst heraus, abstinent leben zu müssen. Für viele scheint der Ansatz des kontrollierten Trinkens verlockender zu klingen. Menschen würden sich also eventuell eher Hilfe suchen, wenn sie kontrolliert weitertrinken dürften, was am Ende auch zu einer kompletten Nüchternheit führen kann. Doch dieser Ansatz ist nun einmal nicht für jede beziehungsweise jeden geeignet, sodass selbst viele der Studien, die durchaus positive Ergebnisse beim kontrollierten Trinken festgestellt haben, eine komplette Abstinenz bevorzugt empfehlen würden.

Wir persönlich empfinden diese Herangehensweise jedoch als schwierig, da so jeden Tag eine Entscheidung für das kontrollierte Trinken und die Reduktion getroffen werden muss. Und genau dieses konstante Entscheiden raubt uns Energie, die wir vor allem am Ende des Tages, wenn die meisten trinken, nicht mehr haben. Dann jedoch müssen wir uns jeden Abend neu für nur ein Glas oder eine Flasche entscheiden. Leben wir dagegen nüchtern, treffen wir bestenfalls nur einmal diese Entscheidung. Auch mit Freiheit, Unabhängigkeit, Loslassen und Entspannung, all dem, was viele von uns mit Alkohol verbinden, hat »kontrolliertes Trinken« rein gar nichts zu tun. Vorbei sind die Tage der Unabhängigkeit und Freiheit, denn ab sofort müssen wir unser Konsumverhalten ja kontrollieren. Und genau aus diesen Gründen erscheint uns kontrolliertes Trinken auch nicht erstrebenswert.

Am Ende sollten wir uns jedoch die Frage stellen, warum wollen wir kontrollieren? Was ist der tiefer liegende Wunsch dahinter? Welches Bedürfnis haben wir? Dabei sollten wir uns auch ins Bewusstsein rufen, ob wir Alkohol wirklich brauchen, um ein zufriedenes und erfülltes Leben zu führen.

Brauche ich Alkohol wirklich, um Freude und Spaß zu empfinden? Brauche ich Alkohol wirklich, um zu lieben und mich geliebt zu fühlen? Brauche ich Alkohol, um die Zeit mehr zu genießen, die ich mit meiner Familie und meinen Freunden verbringe? Brauche ich Alkohol, um mich lebendiger zu fühlen oder um zum Beispiel einen Sonnenuntergang intensiver wahrnehmen zu können? Entspricht dies wirklich der Realität?

Bevor du also versuchst, zum »kontrollierten Trinken« überzugehen, solltest du dich intensiv mit diesen Fragen und deinem Wunsch dahinter auseinandersetzen. Denn letztendlich möchtest du ja reduzieren und nicht mehr genauso trinken wie zuvor. Du hast für dich schon erkannt, dass dein momentanes Konsumverhalten dir im Wege steht, das Leben zu leben, das du dir wünschst. Also warum Zeit und Energie aufwenden für eine Substanz, die dir eh schon so viel davon genommen hat, und weiter an ihr festhalten, obwohl sie dir eindeutig dabei im Wege steht, der Mensch zu sein, der du eigentlich sein möchtest?

Wenn du Frieden mit dir und deiner Nüchternheit schließen kannst, dann wirst du dir auch nicht mehr die Frage stellen, ob du jemals wieder kontrolliert trinken kannst, weil dir dein Leben und deine Gesundheit viel zu wichtig sein werden, als dass du sie aufs Spiel setzen möchtest.

16. Warum mir heute noch Alkohol angeboten wird

*I*ch war schon immer ein Gesellschaftstrinker und deswegen war es mir auch so wichtig, was meine Familie und Freunde wohl davon halten werden, wenn ich nicht mehr trinke. Es ist nicht so, dass ich mir unheimlich viele Gedanken darüber gemacht habe, was sie sagen würden, aber es war mir schon wichtig, ernst genommen zu werden und dass meine Entscheidung respektiert wird. Zu dem Zeitpunkt, als ich mich dafür entschied, nüchtern zu leben, war ich schon ein Teil von me|sober. Deswegen war es mir auch wichtig, dass meine Familie und Freunde verstehen, dass ich diese Entscheidung nicht wegen me|sober., sondern dass ich diese Entscheidung für mich, mein Leben und meine Gesundheit getroffen habe. Je mehr ich über Alkohol las – was er eigentlich ist, was er in unserem Körper anstellt – und mich mit anderen Menschen darüber austauschte, desto mehr wuchs mein innerer Wunsch, nüchtern zu leben.

Für mich kam die Entscheidung am Ende sehr spontan. Mein Partner war auch die erste Person, der ich sagte, dass ich nicht mehr trinken möchte. Da er selbst kaum Alkohol trank und dieser kein wesentlicher Bestandteil seines Lebens war, reagierte er überraschend entspannt. Er unterstützte meine Entscheidung und auch heute noch steht er absolut hinter mir. Ich habe ihm meine Entscheidung nie aufgedrückt, es ging mir bei meiner eigenen Nüchternheit nie darum, mein Umfeld ebenfalls zu »konvertieren«. Das war nie meine Absicht, denn auch ich möchte gern meine eigenen Entscheidungen treffen und dies nicht machen, weil eine andere Person es von mir verlangt. Dies war meine Entscheidung, und zwar meine ganz allein!

Seitdem ich aber nüchtern lebe, trinkt mein Partner auch so

gut wie gar nichts mehr. Wir kaufen keinen Alkohol für uns zu Hause ein und mein Partner hat in meiner Gegenwart auch schon sehr lange keinen Alkohol mehr getrunken. Mich persönlich würde es ehrlich gesagt nicht stören, wenn er ab und zu mal etwas trinken würde, jedoch tut er es nicht. Auch früher hat er sich nie betrunken. Sein Umgang mit Alkohol war, soweit ich das einschätzen kann, nie missbräuchlich wie meiner. Deswegen stört es ihn heute gar nicht, wenn wir einfach nichts zusammen trinken. Ich persönlich bin unendlich dankbar dafür, dass er zum einen meine Entscheidung so unaufgeregt akzeptiert und respektiert und auf der anderen Seite auch selbst so gut wie nichts mehr trinkt. Vor allem in den ersten Monaten meiner Nüchternheit war es Gold wert, dass er zu Hause nicht vor mir trank oder mit mir etwas trinken gehen wollte. Besonders wichtig in dem Prozess war es für mich, meinen Partner einzubinden und ihm mitzuteilen, warum ich diese Entscheidung getroffen habe und warum es mir so wichtig ist, dass er mich darin unterstützt. Je ehrlicher und offener wir vor allem auch mit unserer Partnerin/unserem Partner kommunizieren und je eher wir sie/ihn mit ins Boot holen und unseren Prozess mit ihr/ihm teilen, desto authentischer gestaltet sich auch unsere Beziehung.

Auch bei unserer Arbeit mit anderen Menschen hat sich häufig gezeigt, dass wir eine Unterstützerin/einen Unterstützer, eine Cheerleaderin/einen Cheerleader und eine Partnerin/einen Partner »in crime« dazugewinnen, wenn wir unsere Partnerin/unseren Partner in unsere Entscheidung mit einbeziehen. Natürlich läuft so ein Gespräch nicht bei allen so entspannt ab, wie es bei meinem Partner und mir der Fall war, jedoch zeigt unsere Erfahrung, dass ehrliche und offene Kommunikation meist der bessere Weg ist. Wenn also unser Gegenüber nicht gleich so reagiert, wie wir uns das vorgestellt haben, sollten wir trotzdem im Gespräch bleiben. Auch der andere sollte Zeit bekommen, um diese Entscheidung sacken zu lassen und zu akzeptieren. Auch ich fand es damals schließlich blöd, als mir klar wurde, dass Vlada und ich nie wieder etwas zusammen trinken werden. Ich habe ihr das damals nicht gesagt, aber ich brauchte meine Zeit, um dies zu akzeptieren und am Ende auch zu feiern.

Also gib deiner Liebsten/deinem Liebsten die Zeit, die sie/er braucht, um deine Nüchternheit zu akzeptieren.

Als Nächstes erzählte ich meiner Familie von meiner Entscheidung, nüchtern zu leben, und hier wird es schon interessanter. Generell hatte ich bei meiner Familie das Gefühl, dass meine Entscheidung sie überraschte und sie es teilweise auch nicht ganz nachvollziehen konnten beziehungsweise es für zu extrem hielten. Meine Familie hat ein Konsumverhalten eines typischen deutschen Haushaltes: Zu Feiern, an Feiertagen und ab und zu zwischendurch wird getrunken. Selbst mein Papa trinkt heute nicht mehr jeden Abend sein Feierabendbier so wie damals, als ich Kind war.

Jedoch ergaben sich in dem ersten Jahr meiner Nüchternheit durchaus kuriose Situationen. Ich weiß noch, es war in den ersten Wochen meiner Nüchternheit, ich saß abends mit meiner Schwester und Cousine auf der Couch. Meine Schwester, die wirklich so gut wie nie etwas trinkt, bot uns Wein an. Ich lehnte ab und meinte, dass ich nicht mehr trinken würde. Ihre Reaktion war: »Also jetzt nie wieder?« – eine übrigens sehr häufig gestellte Frage. Ich meinte: »Ich weiß nicht, ob nie wieder, aber für jetzt trinke ich nicht mehr.« Die Gesichter meiner Schwester und meiner Cousine zeigten Verwunderung. »Aber du hattest doch kein Alkoholproblem, warum willst du denn ganz darauf verzichten?«, fragten sie. Auch das ist eine Frage, die man sehr häufig zu hören bekommt. Ich erklärte ihnen, dass ich meinen Alkoholkonsum als problematisch ansah und es letztendlich keine Rolle spielte, ob er nun der Definition nach einem ausgewachsenen Alkoholproblem entsprach oder nicht. Weiter erklärte ich ihnen, dass es mir so besser ging und es mir immer weniger attraktiv erschien, Alkohol zu konsumieren, je mehr ich mich mit diesem Thema auseinandersetzte und verstand, wie krass wir doch alle gebrainwashed sind. Das wurde stillschweigend hingenommen, wir sprachen über ein anderes Thema und der Wein blieb an dem Abend geschlossen. Ich glaube, wirklich toll fanden die beiden meine Aussage an dem Abend nicht, aber genau weiß ich das nicht. Wir haben seitdem durchaus ab und zu mal über das Thema im Allgemeinen gesprochen und über meine Arbeit, aber nicht mehr im Detail darüber, was sie nun über meine Nüchternheit denken.

Ähnliche Gespräche führte ich mit meiner Mutter und meinem Stiefvater beziehungsweise meinem Papa und meiner Stiefmutter. Häufig bekam ich ähnliche Reaktionen: »Jetzt nie wieder?«, »Warum denn?«, oder: »Du musst doch nicht komplett aufhören!« Eine der häufigsten Aussagen, die ich zu hören bekam, war: »Du bist doch nicht wie die!« Was meine Familie damit sagen wollte, ist wahrscheinlich, dass ich doch keine Alkoholabhängigkeit im klassischen Sinne hatte. Denn das klassische Bild, das wir von einem alkoholabhängigen Menschen haben, ist der Mann, der verlottert mit einer Dose Bier vorm Supermarkt steht. Auch ich selbst hatte dieses Bild sehr lange so vor Augen gehabt.

Aber wie wir in unserem Buch hoffentlich sehr deutlich zeigen konnten, entspricht dieses Bild nicht der Mehrheit von Menschen, die einen problematischen Konsum haben. Ein missbräuchlicher Konsum, wie meiner und auch der von Vlada, läuft vielmehr meist sehr lange unter dem Deckmantel der Normalität und der breiten Masse. Mir selbst zum Beispiel hat nie jemand gesagt, dass ich doch vielleicht weniger trinken sollte oder dass sie/er sich Sorgen um meinen Konsum machte. Klar hat Vlada mir in unserer Teeniezeit und während des Studiums immer mal wieder nahegelegt, jetzt würde es wohl reichen und ich sollte nicht weitertrinken, da ich offensichtlich schon längst meine Grenzen überschritten hatte. Das war aber immer situationsbezogen. Mein allgemeiner Konsum war nicht auffällig und wurde auch nie kommentiert, weder von meiner Familie noch von meinen Freunden. Deswegen überraschte sie meine Entscheidung sicherlich und sie empfanden sie vielleicht als zu extrem, und deswegen wurde mir auch noch lange nach meiner Entscheidung Alkohol angeboten oder mir erklärt, ein Schluck würde nun wirklich nicht schaden.

Spannenderweise musste Vlada keine derartigen Gespräche mit ihrer Familie oder ihren Freunden führen, denn bei Vlada stand fest und war klar, dass sie nie wieder etwas trinken durfte und wollte. Vlada hat den Karren quasi einmal richtig gegen die Wand gefahren, was eine Diskussion über einen weiteren moderaten Konsum von ihr komplett überflüssig machte. In diesem Punkt gab es keinen Spielraum, gab es kein Vielleicht und auch kein »Ab und zu schadet es doch nicht«. Wir alle hatten ganz deutlich vor unseren Augen gehabt, was der Alkohol mit Vlada angestellt hatte, und keiner wollte, dass sie jemals wieder dort landete. Bei mir jedoch war das anders. Meinen Karren habe ich vor der Wand zum Stillstand gebracht und bin eher ausgestiegen. Mein Umfeld sah nur diesen wunderschönen intakten Karren dort stehen und fragte sich, wieso verdammt noch mal ich nicht weiterfahren möchte. Ich bin mir ziemlich sicher, hätte ich den Karren genauso an die Wand gesetzt wie Vlada, müsste auch ich solche Gespräche nicht führen.

Versteht mich bitte nicht falsch, denn ich konnte die Gedankengänge und Überzeugungen meines Umfeldes sehr gut nachempfinden, schließlich hatte ich selbst ja noch einige Monate zuvor ganz ähnlich argumentiert. Sie dachten sicherlich: »Okay, es ist bestimmt kein Fehler, weniger Alkohol zu trinken, aber ein Gläschen hier oder da schadet doch nicht.« Und vielleicht könnte ich heute auch nur ein Glas trinken und es dann dabei belassen, das würde ich wahrscheinlich sogar hinbekommen. Die Frage ist aber: Warum sollte ich? Warum sollte ich ein Glas von einem Nervengift trinken? Denn ein Glas ist ja schon zu viel und es ist eben nicht so, dass Alkohol in Maßen überhaupt nicht schadet und sogar teilweise noch gesund für uns ist, wie es oft behauptet wird. So hört man immer wieder mal, dass ein Glas Rotwein als »gut fürs Herz« angepriesen wird. Tatsächlich führt Alkoholkonsum erst mal zu erhöhtem HDL-Cholesterin, das im Gegensatz zum populären »bösen« LDL-Cholesterin die Herzkranzgefäße schützen kann. Die Betonung liegt hier allerdings auf »kann«. Das können Walnüsse und Bohnen übrigens auch, nur so als Beispiel. Und mal ganz ehrlich? Wie hoch ist die Wahrscheinlichkeit, dass aus dem einen Glas über kurz oder lang nicht mehr wird? Ironischerweise führen bereits geringe Mengen an Alkohol nicht nur zur Abnahme der Herzleistung, sondern auch der Willenskraft und der klaren Beurteilungsfähigkeit.[1] Wir reden hier ja auch nicht über Schokolade, wo zwei Stückchen wirklich nichts machen, und auch drei Esslöffel Eiscreme sind in ihrer Schädlichkeit nicht mit Alkohol vergleichbar. Nur setzen wir eben Alkohol ganz oft mit diesen Lebensmitteln gleich. Und genau aus diesem Blickwinkel argumentierte auch meine Familie. Ich kann es ihnen nicht übelnehmen, denn leider ist dies das Bild von Alkohol, das die meisten von uns haben.

Interessanterweise ergab sich meist noch eine zweite Form der Unterhaltung, und zwar über den Konsum meines Gegenübers. Es wurde also nicht nur meine Nüchternheit kritisch beäugt, sondern mir wurde teilweise auch erklärt, warum sie/er konsumiert, wie viel sie/er konsumiert und warum sie/er das nicht problematisch sieht und das auch nicht ändern wolle. Diese Dinge wurden mir einfach so erzählt, ohne dass ich danach gefragt oder meinem Gegenüber zu verstehen gegeben hätte, sie/ er solle doch bitte auch mit dem Trinken aufhören, zumindest ist mir nicht bewusst, so etwas gesagt zu haben. Ich persönlich fand und finde es immer noch sehr spannend zu sehen, was ich bei anderen Menschen auslöse, wenn ich ihnen sage, dass ich keinen Alkohol trinke. Oft kommt dann die Angst der anderen zum Vorschein, vielleicht ein Problem mit Alkohol zu haben, oder die Aussage rüttelt auch einfach an eingefahrenen und falschen Bildern, wie beispielsweise der irrigen Annahme, Alkohol in Maßen sei gut für uns. Wir Menschen mögen meist keine Veränderung oder Infragestellung von Althergebrachtem, denn diese Dinge geben uns einen Rahmen und Sicherheit. Und genau dieses Gefühl bringen wir ins Schwanken, wenn wir uns gegen Alkohol entscheiden, was durchaus eine leichte Panik bei unserem Gegenüber auslösen kann. Häufig hatte ich auch den Eindruck, dass der andere dann von mir hören wollte, ihr/sein Konsum sei noch ganz normal und sie/er müsse sich keine Gedanken machen.

Wie meine Familie konnten auch meine Freunde und Bekannten meine Entscheidung nicht ganz nachvollziehen oder empfanden sie als zu extrem. Sie wussten ja, dass ich vegan lebe, und nun sollte es auch kein Alkohol mehr sein! *Hat sie überhaupt noch Spaß in ihrem Leben?*, fragten sich wohl manche. O ja, richtig viel sogar! Ich kann mich noch sehr gut an meine Doktorverteidigung erinnern. Zu dem Zeitpunkt lebte ich schon fast ein Jahr lang nüchtern. Ein Kumpel von mir organisierte meine Doktorfeier und wollte zum Anstoßen Alkohol besorgen, denn auf einen Doktortitel musste doch angestoßen werden, wie sonst sollte man so etwas feiern? Er war der Überzeugung, in diesem besonderen Fall könnte ich doch mal eine Ausnahme machen und ein Gläschen trinken. Diese Meinung teilte er übrigens mit meinen Betreuern, die schon monatelang darauf herumritten, dass zu meiner Verteidigung die Korken knallen würden und ich doch bitte schön mitzutrinken habe. Da weder vehemente Ablehnung meinerseits noch jegliche Diskussion Früchte trug, sagte ich irgendwann gar nichts mehr zu diesen Sprüchen. Und auch mein Kumpel beugte sich erst, als mein Partner ihm klipp und klar sagte, dass ich den Sekt nicht trinken würde, wenn er einen für mich besorgte, und kaufte mir schlussendlich einen alkoholfreien Sekt.

In solche Situationen geriet ich vor allem in meinem ersten Jahr sehr häufig. Meine liebe Schwiegermutter in spe schenkte mir zu Weihnachten einen selbst gemachten veganen Eierlikör. Sie hatte extra gute Zutaten dafür besorgt und sich einen halben Tag dafür in die Küche gestellt. Freudestrahlend überreichte sie ihn mir, wobei ich damals schon über zehn Monate nüchtern lebte. Auch brachten mir meine Eltern Sanddornbier aus dem Urlaub mit, ich bekam Biersenf zu Weihnachten und zu großen Ereignissen werden mir heute immer noch Alkohol-Emojis geschickt. Auch sieht der eine oder andere meine Nüchternheit als Steilvorlage für einen guten Witz oder es werden sarkastische Kommentare gemacht.

Mir geht es hier wahrlich nicht darum, meine Liebsten vorzuführen, sie schlechtzumachen oder mich undankbar zu zeigen. Viele dieser Gesten waren wirklich lieb gemeint, und ich fragte mich in solchen Situationen häufig, ob es vielleicht auch an mir und meiner fehlenden Kommunikation lag. Vielleicht habe ich nicht klar und deutlich machen können, dass ich jetzt nüchtern lebe. Denn beim Aufschreiben dieser Zeilen wird mir auch selbst immer bewusster, dass ich am Anfang meiner Nüchternheit mit diesem Thema auch nicht hausieren ging und ich es wahrscheinlich gar nicht so deutlich formuliert habe, wie ich annahm. Denn vor allem am Anfang war ich selbst sehr unsicher und vermied teilweise ein klares Gespräch, was letztendlich auch dazu führte, dass ich mich häufiger in solchen Situationen wiederfand. Dieses Verhalten ist jedoch sehr typisch und wir kennen es auch von unserer Arbeit. Denn gerade am Anfang möchten wir uns keinen konfrontativen Gesprächen stellen beziehungsweise fragen uns, was wäre, wenn wir dann doch mal kurz einknicken und die ganze Welt das kommentiert.

Am Ende ist es deine ganz persönliche Entscheidung, wie offen du mit diesem Thema umgehen möchtest. Meine Erfahrung zeigt mir aber, dass ab dem Moment, in dem ich ganz klar und deutlich sagte, dass ich nichts mehr trinke, die meisten dies auch akzeptierten. Diese Erfahrung zeigte mir aber auch, wie tief verankert Alkohol in unserer Gesellschaft ist. Schon allein das Standardgeschenk Alkohol fällt bei mir jetzt weg. Ich finde mich selbst teilweise in Situationen wieder, wo ich überlege, was ich nun anstatt einer Flasche Wein als kleine Aufmerksamkeit mitbringen kann.

Heute nach über einem Jahr Nüchternheit kann ich sagen, dass die meisten meiner Liebsten es akzeptiert und sich auch daran gewöhnt haben, dass ich nüchtern lebe. Heute kaufen Freunde ganz selbstverständlich alkoholfreies Bier oder andere Alternativen für mich ein. Sie fragen mich auch nicht mehr, ob ich etwas Alkoholisches möchte. Zu Familienfeiern mag auf dem gedeckten Tisch noch ein Weinglas für mich stehen, aber mehr für die Optik, denn jedem ist klar, in mein Glas kommt kein Alkohol. Ich bekomme keinen Alkohol mehr geschenkt und bis jetzt wurde ich auch nicht mehr zum Trinken eingeladen. Was ich aber ganz deutlich in diesem Jahr gemerkt habe, ist, dass jemand wie ich, der keinen im klassischen Sinne problematischen Konsum hatte und prinzipiell so trank wie die meisten von uns, es teilweise schwerer hat mit der Entscheidung, nüchtern zu leben. Dies bestätigen uns auch viele unserer Mentees.

Im Vergleich zu Vlada musste ich mich viel häufiger erklären, mir mehr Sprüche anhören und mich teilweise auch rechtfertigen. Denn so makaber es auch sein mag, in ihren Augen war ich eben jemand, der so trank wie sie, und wenn ich mich nun gegen Alkohol entschied, was sagte dies dann über sie und ihren Konsum aus?

Ich weiß heute besser mit bestimmten Aussagen und Sprüchen umzugehen, da ich auch in meiner Nüchternheit selbstbewusster geworden bin. Ich werde heute nicht mehr nervös, wenn ich sage, ich trinke nicht mehr. Auch verspüre ich heute nicht mehr den Drang, mich erklären zu müssen, wie noch am Anfang. Je selbstbewusster und auch entspannter ich mit meiner Nüchternheit umgehe, desto entspannter reagieren meist auch andere Menschen. Auch habe ich festgestellt, dass es vielen Menschen sogar reichlich egal ist, ob ich nun Alkohol trinke oder nicht. Es gab im letzten Jahr auch sehr viele Momente, in denen ich Alkohol abgelehnt und gedacht habe, jetzt wird gleich eine Fragerunde losgehen, doch am Ende passierte nichts. Keine Frage, keine erhobene Augenbraue, kein komischer Blick. Nichts! Denn nur weil ich dieses Thema vielleicht manchmal in meinem Kopf von einer Maus in einen Elefanten verwandelte, hieß das überraschenderweise nicht, dass dies auch alle anderen um mich herum taten. Für viele blieb das Thema eine Maus oder sogar eine Mücke. Es war für sie noch nicht mal eine Randnotiz wert, und so gehe ich heute auch in den meisten Situationen mit meiner Nüchternheit um. Heute ist sie mein Normalzustand, meine Realität und dafür bin ich unendlich dankbar!

Die wichtigste Erkenntnis war für mich jedoch, dass alle Menschen, die mich wirklich lieben und mich so nehmen, wie ich bin, meine Entscheidung akzeptieren und respektieren. Auch wenn der eine oder die andere etwas länger dafür gebraucht hat, hat es meinen »Wert« nicht minimiert. Ich habe keinen einzigen Freund aufgrund meiner Entscheidung verloren, und auch dafür bin ich unendlich dankbar, denn ich weiß auch aus Erfahrung mit unseren Mentees, dass das leider nicht selbstverständlich ist. Manchmal fußt eine Beziehung auf dem gemeinsamen Konsum und wenn dieser plötzlich wegfällt, so bricht auch das Fundament der Beziehung weg. Hier sollten wir uns jedoch fragen, ob dies ein Fundament ist, auf dem wir eine Freundschaft aufbauen wollen. Und manchmal stellen wir in diesem Prozess eben auch fest, dass dies uns nicht mehr reicht für eine Freundschaft, und das ist dann auch völlig in Ordnung so.

Wenn Menschen dich wirklich lieben, dann spielt es überhaupt keine Rolle, ob du trinkst oder nicht.

17. Worum es uns bei unserer Arbeit geht

*V*ielleicht scheint die Vorstellung, irgendwann einmal in einem nüchternen Land oder gar in einer nüchternen Welt zu leben, utopisch, aber wer hätte früher schon an Touchscreens oder 3-D-Drucker geglaubt. Ich habe mir erlaubt, groß zu träumen, und zu diesem Traum gehört auch ein Stück weit dazu, dass ein Bewusstsein dafür geschaffen wird, was Alkohol tatsächlich mit unserem Körper und unserer Psyche macht, und vor allem und noch viel mehr ein Bewusstsein dafür zu schaffen, dass ein nüchternes Leben absolut normal und lebenswert ist. Das haben wir in unserer Gesellschaft nämlich vergessen.

Seitdem ich nüchtern bin, finde ich es völlig absurd, dass ein Mensch, der auf eine abhängig machende Substanz verzichtet, regelrecht infrage gestellt wird, obwohl wir doch alle wissen, dass Alkohol schädlich ist. Auch wir haben einmal zu diesen Menschen gehört, weil wir lange Zeit nicht infrage gestellt haben, was wir vorgelebt bekommen und welche Entscheidungen wir bezüglich unseres Konsums getroffen haben. Doch es gibt eben nicht die einen, denen Alkohol nichts anhaben kann, und die anderen, die einfach Pech gehabt oder einen Fehler im System haben und deswegen abhängig geworden sind. Wir sind alle Menschen und Alkohol ist tatsächlich schädlich für jeden von uns.

Ich möchte recht ungern darauf warten, dass sich durch politische Entscheidungen oder wer weiß was etwas ändert. Vielleicht helfen strengere Regeln ja. Nichtsdestotrotz glaube ich an die eigene Entscheidungsfähigkeit eines jeden Menschen, denn in uns allen liegen all die Ressourcen dafür, ein erfülltes, nüchternes Leben zu leben. Und tatsächlich ging es uns, Katharina und mir, mit der Gründung von me|sober. nicht darum, dass unser Programm das Nonplusultra ist, denn es hilft, was hilft. Ich persönlich habe etwas entwickeln wollen, was mir vor sieben Jahren dabei geholfen hätte, mit dem Trinken aufzuhören, ohne dabei die Angst haben zu müssen, einen Stempel auf meiner Stirn zu tragen und mich so zu fühlen, als wäre ich der absolute Loser. Wir sehen Nüchternheit als Empowerment und das soll unsere Arbeit auch ausdrücken. Wir unterstützen Menschen dabei, ihrer eigenen Superpower namens Nüchternheit auf die Spur zu kommen und diese für ihre Träume einzusetzen. Und diese Superpower liegt in allen von uns. Wir haben es nur vergessen.

Ich persönlich stieß viel später zur Sobriety-Bewegung dazu als Vlada, erst durch sie erfuhr ich überhaupt von deren Existenz und vor allem auch, dass sie im englischsprachigen Raum schon viel mehr Fuß gefasst hatte als hierzulande. Die deutsche Sobriety-Bewegung sah vor anderthalb Jahren auch noch sehr überschaubar aus, da konnten wir quasi an fünf Fingern abzählen, wer da in Deutschland aktiv war. Auf der anderen Seite kannten wir die Zahlen, wie zum Beispiel, dass Deutschland den siebthöchsten Pro-Kopf-Alkoholkonsum weltweit hat. Es klaffte eine riesige Lücke zwischen dem, was angeboten wurde, und dem, was gebraucht wurde, wobei diese Lücke leider immer noch klafft.

Aber nicht nur der Bedarf wird kaum gedeckt, sondern viele suchen erst gar keine Hilfe aus Angst, stigmatisiert und abgewertet zu werden. Auf der anderen Seite muss man in Deutschland häufig erst wirklich ein Problem haben, um Hilfe zu bekommen. Wie oft haben wir bedenkliche Geschichten aus unserer Community gehört. Zum Beispiel, dass jemand bei einer Suchtberatungsstelle weggeschickt wurde und erst wiederkommen sollte, wenn sie/er wirklich ein Problem hatte. Oder dass sich jemand vertrauensvoll an seinen Hausarzt gewandt hat, der das Anliegen dann nur abtat und meinte, ein paar Bier weniger und dann sei das doch alles gar kein Problem.

Die Kassenärztliche Vereinigung (KV) schreibt Therapeuten zudem vor, dass niemand behandelt werden darf, der noch konsumiert. Der Therapeut muss dann innerhalb von zwei Wochen nachweisen, dass die Klientin/der Klient abstinent ist und dies gegebenenfalls auch durch ärztliche Tests belegen. Auf der einen Seite ist dieses Vorgehen nachvollziehbar, denn eine wirklich tiefgreifende innere Arbeit kann nur passieren, wenn wir klar im Kopf und Herr unserer Sinne sind. Auf der anderen Seite kommt es so jedoch häufig dazu, dass der Konsum vor dem eigenen Therapeuten verheimlicht wird, damit man seinen Therapieplatz nicht verliert, und hier beißt sich der Fuchs leider in den Schwanz. Denn die tief liegenden Probleme können nicht wirklich bearbeitet werden, da noch konsumiert wird, und es wird weiter konsumiert, weil die Probleme ungelöst bleiben. So können Menschen mit einem missbräuchlichen Konsum jahrelang zu einem Therapeuten gehen und kommen am Ende mit ihren Problemen nicht wirklich viel weiter. Dies kann unheimlich frustrierend sein, und zwar für beide Parteien.

Genau aus solchen Gründen fühlen sich viele Menschen mit Suchtproblemen stigmatisiert, nicht gesehen und auch nicht ernst genommen. Jede einzelne dieser Geschichten macht uns betroffen und teilweise auch wütend, wenn jemand, der sich offensichtlich Gedanken über seinen eigenen Konsum macht, nicht ernst genommen und bagatellisiert wird. Denn je eher wir erkennen, dass unser Konsum bedenklich ist, und wir etwas daran ändern, desto besser, und vor allem wird uns der Weg in die Nüchternheit auch leichter fallen, wenn wir es nicht erst bis zum Äußersten getrieben haben. Solche Geschichten zeigen uns aber auch, wie blauäugig manches medizinische Fachpersonal dieses Thema selbst heute noch sieht, denn wir dürfen nicht vergessen, Ärzte sind auch nur Menschen und oft trinkt unser Hausarzt selbst auch gern ein Glas Wein oder Bier nach der Arbeit. Bedenklicher Alkoholkonsum ist ein allgegenwärtiges Problem und Aufklärung braucht hier nicht nur die »breite Masse«, sondern auch so mancher Arzt.

Selbstverständlich wollen wir hier nicht alle Ärzte und Therapeuten über einen Kamm scheren, denn da draußen gibt es unzählige wunderbare und talentierte Menschen, die wahrhaftig zuhören, helfen und das Problem als das erkennen, was es ist, nämlich eine möglicherweise beginnende Abhängigkeit, die noch im richtigen Moment aufgefangen und abgewendet werden kann. Dafür möchten wir hier auch aus tiefstem Herzen Danke sagen! Jedoch denken wir, dass es einen Mittelweg oder besser gesagt einen neuen Weg braucht. Einen Weg, der sich auf das nüchterne und freie Leben konzentriert und nicht auf das graue, triste, das in Arztpraxen und Klinikfluren passiert. Ein neuer Lifestyle, eine Lebenseinstellung frei von Stigmata und Sich-verstecken-Müssen. Eine Bewegung, bei der jeder und jede stolz das Bekenntnis auf seiner oder ihrer Brust tragen kann: »Ja, ich lebe nüchtern und das ist auch gut so!« Genau aus diesen Gründen haben Vlada und ich gemeinsam me|sober. gegründet.

Zwischen »Ich trinke keinen Alkohol« und »Ich bin körperlich abhängig« liegen unzählige verschiedene Abstufungen und jeder Mensch, der trinkt, spielt mit einem gewissen Risiko, abhängig zu werden. Dieses Risiko habe ich, Vlada, früher absolut unterschätzt. Und diesem Risiko können wir wohl nur mit einem nüchternen Leben gänzlich aus dem Weg gehen. Das Mentoring-Programm, das wir bei me|sober. anbieten, soll Freude bereiten und einen ganzheitlichen Weg in ein nüchternes Leben aufzeigen. Wir arbeiten mit ganz wundervollen Menschen zusammen und es erfüllt uns jedes Mal mit Freude, wenn wir diese im Verlauf unserer Kurse aufblühen sehen. Natürlich ist der Weg in die Nüchternheit nicht immer leicht. Wenn wir uns entscheiden, etwas in unserem Leben grundlegend zu verändern, was uns aber zuvor eine gewisse Sicherheit verschafft beziehungsweise eine wichtige Funktion eingenommen hat, dann sträubt sich unser ganzes System erst einmal voll und ganz gegen diese Veränderung. Deswegen fallen wir manchmal hin. Aber das ist okay, wenn wir immer wieder aufstehen und uns anschauen, worüber wir da eigentlich gestürzt sind und wie wir zukünftig solche Situationen verhindern können.

Um die Nüchternheit wirklich in vollen Zügen genießen zu können, heißt es tatsächlich erst einmal, innere Arbeit zu leisten, und das kann emotional mitunter wirklich anstrengend sein, denn nicht nur entgiftet unser Körper, sondern vielmehr entgiftet unser Geist, und dann heißt es im Austausch für alte und ungesunde Strategien neue, gesündere Strategien zu entwickeln, die sich langfristig viel, viel besser anfühlen. Aber auch dazu bedarf es Mut. In unserer Arbeit reden wir recht wenig über Alkohol, weil Alkohol an und für sich nicht das Problem ist. Er ist letztendlich die Spitze des Eisberges, doch wir wollen den Bauch betrachten. Wir wollen herausfinden, wozu der Alkohol emotional dient und wie wir lernen können, genau diese Funktion in gesunde Bahnen zu lenken und damit unsere eigenen Bedürfnisse wahrzunehmen, unsere Grenzen abzustecken und unsere Stimme zu nutzen, um für uns einzustehen. Was in einer trinkenden Gesellschaft nicht immer leicht, aber durchaus machbar ist.

Wir sprechen über menschliche Themen und sehen den Menschen. Wir wollen eine Gemeinschaft schaffen, in der sich jeder wohl und angenommen fühlen darf. Unsere Community trägt denselben Namen wie dieses Buch: »Rauschlos glücklich«. Wir gehen respektvoll miteinander um, denn wir sitzen alle im selben Boot. Und für mich ganz persönlich ist es wichtig, dass wir alle verstehen, dass mit uns als Mensch nichts falsch gelaufen ist. Wir sind nicht falsch oder mit irgendeinem Fehler in unserem System auf diese Welt gekommen. Wir sind alle wundervoll, so, wie wir sind – vor allem und vielleicht auch gerade wegen unserer Ecken und Kanten. Und gerade bei diesem Thema braucht es eine Gemeinschaft, die nicht anonym ist, denn wir sind so unfassbar viele. Wir sind nicht irgendeine Minderheit, sondern wir sind Millionen und wir dürfen uns zeigen, denn dadurch geschieht Veränderung.

Das ist es, wofür ich losgegangen bin. Und glaubt mir, als ich vor ein paar Jahren auf den »Veröffentlichen«-Button meines ersten Blogs »HerzSuchtFluss« gedrückt habe, auf dem ich meine ganz persönliche Geschichte teile, da ging mir mein Arsch auf Grundeis. Ich hatte Angst. Ich habe mich gefragt, was die Menschen über mich und meine Geschichte denken werden, denn ich will keine traurige Geschichte erzählen, ich muss nicht jeden Tag kämpfen. Ganz im Gegenteil, ich stehe jeden Morgen auf und weiß, dass ich den Kampf aufgegeben habe und meine Energie nun dafür einsetze, um meine Stimme zu nutzen. Und natürlich macht mir das Angst. Ich warte insgeheim immer noch auf einen Shitstorm, aber hey, es ist nicht so, als hätte ich nicht auch so was schon überlebt. Das Ding ist zudem, dass ich das alles nicht für mich mache. Also auf der einen Seite schon, denn es macht mir wirklich aus vollstem Herzen und mit jeder Zelle meines Körpers Freude und deswegen kann ich durch die Ängste durchgehen. Würde das einmal nicht mehr so sein, dann würde ich aufhören. Aber dafür ist momentan nicht die Zeit, denn ich habe das Gefühl, hier wurde etwas losgetreten. Nicht nur ich, nicht nur wir, sondern ganz viele Menschen nutzen langsam, aber sicher ihre Stimme, zeigen ihre Gesichter und geben dem Label »Alkoholiker*in« ein ganz anderes Gesicht, ein neues Gesicht, ein gesundes Gesicht.

Ich rede nicht gerne über meine dunkle Zeit, ich rede viel lieber darüber, wie ich da herausgefunden habe, und unterstütze Menschen dabei, ihren eigenen Weg in ein freies Leben zu finden. Wie dieser aussieht, ist eine ganz persönliche Angelegenheit. Katharina und ich sind auch nicht gegen etwas. Wir sind für die Nüchternheit, wir sind für die Freiheit, wir sind für das Leben – und alles, was du brauchst, um genau dieses Leben führen zu können, ist richtig und unendlich wichtig.

Ich kann mich noch gut an eine Mentoring-Session mit einer Frau erinnern, die Vlada und ich auf ihrem Weg in die Nüchternheit begleiteten. Sie war schon fast am Ende unseres Mentoring-Programmes und auf dem Weg bis dahin hatten wir tiefe innere Arbeit geleistet. In dieser Sitzung konnte sie dann letztendlich viele Puzzleteile, die sie sich die letzten Wochen über erarbeitet hatte, zu einem großen Ganzen zusammenfügen und meinte plötzlich zu uns: »Dann brauche ich ja nie wieder Alkohol zu trinken!« Wir alle strahlten wie Honigkuchenpferde, als sie das sagte, denn es schwang eine so große Euphorie, Erleichterung, Freiheit und Begeisterung in ihren Worten mit. In dem Moment hatte sie ein tiefes Verständnis dafür entwickelt, warum sie trank und für was der Alkohol letztendlich in ihrem Leben stand. Diese Erkenntnis kam nicht leicht, sondern baute sich auf all den Erkenntnissen der letzten Wochen auf.

Eine andere Frau hatte seit ihrer Teenagerzeit getrunken und an sich und ihren Fähigkeiten gezweifelt. In einer Session erarbeiteten wir einen tief verankerten Glaubenssatz, der aus ihren ersten Schultagen stammte, und plötzlich lag alles so klar vor ihr. Sie sah nun das große Ganze und verstand jetzt ihr eigenes Verhalten. Sie weinte Freudentränen und es fühlte sich an, als wäre eine Last von ihr genommen worden.

Selbst heute erfüllt mich der Gedanke an diese Momente

noch mit tiefer Dankbarkeit und unendlicher Freude, denn genau dafür sind wir losgegangen: um Menschen dabei zu helfen, zu verstehen, warum sie trinken und warum sie es ab heute lassen können. Das ist nicht immer ein einfacher Prozess, denn am Ende geht es darum, den Blick nach innen zu richten und sich die wirklich wichtigen Fragen im Leben zu stellen und ehrlich darauf zu antworten. Dieser Prozess kann, wenn man sich komplett darauf einlässt, transformierend sein und tiefe Erkenntnisse hervorbringen. Manchmal öffnen wir auch nur Türen zu einem längst verschlossenen und vergrabenen Teil in Menschen, der schon lange darauf gewartet hat, betrachtet und verarbeitet zu werden. Es gibt unterschiedliche Gründe, warum Menschen trinken, aber die traurige Wahrheit ist, dass Traumata in der Kindheit sehr häufig auch zu Alkoholmissbrauch führen. Der Alkohol dient dann als Schloss, um das, was da im Tiefen schlummert, versteckt zu halten. Dies passiert oft unbewusst und als ein natürlicher Schutzmechanismus unseres Systems. Die Verbindung zwischen dem, was war, und dem eigenen Konsumverhalten wurde nie wirklich geknüpft beziehungsweise nie klar beim Namen genannt. Doch um dort hinzugehen und es aufzuarbeiten, braucht es einen nüchternen Geist und einen klaren Kopf.

Ganz oft haben wir gesehen, dass Menschen, die wir begleitet haben, sich im Nachhinein nach unserem Programm noch zusätzliche Unterstützung geholt haben. Vor diesem Schritt haben wir den höchsten Respekt und den unterstützen wir selbstverständlich auch, da wir das als Sobriety-Mentorinnen natürlich nicht stemmen können. Jeder Mensch, den wir bis jetzt begleiten durften, ist uns ans Herz gewachsen, denn wir haben mit ihm mitgefühlt, ihm zugehört, ihn gesehen, aber ihm auch mal einen Schubs in die richtige Richtung gegeben. Und genau darum geht es uns bei unserer Arbeit: um wahrhaftiges Zeigen und Angenommen-Werden mit dem, was jeder von uns mitbringt, und mit dem, was war, damit das entstehen kann, was entstehen soll.

Jedes Mal, wenn einer unserer Mentees unser Programm abschließt und mit neuen Erkenntnissen über sich, seinen Alkoholkonsum, aber vor allem mit einem tieferen Verständnis über sein wahres Ich rausgeht, dann wissen wir, warum wir diese Arbeit machen. Denn leider ist der Bedarf groß und hinter verschlossenen Türen machen sich doch mehr Menschen über ihren Konsum Gedanken, als wir augenscheinlich wahrnehmen. Schlussendlich geht es darum, nicht nur diejenigen abzuholen, die schon eine Abhängigkeit entwickelt haben, sondern auch jene Menschen, die sich in der Grauzone befinden, und diesen Menschen das Gefühl zu geben, dass es völlig normal und in Ordnung ist, auf das eigene Bauchgefühl zu hören, welches das Signal gibt, dass der- oder diejenige zu viel Alkohol trinkt. Es gibt so viele Menschen unter uns, die eigentlich genau wissen, dass sie weniger trinken sollten, die sich jedoch immer noch damit beruhigen können, dass ihr Umfeld genauso viel trinkt wie sie. Das Problem ist nur, dass sie dann weitertrinken und genau das ihr Problem nicht besser macht. Es ist wichtig, die individuelle und persönliche Entscheidung für ein nüchternes Leben zu unterstützen, denn unsere Körper sind nicht dazu gemacht, permanent ein Nervengift zu verstoffwechseln, sondern nehmen dabei Schaden.

Auch lassen wir das Argument »Wir trinken, weil es schon immer so war« nicht mehr gelten. Was soll das denn schon heißen? Nur weil etwas »schon immer so war«, heißt das noch lange nicht, dass es gut und gesund ist und nicht überdacht werden sollte. Es gibt so viele Beispiele von Dingen, die schon immer so waren, die letztendlich aber irgendwann einmal verändert werden mussten. Beispielsweise wurden zwischen den 1930ern bis Anfang der 1950er Zigaretten sogar im öffentlichen Fernsehen (zumindest im amerikanischen) und in Zeitungen von Ärzten beworben[1], weil man früher dachte, dass Tabak gesund sei oder uns zumindest die Tabakindustrie dies glaubhaft machen wollte, sehr erfolgreich, wie wir jetzt wissen. Heute hat sich in Bezug auf Zigaretten zum Glück einiges getan und Rauchen wird nicht mehr als erstrebenswert erachtet. Uns wurde also mehr und mehr bewusst, dass Rauchen wirklich schädlich ist. Und warum sollte Alkohol nicht dasselbe Standing bekommen wie Zigaretten? Denn absurderweise würde sich kein Mensch zu einem Nichtraucher oder einer Nichtraucherin stellen und ihn/sie immer und immer wieder fragen, warum er oder sie keine Zigaretten mehr raucht – schließlich wissen wir, dass eine Zigarette schadet. Warum verhalten wir uns also in Bezug auf Alkohol so anders?

Wenn in dieser Hinsicht ein Umdenken stattfinden würde, wäre das schon ziemlich cool. Wenn sich Menschen nicht mehr wie Außenseiter fühlen müssten, nur weil sie keinen Alkohol trinken, wäre das auch richtig cool. Und wenn sich Menschen einfach so aus freien Stücken dazu entscheiden könnten, auf Alkohol zu verzichten, ohne erst in eine Abhängigkeit zu geraten, dann wäre das wundervoll. Das ist alles, was wir uns wünschen.

18. Emotionale Abhängigkeit – ein wichtiges Kapitel geht zu Ende

Wenn du uns heute googelst oder auf unsere Website oder Social-Media-Kanäle gehst, wirst du feststellen, dass me|sober. nur noch aus Vlada und ihrem Team besteht. Denn auch wir sind nur Menschen, wir tragen unsere Päckchen und wir haben Beziehungen miteinander, die gelegentlich haken.

Kathi und ich sind schon sehr lange miteinander befreundet, das wurde sicherlich bis hierhin schon deutlich. Es ist kaum vorstellbar für uns, ein Leben ohneeinander zu verbringen. Wir haben die Höhen und die Tiefen geteilt. Vor allem haben wir bisher die wichtigsten Momente unseres Lebens miteinander geteilt. Okay, unsere jeweiligen Geburten haben wir verpasst, aber das war anders schlichtweg nicht machbar. Wir sind teilweise so unterschiedlich, wie man nur sein kann, aber letztendlich hält uns doch immer wieder etwas beieinander. Und natürlich haben wir auch nicht immer nur gute Zeiten. Wie in jeder Beziehung gibt es Punkte, an denen wir uns aneinander reiben. Ich glaube, unser Bild einer besten Freundschaft bestand auch nie darin, der anderen immer Honig ums Maul zu schmieren. Uns macht aus, dass wir miteinander reden können. Wer weiß, wie viele Stunden unseres Lebens wir schon quasselnd zusammen verbracht haben. Oder mit »Bauer sucht Frau« schauen, Eiscreme essen, Blödsinn machen, Filme schauen. All das, was man in einer Freundschaft nun einmal so macht.

Wir hatten eine Bucketlist und auf dieser stand, dass wir gemeinsam gründen werden. Das haben wir mit der Gründung von me|sober. gemacht. Wir haben immer aneinander festgehalten und unsere Freundschaft stand in jedweder Hinsicht auf Platz Nummer eins, ohne dass sie der eigenen Nüchternheit Konkurrenz machte. Doch letztendlich haben wir festgestellt, dass jede die andere so sehr brauchte, dass wir darüber hinaus manchmal vergessen haben, wer wir getrennt voneinander sind. Wenn wir es ganz ehrlich ausdrücken, dann waren wir emotional abhängig voneinander. Ich hatte das Gefühl, ohne Kathi nicht sicher zu sein, da sie mir immer die nötige Sicherheit gegeben hat. Kathi hatte hingegen das Gefühl, nicht groß sein zu dürfen und keine erzählenswerte Geschichte zu haben. Und so glaubten wir, dass wir ohne die andere nicht wirklich sein können, was uns letztendlich an unserer eigenen Größe und Schöpferkraft hinderte. Das ist okay so. Das haben wir so beschlossen. Und außerdem haben wir für uns persönlich beschlossen, dass wir frei sein dürfen. Dass es für uns als individuelle Persönlichkeiten wichtig ist, uns selbst kennenzulernen und vor allem selbst zu entfalten, und das bedeutet, die eigenen Ängste selbstständig zu durchlaufen, denn nur so können wir in unserer Beziehung und individuell wachsen. Auch das gehört zu unserem Leben dazu und auch das war ein nicht immer leichter, aber sehr wichtiger Prozess und eine wichtige Entscheidung füreinander. Die Entscheidung, dass wir lernen müssen, emotional unabhängig voneinander zu sein, und uns und unsere Stärke dadurch neu kennenlernen und definieren dürfen, was nicht heißt, dass wir unsere Freundschaft aufgeben – ganz im Gegenteil. Wir haben beschlossen, uns als Individuen mehr Raum zu geben und genau das macht wohl Freundschaft aus.

Was noch dazukommt, ist, dass die Co-Abhängigkeit, die ich damals intensiv während Vladas Abhängigkeit spürte, wahrscheinlich nie ganz verschwunden ist. Und ehrlich gesagt ist mir auch erst im letzten Jahr durch die Arbeit bei me|sober.

wirklich bewusst geworden, was Co-Abhängigkeit eigentlich ist. Auch an der eigenen Co-Abhängigkeit sollte gearbeitet werden und nicht nur an der Alkoholabhängigkeit der besten Freundin. In meinem beziehungsweise in unserem ganz persönlichen Prozess geht es um das gegenseitige Loslassen des anderen, um das Lösen aus einer freundschaftlichen Beziehung, die zu fest geworden ist. Wenn man selbst in so einer Beziehung steckt, dann sieht man manchmal vor lauter Bäumen den Wald nicht mehr, und obwohl so etwas immer unterschwellig in unserer Freundschaft mitschwang, bekamen wir erst durch die Gründung unseres Unternehmens die Chance, genauer hinzuschauen. Da wir nun täglich in Kontakt standen, wurden unsere Nasen förmlich auf diese Probleme gedrückt. Wir hörten häufig, dass eine Unternehmensgründung einen mental stark fordern und das persönliche Wachstum oft ungemein beschleunigen würde. Damals konnten wir uns darunter wenig vorstellen, doch heute, nach mehr als einem Jahr gemeinsamer Unternehmensführung, wissen wir genau, was das bedeutet. Auch hörten wir oft, dass es doch bestimmt ganz wunderbar sei, mit der besten Freundin ein Unternehmen zu gründen, und das war es auch, aber es förderte gleichzeitig unsere unterschwelligen Probleme knallhart zutage.

Das letzte Jahr über sind wir oft in den Kontakt miteinander gegangen und haben uns gefragt, was es ist, was da immer mitschwang. Durch intensive Arbeit an uns selbst und miteinander, aber auch durch Ehrlichkeit konnten wir diesen Dingen näher auf den Grund gehen, was letztendlich dazu führte, dass wir mehr und mehr unsere eigene Stimme fanden. Vlada und ich sind starke und unabhängige Frauen, das waren wir schon immer und das macht mich auch unendlich stolz. Wir beide haben eine Geschichte zu erzählen, genauso wie du, der/die du dieses Buch gerade liest. Es ist wichtig, dass wir unsere eigene ganz individuelle Geschichte erzählen und unseren eigenen

Weg gehen. Beruflich sind wir nun ein Stück zusammen gegangen. Es war eine spannende, aufregende und manchmal sehr anstrengende, aber auch wahnsinnig erfüllende Arbeit. Und auch wenn unser gemeinsamer beruflicher Weg hier endet, bedeutet das nicht das Ende für unsere Verbindung. Die jeweils andere ist weiter ein Spiegel für uns, doch daran können wir nur wachsen und uns letztendlich selbst besser erfahren.

Durch unsere sehr persönliche und auch sehr intime Geschichte möchten wir auch dich motivieren, deine Stimme zu finden und deine Geschichte zu erzählen. Vor allem auch das letzte Jahr hat uns gelehrt, wie wichtig es ist, unsere eigene Wahrheit und unser wahres Selbst zu leben und es auch zu feiern. Für unser eigenes Wohlbefinden ist es essenziell, unserem Herzen zuzuhören und ihm zu folgen, denn oft weiß unser Herz ganz genau, wo der Weg für uns langgehen wird, nur sollten wir wieder beginnen, ihm Gehör zu schenken. Wir können dich nur ermuntern, dass auch du deinem Herzen folgst!

19. Wie du nüchtern bleibst und deinem Herzen folgst

Aber was ist, wenn ich es nicht schaffe, für immer auf Alkohol zu verzichten?«, fragst du dich jetzt vielleicht. Ein »Nie wieder« ist für die meisten von uns zu Beginn der Nüchternheit absolut überfordernd. Ich konnte mir ein »Für immer« in den ersten Wochen meiner Nüchternheit auch (noch) nicht vorstellen und darum geht es auch gar nicht. Wenn es sich für dich zunächst einmal angsteinflößend anfühlt, an »nie wieder« oder »für immer« zu denken, dann denke nicht daran, sondern gehe von Moment zu Moment, Tag für Tag, Woche für Woche. Was auch immer sich für dich machbar anfühlt. Denn genau darauf kommt es an. Du gestaltest den Weg in deine Nüchternheit genau so, wie es sich für dich ganz persönlich machbar und angenehm anfühlt. Und je länger du nüchtern lebst und je mehr du dich an dein neues alkoholfreies Leben gewöhnst, desto mehr verliert ein »Nie wieder Alkohol« die abschreckende Wirkung, sondern fühlt sich im Gegenteil befreiend an.

»Ich muss nie wieder trinken«, »Ich muss nie wieder einen Kater haben«, »Ich muss mich nie wieder für irgendwelche geistigen Ausfälle schämen«, »Ich muss mich nie wieder für etwas entschuldigen, was ich betrunken zu einer anderen Person gesagt habe«. Das ist doch wundervoll? Aber wie schaffe ich es nun, nüchtern zu bleiben und mich dabei auch noch frei zu fühlen? Indem du immer mehr du selbst wirst. Je mehr du auf diesem Weg Freundschaft mit dir schließt und dich wirklich und aus vollem Herzen wichtig nimmst, desto leichter wird es dir fallen und desto weniger Raum wird das Thema Alkohol in deinem Leben einnehmen. Wenn wir lediglich aufhören zu trinken, ohne unsere innere Welt abzuholen, dann fühlt sich

Nüchternheit wie ein Kampf an. Je intensiver du dich jedoch mit dir, deinen Bedürfnissen, Gefühlen, Träumen und Wünschen beschäftigst, desto mehr Raum wirst du in deinem Leben einnehmen und desto mehr gibst du dir selbst die Erlaubnis, dich immer wieder für dich selbst zu entscheiden.

Ich wusste am Anfang meiner Nüchternheit nicht, was ich mit meinem Leben anstellen sollte, weil ich mich immer noch so unglaublich klein gefühlt habe. Ich war in der Klinik, hatte keinen Job und habe Hartz IV empfangen. Meine Kreuzberger Wohnung habe ich während der Zeit untervermietet und eigentlich war mir schon sehr früh klar, dass ich nicht wieder dahin zurückkehren kann. Meine Zukunft schien wie ein weißes Blatt Papier, aber diesmal hatte ich die Vermutung, dass ich es selbst bemalen darf. Und trotz Respekt und Zweifeln fühlte es sich mit jeder nüchternen Woche machbarer an.

Ich kann mich noch daran erinnern, dass ich mich am Ende meines halbjährigen Klinikaufenthaltes damit beschäftigen sollte, wie es nun für mich weitergehen soll. Ganz konkret gesagt sollte ich mich mit meinen Träumen und Zielen beschäftigen und diese in meiner Suchtgruppe vorstellen. Aber irgendwie schien mir das, was ich da auf das Papier gebracht hatte, so irrational zu sein, fast unerreichbar, und irgendwie traute ich mich nicht so recht, dies aus voller Überzeugung zu formulieren, und eierte mit meinen Aussagen herum. Schließlich meinte meine Therapeutin zu mir, ich solle einmal das Blatt weglegen und einfach aussprechen, was ich mir wirklich wünsche. Ich schaute sie an und wartete einen Moment und dann platzte es aus mir heraus: »Ich möchte ein Pferd haben, was ich mir schon immer gewünscht habe. Ich möchte Hunde retten. Ich möchte Menschen darin unterstützen, nüchtern in ihre Kraft zu kommen, weil ich der Überzeugung bin, dass ich das sehr gut kann. Ich möchte ein Unternehmen gründen. Ich möchte schreiben, vor allem möchte ich ein Buch schreiben. Ich möchte einen Podcast und ich möchte Yogalehrerin werden und nach Indien reisen. Ich möchte in einem Natursteinhaus mit meiner Familie mitten in der Natur leben.« Dann war einen Moment lang Ruhe und alle Blicke waren auf mich gerichtet. »Na sehen Sie, es geht doch«, sagte meine Therapeutin. Und ab dem Moment habe ich zu meinen Träumen gestanden. Das heißt nicht, dass ich nicht enormen Schiss hatte, aber es war ausgesprochen. Ich beschäftigte mich mehr und mehr mit meiner Vision und wer ich eigentlich in meinem Leben sein will, wie ich leben und was ich erschaffen möchte, und vor allem stellte ich mir die Frage, was ich wohl an meinem 85. Geburtstag einmal über mich und mein Leben sagen wollte. In dem Moment hatte ich das Tor für die Magie des Lebens geöffnet und meine inneren Grenzen gesprengt.

Ich kann mich noch an einen winterlichen Morgen erinnern. Ich war fast täglich um 6 Uhr morgens am Völkerschlachtdenkmal joggen und auch an diesem Tag drehte ich meine Runden auf einem Sportplatz, der Raureif glitzerte in der Sonne und ich hörte elektronische Tanzmusik. Und plötzlich erschien ein Bild vor meinem geistigen Auge. Es sah aus wie ein grün eingefärbtes Ölgemälde mit unterschiedlichen Farbschattierungen und darauf stand »Herz Sucht Fluss«. Ich hatte keine Ahnung, woher das Bild kam. Aber mein Herz schlug plötzlich schneller und ich wusste, dass ich etwas damit anfangen muss.

Was ich dir damit sagen will, ist, du musst noch nicht genau wissen, wie du Dinge angehen sollst oder wie du die Veränderungen, die du dir wünschst, in dein Leben holst. Sondern es geht nur um den ersten und zweiten, um den dritten und vierten Schritt. Es geht darum, dass du losgehst, dass du beginnst, groß zu träumen, und dir vor allem auch erlaubst, wirklich groß zu träumen, so groß, dass es sogar dir Respekt einflößt. Und dann gehe los.

So gut wie alles, was ich damals in diesem Raum meiner Therapeutin sagte, was ich mir aus tiefstem Herzen wünschte, ist in Erfüllung gegangen. Ich kann es manchmal selbst kaum glauben, aber es ist so, und glaube mir, damals hätte ich es selbst nie für möglich gehalten, dass meine Träume in Erfüllung gehen würden. Und wenn es bei mir so ist, dann weiß ich zu tausend Prozent, dass es auch bei dir so sein wird. Natürlich habe ich nach dem Träumen meine Hände nicht in den Schoß gelegt und darauf gewartet, dass diese Dinge zu mir kommen. Ich bin für sie losgegangen, Schritt für Schritt, obwohl ich erst mal nicht wusste, wie. Klar hatte ich Angst und ich habe mich auch oft gefragt, was ich hier eigentlich mache. Aber jedes Mal, wenn ich einen weiteren Schritt gegangen bin, passierte etwas Überraschendes oder eine helfende Hand wurde mir gereicht, denn das Spannende ist, dass unsere Mitmenschen und das Leben es spüren und von uns angezogen werden, wenn wir für uns und unsere Träume losgehen, denn das ist die Magie dabei, groß zu träumen.

Ich weiß noch, als ich ein kleines Mädchen von sechs Jahren war, da pflanzte sich der Glaube in meinen Kopf, ich wäre nicht klug genug. Die Schule fiel mir lange schwer und meist war Vlada auch viel besser als ich. Ich schämte mich und zweifelte sehr an meinen Fähigkeiten, und selbst heute melden sich die alten Zweifel von damals noch manchmal. Mein Gehirn war damals einfach anders verknüpft. Zum Beispiel konnte ich in der ersten Klasse nicht lesen, nur bekam meine Klassenlehrerin davon nichts mit, da ich alle Sätze, die in unserem Erstlesebuch standen, auswendig lernte, unbewusst natürlich. Ich dachte wirklich, so gehe Lesen. Als meine Eltern mir in der Mitte des Schuljahres etwas anderes zum Lesen gaben, konnte ich davon kein einziges Wort vorlesen. Sie waren perplex, konnte ich doch das Erstlesebuch so wunderbar vorlesen. Da dämmerte es ihnen langsam und sie teilten ihre Entdeckung meiner Klassenlehrerin mit, die völlig erstaunt reagierte, hatte sie mich doch für eine ihrer besten Leserinnen gehalten. Tja, wohl doch nicht. Es wurde überlegt, mich auf eine Förderschule zu schicken. Eine Kinderpsychologin bestätigte meinen Eltern dann aber, dass ich auf meiner Schule bleiben könne.

Ich musste immer härter arbeiten, für vieles in meinem Leben, und das ist okay, es hat mich stärker gemacht. Der Knoten platzte dann so ab der achten Klasse. Ich ging auf ein weiterführendes Gymnasium, machte mein Abitur, studierte Biologie und verteidigte schlussendlich im Januar 2021 meinen Doktor in Neurowissenschaften. Das hätte mir wohl damals keiner zugetraut und selbst ich habe mir das lange nicht zugetraut, aber ich bin einfach weitergegangen. Ich habe durchaus sehr lange an mir selbst gezweifelt und manchmal nahmen diese Zweifel auch überhand, aber ich habe einen Fuß vor den anderen gesetzt und es probiert. Meine Doktorarbeit habe ich übrigens meinem sechsjährigen Ich gewidmet, um mir selbst zu sagen: »Schau, du hast es geschafft und in dir steckt so viel mehr, als du dir selbst zugetraut hast!«

Meine Erfahrung ist, dass wir eigentlich fast immer mehr können und erreichen, als wir uns selbst eingestehen wollen. Doch unsere eigenen limitierenden Glaubenssätze und unser vermaledeiter innerer Kritiker reden uns die ganze Zeit etwas anderes ein. Es ist an der Zeit, dass du dir eine andere Geschichte erzählst, denn auch ich habe mir lange eine Geschichte erzählt, die veraltet war und gar nicht mehr meinen aktuellen Lebensumständen entsprach. Ich war in der Geschichte meines sechsjährigen Ichs gefangen, die ich mir mit Anfang 30 immer noch erzählte. Oft leben wir in diesen alten Geschichten, in schmerzhaften Momenten von früher, die uns kleinhalten und unser Potenzial limitieren. Ich weiß, dass in dir so viel mehr steckt, dass du mehr kannst, als du dir selbst zutraust, und du mutiger bist, als du denkst. Es braucht Geduld, es braucht Mut, es braucht Ehrlichkeit, es braucht Liebe und es braucht Vertrauen, aber vor allem braucht es den ersten Schritt in Richtung Nüchternheit und in Richtung deiner Träume. Wir glauben an dich!

Schlusswort

Hätte uns vor zehn Jahren, als wir noch in Leipzig in unserer Studentenbude saßen und feuchtfröhlich den Wein in uns reinkippten, einmal jemand gesagt, dass wir mal ein Buch über das nüchterne Leben schreiben würden, dann hätten wir wahrscheinlich laut losgelacht und darauf noch groß angestoßen. Wir sind nicht anders als du, wir sind einfach nur zwei junge Frauen, die begonnen haben, ihren eigenen Konsum zu hinterfragen, und die beschlossen haben, auszusteigen und vor allem auch aufzustehen und unsere Stimme zu erheben. Uns geht es nicht darum, zu verurteilen oder noch mehr Menschen in Schubladen zu packen, denn das passiert leider in unserer Welt schon häufig genug. Unser Ziel ist es, dass wir alle beginnen, unsere Augen zu öffnen und wahrhaftig hinzuschauen, was Alkohol eigentlich ist, was er in unseren Körpern und mit unserer Psyche anrichtet, was er in Familien und in Beziehungen, im Straßenverkehr und in unserer Gesellschaft anrichtet.

Letztendlich sollten wir uns alle die Frage stellen: »Wie möchten wir mit unserem Körper, unserem Geist, unserem Leben und mit unserer Welt umgehen?« Es sind die wichtigen Fragen im Leben, die wir uns jedoch viel zu selten stellen und lieber so weitermachen wie bisher, obwohl wir wissen, dass der bisherige Zustand nicht das ist, was wir wollen oder was uns glücklich macht. Es liegt an jedem Einzelnen und es liegt in deiner Hand, wie du diese Fragen beantwortest und ob du dir diese Fragen überhaupt erst stellen möchtest, aber da du gerade diese letzten Zeilen unseres Buches liest, nehmen wir mal an, dass du dir diese Fragen stellst und nach Antworten darauf suchst. Antworten, die wir dir hoffentlich auf diesen Seiten geben konnten, und wenn nicht, dann suche weiter, bleibe neugierig und hinterfrage.

Vor allem aber bleibe dir selbst treu und höre auf dein Bauchgefühl, wenn es dir sagt, dass etwas nicht stimmt und du eigentlich etwas anderes für dich möchtest. Es ist nie zu spät, für sich selbst loszugehen und etwas zu verändern. Schwelge nicht in der Vergangenheit und trauere dem hinterher, was war, denn es ist vergangen und heute kannst du dich anders entscheiden. Vergib dir selbst für das, was vielleicht passiert ist oder was du womöglich getan hast und was dich heute vielleicht noch gefangen hält. Du hattest damals deine Gründe, so wie wir alle, und Menschen machen Fehler, das gehört zum Leben dazu. Das Wertvollste an Fehlern jedoch ist, dass sie uns die Möglichkeit geben, zu lernen und zu wachsen. Sieh deine Fehler nicht als Makel oder als schwarzen Punkt in deiner Biografie, sondern als das, was sie sind: als Lern- und Wachstumsprozesse. Denn nur durch sie bist du der Mensch geworden, der du heute bist, mit all deinen Ecken, Kanten und Narben, aber auch mit deinen Träumen, Wünschen, Zielen, Errungenschaften und vor allem mit deiner Liebe und deiner wahren Essenz, die dich einmalig macht.

Dich gibt es nicht noch einmal auf dieser Welt, denn deine Geschichte und dein Leben sind einzigartig. Du bist ein Unikat! Darauf kannst du verdammt stolz sein, denn dir wurde dieses wunderbare Leben und dieser wunderbare Körper geschenkt, der es dir ermöglicht, mit deiner Umwelt zu interagieren und sie zu erleben. Er ist ein Wunderwerk der Natur. Dein Herz schlägt jeden Tag rund 100 000 Mal nur für dich. Am Ende deines Lebens wird es rund drei Milliarden Mal geschlagen haben, nur für dich! Es möchte, dass du lebst, dass du dieses Geschenk, das du bekommen hast, nutzt, denn es wird der Tag kommen, an dem es aufhört zu schlagen. Erinnerst du dich noch an die 640 Monate, die wir durchschnittlich in unserem

Leben haben, um das zu tun, was wir tun wollen (Schlaf natürlich nicht mit einbezogen)?

Unser Leben ist endlich, das wissen wir alle, so wie wir auch alle wissen, dass Alkohol ungesund ist, aber das Leben IST endlich und Alkohol IST ungesund. Nur häufig verfangen wir uns in den Wirren des Lebens, laufen im Hamsterrad mit und trinken dabei noch ein bis zwei Gläser Wein oder doch gleich die ganze Flasche, und dann vergessen wir dabei, dass wir irgendwann nicht mehr hier sind. Aber eigentlich geht es doch darum, dass wir die Zeit, die wir hier auf Erden bekommen, so gut wie möglich nutzen und sie mit Menschen und Momenten füllen, die unser Herz zum Klingen bringen. Das ist es, was wir uns aus tiefstem Herzen für dich wünschen, denn du bist ganz wunderbar und vor allem bist du es wert!

Ich hatte eine schöne Kindheit. Ich habe mich liebende Eltern. Meine Eltern haben mich immer geliebt, das weiß ich und wusste ich immer. Ich habe mich liebende Freunde, meine Freunde haben mich schon immer geliebt, vor allem meine beste Freundin. Seit der ersten Klasse hält sie meine Hand, und falls ich einmal hinfallen sollte, dann streckt sie ihre Hand schnurstracks aus und hilft mir wieder auf die Beine. Dabei musste sie manchmal Tränen vergießen und sich Sorgen machen. Meine Eltern auch. Ich musste manchmal Tränen vergießen und mir Sorgen machen, so wie meine Eltern.

Ich hatte eine schöne Kindheit und eigentlich haben wir doch alle immer alles richtig gemacht. Zumindest immer richtig machen wollen, beziehungsweise wollten wir das immer glauben. Aber manchmal passieren Dinge, die man nicht erwartet. Manchmal passieren Dinge, manchmal passiert uns das Leben, das so viele Dinge mit sich bringt. Und manchmal passieren uns Dinge, die das Leben so mit sich bringt, und dann vergessen wir womöglich, dass wir geliebt werden. Dann verstehen wir mit einem Mal die Welt nicht mehr, und wenn dann im rechten Augenblick niemand da sein sollte, der uns sagt, dass wir etwas ganz Kostbares sind, dann können wir durchaus vergessen, dass wir geliebt werden. Wir gehen durch die Straßen und schauen andere Menschen an und oftmals verstehen wir nicht, warum diese so oder so sind. Wir gehen durch die Straßen und schauen andere Menschen an und denken, wir seien anders. Wir denken, bestimmte Dinge würden uns niemals passieren. Aber Dinge können manchmal schneller passieren, als wir denken.

Ich hatte eine schöne Kindheit, aber manchmal war ich traurig, weil meine Eltern traurig waren. Weil wir manchmal nicht weiterwussten, weil die Probleme so überdimensional groß erschienen. Wenn das der Fall ist, dann ist es relativ leicht zu vergessen, dass Probleme auch gelöst werden können. Eins nach dem anderen und nicht gleich alle auf einmal. Aber manchmal vergessen wir das.

Mein Name ist Vlada Mättig, ich bin 35 Jahre alt und ich war abhängig. Früher bin ich durch die Straßen gegangen und habe Menschen betrachtet und habe nicht verstanden, warum diese so oder so sind. Ich bin durch die Straßen gegangen und habe Menschen betrachtet und habe gedacht, dass mir das nicht passieren kann. Bis es mir passiert ist. Als ich auf die Welt gekommen bin, wollte ich nicht so sein. Wir wählen das nicht, zumindest nicht bewusst. Und als ich feststellen musste, dass ich abhängig bin, da brach für mich eine Welt zusammen, denn ich wollte niemals abhängig sein. Ich wollte nicht so sein wie »die«, denn nur »denen« passiert das und ich bin nicht so wie »die«. Aber wer sind »die« denn eigentlich?

»Die« sind Menschen wie du und ich. »Die« sind klein, groß, blond, schmal, kurvig, männlich, weiblich, alt, jung, lustig, traurig, verzweifelt, spontan, reich, arm. »Die« sind Menschen wie du und ich, die auf die Welt gekommen sind und sich niemals gewünscht haben, abhängig zu sein, die vorher womöglich durch die Straßen gegangen sind und Menschen beobachtet haben und sich gewundert haben, warum Menschen so oder so sind. Die durch die Straßen gegangen sind und sich gedacht haben, dass ihnen das niemals passieren wird. Bis es ihnen dann passiert ist. Und dann müssen wir feststellen, dass wir genauso sind wie »die« und dass »die« genauso sind wie wir, und »die« können uns dann helfen. Wenn wir unsere Geschichten miteinander teilen, dann macht es das Ganze nämlich verständlicher. Dann versteht der eine ganz genau, worüber die andere redet, weil Geschichten durchaus ähnlich sind und wir uns in den Geschichten des anderen wiedererkennen können, um zu begreifen, dass wir nicht allein sind und dass wir auch niemals allein sein werden, obwohl sich das manchmal so anfühlt.

»Die« sind für mich nicht mehr die anderen, »die« bin ich. Und was ich mir eigentlich wünsche, ist, dass wir mehr miteinander reden. Das wir dadurch die Gelegenheit ergreifen, voneinander zu lernen und uns gegenseitig zuzuhören. Und was ich mir zudem noch wünsche, ist, dass wir uns bewusst machen, warum wir eigentlich trinken. Geht es um den Geschmack? Alkohol schmeckt, stimmt's? Aber wie schmeckt er nach dem dritten Glas? Schmeckst du da eigentlich noch etwas? Es muss rauschen, stimmt's? Sonst lohnt es sich doch gar nicht. Ich bin provokant, ich weiß. Aber gerne würde ich ein Bewusstsein dafür schaffen, dass es nicht normal ist, dass der Durchschnittsdeutsche eine Badewanne voll Alkohol im Jahr konsumiert. Dabei geht es mir nicht darum, mit dem Finger auf dich zu zeigen und zu sagen, dass du etwas ändern musst, das musst du nämlich nicht. Es geht mir vielmehr darum, einen kleinen Anstoß zu geben, um einmal darüber nachzudenken, warum es in unserer Gesellschaft eigentlich so auffällig ist, wenn ein Mensch keinen Alkohol trinkt. Sollte das nicht vielmehr die Norm sein? Sollten wir nicht lieber unsere Gesundheit wählen? Aber wenn wir unsere Gesundheit wählen wollen, dann müssen wir uns zuvor selbst wählen, oder sehe ich das falsch? Tun wir das, wenn wir trinken? Achten wir unsere schönen Seelen und unsere schönen Körper, indem wir uns volllaufen lassen? Das tun wir nicht und das ist ziemlich schade, weil wir doch eigentlich alle so wundervoll sind.

Wie sähe denn eine Welt aus, in der wir keinen Kater (und damit meine ich keine Katze) mehr haben? Wäre uns langweilig? Würden wir die Abende, geschweige denn die Wochenenden überhaupt ertragen? Wenn es von heute auf morgen keinen Alkohol mehr gäbe, würden dann einige von uns durchdrehen, weil sie den Zustand nicht ertragen könnten? Was macht denn allein der Gedanke daran, von heute auf morgen keinen einzigen Tropfen mehr trinken zu können, mit dir? Schreit eine Stimme in deinem Kopf: »Ich doch nicht, ich hätte kein Problem damit«, obwohl dir eigentlich ganz anders wird bei dem Gedanken und du froh bist, dass du diese Entscheidung nicht treffen musst?

Ich glaube nicht, dass Alkohol das Problem ist. Ich glaube auch nicht, dass Drogen das Problem sind, denn würde es uns bestens gehen und würden wir uns selbst lieben und achten, dann würden wir weder Alkohol noch Drogen konsumieren, zumindest nicht im Übermaß. Also sollten wir beginnen, uns selbst ein wenig lieber zu haben und achtsamer mit uns zu sein. Dann brauchten wir keine Badewannen mehr zu leeren und es könnte vielleicht irgendwann zu unserer Normalität werden, keinen Alkohol zu trinken.

Doch was braucht es, um eine Bewegung zu starten und etwas zu verändern? Es braucht ein starkes Warum und einen großen Traum, aber vor allem braucht es Mut. Es braucht den Mut, loszugehen und die eigene Stimme zu erheben. Aber eine Bewegung kann nur von vielen leben, von Menschen wie du und ich, denn wir sind nicht die Einzigen, die so denken und fühlen.

Für mich persönlich ist es eine große Ehre, dieses Buch hier schreiben und meine beziehungsweise unsere Geschichte mit dir teilen zu dürfen, und ich wünsche mir aus tiefstem Herzen, dass unsere Erfahrungen und unsere Erkenntnisse dir helfen. Dass sie dich motivieren, für dich und dein Leben loszugehen, dich inspirieren, dich vielleicht auch nachdenklich gemacht haben und dass du jetzt auch besser verstehst, was Alkohol ist. Dass du vielleicht auch an der einen oder anderen Stelle mit uns mitlachen und mitfühlen konntest. Dass du dich auch wiedererkannt und verstanden gefühlt hast und wir deinen Blick auf Alkohol etwas, wenn nicht sogar sehr, verändern konnten. Auch wenn wir uns nicht kennen und unsere Wege sich vielleicht nie kreuzen werden, möchte ich dich trotzdem wissen lassen, dass wir deine Sorgen und Ängste nachvollziehen können, denn wir waren einmal an einem ähnlichen Punkt wie du gerade und haben uns ähnliche Fragen gestellt. Dabei sind wir am Ende zu dem Entschluss gekommen, dass unser Leben und unser Glück keinen Alkohol braucht, dass unser Körper keinen Alkohol braucht, dass unsere Beziehungen durch Alkohol nicht besser werden und unsere Gesundheit erst recht nicht.

Es ist deine Entscheidung und nur du kannst diese treffen. Vertraue dir und vertraue dem Leben. Wir wünschen dir von Herzen alles Liebe.

»Ich war ein Suchender und bin es immer noch, aber ich habe aufgehört, die Bücher zu fragen und die Sterne – und angefangen, auf die Lehren meiner Seele zu hören.«

Rumi

Höre hin!

Danksagung

Natürlich möchten wir unserer Familie danken: dafür, dass ihr immer an uns geglaubt habt, für uns da wart und uns liebt. Alle unsere Familienmitglieder haben übrigens ihren Segen für dieses Buch gegeben und auch sie hoffen, dass dir das Buch gefällt, dich berührt und dir hilft, denn es ist nicht nur unsere Geschichte, sondern unser aller Geschichte!

Ich, Katharina, möchte auch gern meinem Partner danken, der immer an meiner Seite steht und mich in all meinen Vorhaben unterstützt und mich anfeuert. Dies bedeutet mir unendlich viel und dafür möchte ich mich aus tiefstem Herzen bei dir bedanken! Ich liebe dich.

Ich, Vlada, möchte mich aus tiefstem Herzen bei den Menschen bedanken, die bei mir geblieben sind, als es mir schlecht ging. Ich möchte mich dafür bedanken, dass ihr mich niemals infrage gestellt oder im Stich gelassen habt. Das ist auch ein Grund, warum ich heute hier sitze und dieses Buch schreiben darf. Ich bedanke mich bei meiner Therapeutin und bei all den wundervollen Menschen, die ich während meines Klinikaufenthaltes kennenlernen durfte. Mit euch durfte ich mein Leben retten und das werde ich niemals vergessen.

Natürlich möchten wir uns auch bei unseren Freunden, nah und fern, bedanken, denn sie machen unser Leben reicher und ihre Unterstützung, ihre offenen Ohren und ihre Liebe bedeuten uns so viel. Danke, dass ihr ein Teil unseres Lebens seid, und wer ihr seid, wisst ihr genau!

Ein ganz großes Dankeschön geht an Lena, die gute Seele bei me|sober.! Sie hat uns ganz fleißig beim Schreiben dieses Buches durch Recherchearbeit, aber auch durch das Teilen ihrer eigenen Erfahrung tatkräftig unterstützt und dafür möchten wir uns sehr bedanken.

Ein ganz besonderer Dank gilt auch unseren Mentees, die wir auf ihrem Weg in die Nüchternheit begleiten durften. Danke für euer Vertrauen, euren Mut und eure Stärke. Durch eure Geschichten und eure Erfahrungen sind auch wir gewachsen und durften noch mehr dazulernen.

Auch möchte ich, Katharina, meiner Co-Autorin und langjährigen Freundin Vlada, danken. Dieses Buch hat die letzten fast 30 Jahre unserer Freundschaft noch einmal im Schnelldurchlauf beleuchtet und auch wenn das Leben mal steinig ist, warst du immer ein Teil davon. Dafür möchte ich mich von Herzen bei dir bedanken und wer weiß, was die Zukunft für uns noch bereithält!

Zum Schluss möchten wir uns noch bei unserem Verlag Droemer Knaur bedanken, dass wir die Möglichkeit bekommen haben, unsere Geschichte zu erzählen und damit einen Beitrag zu leisten, Aufmerksamkeit auf ein so wichtiges Thema zu lenken, um hoffentlich vielen Menschen damit helfen zu können und ihnen eine Stimme zu geben. Ein besonderer Dank gebührt unseren Lektorinnen Stefanie Hess und Ulrike Gallwitz, die dieses Buch abgerundet und vollendet haben, vielen Dank dafür!

Buchempfehlungen

Baumeister, Muriel: *Hinfallen ist keine Schande, nur Liegenbleiben.* Eden Books, 2019.

Borowiak, Simon: ALK. *Fast ein medizinisches Sachbuch.* Penguin Verlag, 2019.

Carr, Allen: *Endlich ohne Alkohol! Der einfache Weg mit Allen Carrs Erfolgsmethode.* Goldmann, 2013.

Grace, Annie: *Einfach nüchtern! Freiheit, Glück und ein besseres Leben ohne Alkohol.* Narayana Verlag, 2019.

Gray, Catherine: *Vom unerwarteten Vergnügen, nüchtern zu sein. Frei und glücklich – ein Leben ohne Alkohol.* mvg Verlag, 2018.

Kaloff, Susanne: *Nüchtern betrachtet war's betrunken nicht so berauschend. Ein Trip in die Freiheit.* Fischer Verlag, 2018.

Kruse, Timm: *Weder geschüttelt noch gerührt. Mein Jahr ohne Alkohol. Ein Selbstversuch.* Herder Verlag, 2018.

Lewis, Marc: *The Biology of Desire. Why Addiction Is Not a Disease.* Scribe UK, 2016.

Pooley, Clare: *Chianti zum Frühstück. Eine Frau hört auf zu trinken und fängt an zu leben.* Beltz, 2018.

Schreiber, Daniel: *Nüchtern. Über das Trinken und das Glück.* Suhrkamp Verlag, 2016.

Whitaker, Holly: *Quit Like a Woman. The Radical Choice to Not Drink in a Culture Obsessed With Alcohol.* Bloomsbury Publishing, 2020.

Quellenverzeichnis

1. Auf die Freundschaft

1 Deutsche Hauptstelle für Suchtfragen e. V. (Hrsg.): *Alkoholabhängigkeit*. Suchtmedizinische Reihe, Band 1. Hamm 2019.

2 Gehirn & Geist Ratgeber 1/2015: *Sucht & Drogen*. Spektrum der Wissenschaft Verlagsgesellschaft mbH, Heidelberg; https://www.kenndein-limit.info/alkohol-in-zahlen.html (Aufruf vom 04. 03. 2021), statista 2012.

3 Degenhardt, L., Charlson, F., Ferrari, A., Santomauro, D., Erskine, H., Mantilla-Herrara, A., Whiteford, H., Leung, J., Naghavi, M., Griswold, M., Rehm, J. (2018): »The global burden of disease attributable to alcohol and drug use in 195 countries and territories, 1990–2016: a systematic analysis for the Global Burden of Disease Study 2016«, in: *Lancet Psychiatry*. 5(12):987–1012.

4 Deutsche Hauptstelle für Suchtfragen e. V. (Hrsg.): *Alkoholabhängigkeit*. Suchtmedizinische Reihe, Band 1. Hamm 2019; WHO (über statista); Timm Kruse: *Weder geschüttelt noch gerührt. Mein Jahr ohne Alkohol. Ein Selbstversuch*. Herder Verlag, Freiburg i. Br. 2018.

5 https://de.statista.com/statistik/daten/studie/303315/umfrage/einnahmen-aus-alkoholbezogenen-steuern-in-deutschland/#:~:text=-Die%20Statistik%20zeigt%20die%20Steuereinnahmen,Jahren%20von%202007%20bis%202020.&text=Im%20Jahr%202020%20nahm%20der,3%2C24%20Milliarden%20Euro%20ein (Aufruf vom 06. 05. 2021)

6 Die Zahlen zum Unfallrisiko in Verbindung mit Alkoholkonsum stammen von www.kenn-dein-limit.info.

7 Deutsche Hauptstelle für Suchtfragen e. V. (Hrsg.): *Alkoholabhängigkeit*. Suchtmedizinische Reihe, Band 1. Hamm 2019; Simon Borowiak: ALK. *Fast ein medizinisches Sachbuch*. München 2014.

3. Warum ich dachte, dass mir das niemals passieren könnte, oder: Ich bin keine Alkoholikerin

1 https://www.anonyme-alkoholiker.de/publikationen/literatur/blauesbuch/ (Aufruf vom 28. 02. 2021)
2 Deutsche Hauptstelle für Suchtfragen e. V. (Hrsg.): *Alkoholabhängigkeit*. Suchtmedizinische Reihe, Band 1. Hamm 2019.
3 www.duden.de (Aufruf vom 28. 02. 2021)

4. Beziehungsstatus: (Selbst-)Abhängig

1 Catherine Gray: *Vom unerwarteten Vergnügen, Single zu sein*. mvg Verlag, München 2021.
2 Heinz-Peter Röhr: *Wege aus der Abhängigkeit. Destruktive Beziehungen überwinden*. Patmos Verlag, Ostfildern 2015.

5. Eltern sind auch nur Menschen

1 *Alkohol Basisinformationen*. Eine Broschüre der Deutschen Hauptstelle für Suchtfragen e. V. und der Bundeszentrale für gesundheitliche Aufklärung; Timm Kruse: *Weder geschüttelt noch gerührt. Mein Jahr ohne Alkohol. Ein Selbstversuch*. Herder Verlag, Freiburg i. Br. 2018; Hutterer, Christine, Dr.: *Problem Alkohol. Ein Ratgeber für Angehörige und Freunde*. Stiftung Warentest, Berlin 2019.

6. Wie wichtig es ist, Grenzen zu ziehen und Bedürfnisse zu äußern

1 Zur gewaltfreien Kommunikation können wir zwei wirklich gute Bücher empfehlen: Serena Rust: *Wenn die Giraffe mit dem Wolf tanzt: Vier Schritte zu einer einfühlsamen Kommunikation* und Marshall B. Rosenberg: *Gewaltfreie Kommunikation: Eine Sprache des Lebens*.

7. Wo waren all die Jahre meine Gefühle?

1 Clapp, P., Bhave, S. V., Hoffman, P. L. (2008): »How adaptation of the brain to alcohol leads to dependence: a pharmacological perspective«, in: *Alcohol Res Health*. 31(4):310–339; Annie Grace: *Einfach nüchtern!* Narayana Verlag, Kandern 2019.

8. Der schöne Schein – Partyjahre in Berlin

1 Carl R. Rogers: *Der neue Mensch*. Stuttgart 1981; Online Lexikon für Psychologie und Pädagogik, https://lexikon.stangl.eu/538/kongruenz (22.02.2021).

2 Jacobi, F., Höfler, M., Strehle, J., Mack, S., Gerschler, A., Scholl, L., Busch, M.A., Maske, U., Hapke, U., Gaebel, W., Maier, W., 2014. Psychische Störungen in der Allgemeinbevölkerung. Der Nervenarzt. 85(1):77-87.: Studie »Psychische Störungen in der Allgemeinbevölkerung«, Springer Verlag (über statista); Annie Grace: *Einfach nüchtern!* Narayana Verlag, Kandern 2019.

3 *Alkohol Basisinformationen*. Eine Broschüre der Deutschen Hauptstelle für Suchtfragen e. V. und der Bundeszentrale für gesundheitliche Aufklärung; (über statista); Allen Carr: *Endlich ohne Alkohol!* Goldmann Verlag, München 2013.

9. Brainfuck – was Alkohol in unserem Gehirn anstellt

1 https://www.chemie.de/lexikon/Ethanol.html (Aufruf am 27.04.2021)

2 https://monographs.iarc.who.int/list-of-classifications (Aufruf am 28.04.2021)

3 Kalivas, P. W., O'Brien, C. (2008): »Drug addiction as a pathology of staged neuroplasticity«, in: *Neuropsychopharmacology*. 33:166–180.

4 Giedd, J. N. (2004): »Structural magnetic resonance imaging of the adolescent brain«, in: *Ann NY Acad Sci*. 1021:77–85; Giedd, J. N. (2008): »The teen brain: insights from neuroimaging«, in: *J Adolesc Health*. 42:335–343.

5 Paus, T. (2005): »Mapping brain maturation and cognitive develop-

ment during adolescence«, in: *Trends Cogn Sci.* 9:60–68; Alfonso-Loeches, S., Guerri, C. (2011): »Molecular and behavioral aspects of the actions of alcohol on the adult and developing brain«, in: *Crit Rev Clin Lab Sci.* 48(1):19–47.

6 Alfonso-Loeches, S., Guerri, C. (2011), a. a. O.; Lopez-Frias, M., de la fe Fernandez, M., Planells, E., Miranda, M. T., Mataix, J., Llopis, J. (2001): »Alcohol consumption and academic performance in a population of Spanish high school students«, in: *J Stud Alcohol.* 62:741–744; Zeigler, D. W., Wang, C. C., Yoast, R. A., Dickinson, B. D., McCaffree, M. A., Robinowitz, C. B., Sterling, M. L. (2005): »The neurocognitive effects of alcohol on adolescents and college students«, in: *Prev Med.* 40(1):23–32; Crego, A., Holguin, S. R., Parada, M., Mota, N., Corral, M., Cadaveira, F. (2009): »Binge drinking affects attentional and visual working memory processing in young university students«, in: *Alcohol Clin Exp Res.* 33:1870–1879; Nguyen-Louie, T. T., Tracas, A., Squeglia, L. M., Matt, G. E., Eberson-Shumate, S., Tapert, S. F. (2016): »Learning and memory in adolescent moderate, binge, and extreme-binge drinkers«, in: *Alcohol Clin Exp Res.* 40(9):1895–1904.

7 Nguyen-Louie, T. T., Tracas, A., Squeglia, L. M., Matt, G. E., Eberson-Shumate, S., Tapert, S. F. (2016), a. a. O.

8 Mota, N., Parada, M., Crego, A., Doallo, S., Caamano-Isorna, F., Holguín, S. R., Cadaveira, F., Corral, M. (2013): »Binge drinking trajectory and neuropsychological functioning among university students: A longitudinal study«, in: *Drug Alcohol Depend.* 133(1):108–114.

9 Nagel, B. J., Schweinsburg, A. D., Phan, V., Tapert, S. F. (2005): »Reduced hippocampal volume among adolescents with alcohol use disorders without psychiatric comorbidity«, in: *Psychiatry Res.* 139:181–190; Medina, K. L., McQueeny, T., Nagel, B. J., Hanson, K. L., Schweinsburg, A. D., Tapert, S. F. (2008): »Prefrontal cortex volumes in adolescents with alcohol use disorders: unique gender effects«, in: *Alcohol Clin Exp Res.* 32(3):386–394; Lisdahl, L. M., Thayer, R., Squeglia, L. M., McQueeny, T. M., Tapert, S. F. (2013): »Recent binge drinking predicts smaller cerebellar volumes in adolescents«, in: *Psychiatry Res.* 211:17–23; Squeglia, L. M., Rinker, D. A., Bartsch, H., Castro, N., Chung, Y., Dale, A. M., Jernigan, T. L., Tapert, S. F. (2014): »Brain volume reductions in adolescent heavy drinkers«, in: *Dev. Cogn. Neurosci.* 9:117–125; Ewing, S. W., Sakhardande, A., Blakemore, S. J. (2014): »The effect of alcohol consumption on the adolescent brain: a systematic review of MRI and fMRI studies of alcohol-using youth«, in: *Neuroimage Clin.* 5:420–437.

10 Jacobus, J., McQueeny, T., Bava, S., Schweinsburg, B. C., Frank, L. R., Yang, T. T., Tapert, S. F. (2009): »White matter integrity in adolescents with histories of marijuana use and binge drinking«, in: *Neurotoxicol. Teratol.* 31(6):349–355; McQueeny, T., Schweinsburg, B. C., Schweinsburg, A. D., Jacobus, J., Bava, S., Frank, L. R., Tapert, S. F. (2009): »Altered white matter integrity in adolescent binge drinkers«, in: *Alcohol. Clin. Exp. Res.* 33(7):1278–1285; Thayer, R. E., Callahan, T. J., Welland, B. J., Hutchison, K. E., Bryan, A. D. (2013): »Associations between fractional anisotropy and problematic alcohol use in juvenile justice-involved adolescents«, in: *Am. J. Drug Alcohol Abuse.* 39:365–371; Cardenas, V. A., Greenstein, D., Fouche, J. P., Ferrett, H., Cuzen, N., Stein, D. J., Fein, G. (2013): »Not lesser but Greater fractional anisotropy in adolescents with alcohol use disorders«, in: *Neuroimage Clin.* 2:804–809; Spear, L. P. (2018): »Effects of adolescent alcohol consumption on the brain and behaviour«, in: *Nat Rev Neurosci.* 19(4):197–215.

11 Abel, E. L., Sokol, R. J. (1987): »Incidence of fetal alcohol syndrome and economic impact of FAS-related anomalies«, in: *Drug Alcohol Depend.* 19(1):51–70; Bundeszentrale für gesundheitliche Aufklärung (BZgA): *Der Alkoholkonsum Jugendlicher als Herausforderung für die pädagogische Arbeit.* Stand: 2007.

12 Alfonso-Loeches, S., Guerri, C. (2011), a.a.O.

13 Aminoff, M. J., Boller, F., Swaab, D. F. (2014): Handbook of clinical neurology; Chapter 6: Most, D., Ferguson, L., Harris, R.A., Molecular basis of alcoholism. Elsevier B. V., Vol. 125.

14 Cosgrove, K. P., Esterlis, I., Mason, G. F., Bois, F., O'Malley, S. S., Krystal, J. H. (2011): »Neuroimaging insights into the role of cortical GABA systems and the influence of nicotine on the recovery from alcohol dependence«, in: *Neuropharmacology.* 60(7–8):1318–1325; Lovinger, D. M., Roberto, M. (2013): »Synaptic effects induced by alcohol«, in: *Curr Top Behav Neurosci.* 13:31–86.

15 Aminoff, M. J., Boller, F., Swaab, D. F. (2014): Chapter 6: Most, D., Ferguson, L., Harris, R.A., Molecular basis of alcoholism. Chapter 15: Vassar, R.L., Rose, J., Motor systems and postural instability.

16 Lovinger, D. M., Roberto, M. (2013), a.a.O.; Kumar, S., Porcu, P., Werner, D. F., Matthews, D. B., Diaz-Granados, J. L., Helfand, R. S., Morrow, A. L. (2009): »The role of GABA A receptors in the acute and chronic effects of ethanol: a decade of progress«, in: *Psychopharmacology.* 205(4):529–564.

17 Zheng, G., Zhang, W., Zhang, Y., Chen, Y., Liu, M., Yao, T., Yang, Y., Zhao, F., Li, J., Huang, C., Luo, W. (2009): »γ-aminobutyric acidA

(GABAA) receptor regulates ERK1/2 phosphorylation in rat hippocampus in high doses of Methyl Tert-Butyl Ether (MTBE)-induced impairment of spatial memory«, in: *Toxicol Appl Pharmacol.* 236(2):239–245.

18 Beresford, T. P., Arciniegas, D. B., Alfers, J., Clapp, L., Martin, B., Du, Y., Liu, D., Shen, D., Davatzikos, C. (2006): »Hippocampus volume loss due to chronic heavy drinking«, in: *Alcohol Clin Exp Res.* 30(11)1866–1870.

19 Andersen, P., Morris, R., Amaral, D., O'Keefe, J., Bliss. T., Division of Neurophysiology Tim Bliss (2007): *The Hippocampus Book.* Oxford University Press, USA.

20 Aminoff, M. J., Boller, F., Swaab, D. F. (2014): Chapter 6: Most, D., Ferguson, L., Harris, R.A., Molecular basis of alcoholism.; Allen, M. J., Sabir, S., Sharma, S. (2020): »GABA Receptor«, in: *StatPearls.* StatPearls Publishing, Treasure Island.

21 Aminoff, M. J., Boller, F., Swaab, D. F. (2014): Chapter 6: Most, D., Ferguson, L., Harris, R.A., Molecular basis of alcoholism.

22 Blitzer, R. D., Gil, O., Landau, E. M. (1990): »Long-term potentiation in rat hippocampus is inhibited by low concentrations of ethanol«, in: *Brain Res.* 537(1–2):203–208; Hendricson, A.W., Miao, C. A., Lippmann, M. J., Morrisett, R. A. (2002): »Ifenprodil and ethanol enhance NMDA receptor-dependent long-term depression«, in: *J Pharmacol Exp Ther.* 301(3):938–944.

23 Clapp, P., Bhave, S. V., Hoffman, P. L. (2008): »How adaptation of the brain to alcohol leads to dependence: a pharmacological perspective«, in: *Alcohol Res Health.* 31(4):310–339.

24 Aminoff, M. J., Boller, F., Swaab, D. F. (2014): Chapter 6: Most, D., Ferguson, L., Harris, R.A., Molecular basis of alcoholism. Chapter 9: Neurochemical machanisms of alcohol withdrawl.

25 Clapp, P., Bhave, S. V., Hoffman, P. L. (2008), a. a. O.

26 Lau, C. G., Zukin, R. S. (2007): »NMDA receptor trafficking in synaptic plasticity and neuropsychiatric disorders«, in: *Nat Rev Neurosci.* 8:413–426.

27 Gonzales, R. A., Job, M. O., Doyon, W. M. (2004): »The role of mesolimbic dopamine in the development and maintenance of ethanol reinforcement«, in: *Pharmacol Ther.* 103(2):121–146.

28 Kalivas, P. W., O'Brien, C. (2008), a. a. O.

29 Boileau, I., Assaad, J. M., Pihl, R. O., Benkelfat, C., Leyton, M., Diksic, M., Tremblay, R. E., Dagher, A. (2003): »Alcohol promotes dopamine release in the human nucleus accumbens«, in: *Synapse.* 49(4):226–231.

30 Herz, A. (1997): »Endogenous opioid systems and alcohol addiction«, in: *Psychopharmacology.* 129(2):99–111.
31 Costardi, J. V. V., Nampo, R. A. T., Silva, G. L., Ribeiro, M. A. F., Stella, H. J., Stella, M. B., Malheiros, S. V. P. (2015): »A review on alcohol: from the central action mechanism to chemical dependency«, in: *Revista da associação médica brasileira.* 61(4), pp.381–387.
32 Weiss, F. (2005): »Neurobiology of craving, conditioned reward and relapse«, in: *Curr Opin Pharmacol.* 5:9–19; Volkow, N. D., Wang, G. J., Fowler, J. S., Logan, J., Gatley, S. J., Hitzemann, R., Chen, A. D., Dewey, S. L., Pappas, N. (1997): »Decreased striatal dopaminergic responsiveness in detoxified cocaine-dependent subjects«, in: *Nature.* 386(6627):830–833; Zhang, Y., Schlussman, S. D., Rabkin, J., Butelman, E. R., Ho, A., Kreek, M. J. (2013): »Chronic escalating cocaine exposure, abstinence/ withdrawal, and chronic re-exposure: effects on striatal dopamine and opioid systems in C57BL/6J mice«, in: *Neuropharmacology.* 67:259–266.
33 Volkow, N. D., Koob, G. F., McLellan, A. T. (2016): »Neurobiologic advances from the brain disease model of addiction«, in: *N Engl J Med.* 374(4):363–371.
34 Di Chiara, G. (2002): »Nucleus accumbens shell and core dopamine: differential role in behavior and addiction«, in: *Behav Brain Res.* 137:75–114; Koob, G. F. (1992): »Neural mechanisms of drug reinforcement«, in: *Ann N Y Acad Sci.* 654:171–191; Wise, R. A. (2008): »Dopamine and reward: the anhedonia hypothesis 30 years on«, in: *Neurotox Res.* 14:169–83.
35 Trifilieff, P., Feng, B., Urizar, E., Winiger, V., Ward, R. D., Taylor, K. M., Martinez, D., Moore, H., Balsam, P. D., Simpson, E. H., Javitch, J. A. (2013): »Increasing dopamine D2 receptor expression in the adult nucleus accumbens enhances motivation«, in: *Mol Psychiatry.* 18(9):1025–1033; Saddoris, M. P., Cacciapaglia, F., Wightman, R. M., Carelli, R. M. (2015): »Differential dopamine release dynamics in the nucleus accumbens core and shell reveal complementary signals for error prediction and incentive motivation«, in: *J Neurosci.* 35:11572–11582.
36 Di Chiara, G. (2002), a. a. O.; Wise, R. A. (2002), a. a. O.
37 Volkow, N. D., Koob, G. F., McLellan, A. T. (2016), a. a. O.
38 Volkow, N. D., Wang, G. J., Fowler, J. S., Logan, J., Gatley, S. J., Hitzemann, R., Chen, A. D., Dewey, S. L., Pappas, N. (1997), a. a. O.; Zhang, Y., Schlussman, S. D., Rabkin, J., Butelman, E. R., Ho, A., Kreek, M. J. (2013), a. a. O.; Müller, C. A., Geisel, O., Banas, R., Heinz, A. (2014): »Current pharmacological treatment approaches for alcohol depen-

dence«, in: *Expert Opin Pharmacother.* 15:471–81; Volkow, N. D., Tomasi, D., Wang, G. J., Logan, J., Alexoff, D. L., Jayne, M., Fowler, J. S., Wong, C., Yin, P., Du, C. (2014): »Stimulant-induced dopamine increases are markedly blunted in active cocaine abusers«, in: *Mol Psychiatry.* 19(9):1037–1043; Volkow, N. D., Fowler, J. S., Wang, G. J. (2002): »Role of dopamine in drug reinforcement and addiction in humans: results from imaging studies«, in: *Behav Pharmacol.* 13(5):355–366.

39 Hägele, C., Schlagenhauf, F., Rapp, M., Sterzer, P., Beck, A., Bermpohl, F., Stoy, M., Ströhle, A., Wittchen, H. U., Dolan, R. J, Heinz, A. (2015): »Dimensional psychiatry: reward dysfunction and depressive mood across psychiatric disorders«, in: *Psychopharmacology.* 232(2):331–341; Hyatt, C. J., Assaf, M., Muska, C. E., Rosen, R. I., Thomas, A. D., Johnson, M.R., Hylton, J. L., Andrews, M.M., Reynolds, B. A., Krystal, J. H., Potenza, M. N. (2012): »Reward-related dorsal striatal activity differences between former and current cocaine dependent individuals during an interactive competitive game«, in: *PloS one.* 7(5):e34917; Konova, A. B., Moeller, S. J., Tomasi, D., Parvaz, M. A., Alia-Klein, N., Volkow, N. D., Goldstein, R. Z. (2012): »Structural and behavioral correlates of abnormal encoding of money value in the sensorimotor striatum in cocaine addiction«, in: *Eur J Neurosci.* 36(7):2979–2988.

40 Volkow, N. D., Koob, G. F., McLellan, A. T. (2016), a.a.O.

41 Volkow, N. D., Koob, G. F., McLellan, A. T. (2016), a.a.O.

42 Aminoff, M.J., Boller, F., Swaab, D. F. (2014): Chapter 6: Most, D., Ferguson, L., Harris, R.A., Molecular basis of alcoholism.

43 Lovinger, D. M., Peoples, R. W. (1993): »Actions of alcohols and other sedative/hypnotic compounds on cation channels associated with glutamate and 5-HT3 receptors«, in: Alling, C., Diamond, I., Leslie, S. W., Sun, G. Y., Wood, W. G. (Eds.): *Alcohol, Cell Membranes, and Signal Transduction in Brain.* Springer Boston, MA, pp. 157–167; Lovinger, D. M., Zhou, Q. (1994): »Alcohols potentiate ion current mediated by recombinant 5-HT3RA receptors expressed in a mammalian cell line«, in: *Neuropharmacology.* 33:1567–1572.

44 McBride, W. J., Murphy, J. M., Yoshimoto, K., Lumeng, L., Li, T.-K. (1993): »Serotonin mechanisms in alcohol drinking behavior«, in: *Drug Dev Res.* 30:170–177.

45 Nishikawa, M., Diksic, M., Sakai, Y., Kumano, H., Charney, D., Palacios-Boix, J., Negrete, J., Gill, K. (2009): »Alterations in brain serotonin synthesis in male alcoholics measured using positron emission tomography«, in: *Alcohol Clin Exp Res.* 33:233–239.

46 Lovinger, D. M. (1997): »Serotonin's role in alcohol's effects on the brain«, in: *Alcohol Health Res World*. 21(2):114–120.

47 Nishikawa, M., Diksic, M., Sakai, Y., Kumano, H., Charney, D., Palacios-Boix, J., Negrete, J., Gill, K. (2009), a. a. O.; Naranjo, C. A., Bremner, K. E. (1994): »Serotonin-altering medications and desire, consumption and effects of alcohol- treatment implications«, in: EXS. 71:209–219; Czachowski, C. L. (2005): »Manipulations of serotonin function in the nucleus accumbens core produce differential effects on ethanol and sucrose seeking and intake«, in: *Alcohol Clin Exp Res*. 29:1146–1155.

48 Weiss, F., Parsons, L. H., Schulteis, G., Hyytiä, P., Lorang, M. T., Bloom, F. E., Koob, G. F. (1996): »Ethanol self-administration restores withdrawal-associated deficiencies in accumbal dopamine and 5-hydroxytryptamine release in dependent rats«, in: *J Neurosci*. 16(10):3474–3485.

49 Teicher, M. H., Andersen, S. L., Polcari, A., Anderson, C. M., Navalta, C. P., Kim, D. M. (2003): »The neurobiological consequences of early stress and childhood maltreatment«, in: *Neurosci Biobehav Rev*. 27(1–2):33–44.

50 Kopelman, M. D., Thomson, A. D., Guerrini, I., Marshall, E. J. (2009): »The Korsakoff syndrome: clinical aspects, psychology and treatment«, in: *Alcohol Alcoholism*. 44(2):148–154; Zahr, N. M., Kaufman, K. L., Harper, C. G. (2011): »Clinical and pathological features of alcohol-related brain damage«, in: *Nat Rev Neurol*. 7(5):284–294.

51 https://de.statista.com/statistik/daten/studie/232485/umfrage/laender-mit-dem-hoechsten-alkoholkonsum-unter-erwachsenen/#:~:text=In%20Deutschland%20wurden%20im%20Jahr,um%20mehr%20als%20das%20Zweifache. (Aufruf 29.04.2021)

52 Kim Otto, Andreas Köhler, Kristin Baars: *Die Darstellung von Drogen und Sucht im deutschen Fernsehen. Ergebnisbericht*. Universität Würzburg, 2018.

10. Warum ich meine beste Freundin
nicht auf ihren Konsum ansprach

1 Dr. Christine Hutterer: *Problem Alkohol. Ein Ratgeber für Angehörige und Freunde.* Stiftung Warentest, Berlin 2019; me|sober.-Podcast #23 mit Monika vom Blauen Kreuz; Jens Flassbeck: *Co-Abhängigkeit.* Klett-Cotta, Stuttgart 2010.

2 Zahlen laut SINUS-Institut/YouGov

11. Klinik und Entzug –
eine krasse, aber heilsame Erfahrung

1 Simon Borowiak: ALK. *Fast ein medizinisches Sachbuch.* München 2014.

2 me|sober.-Podcast #14 mit Ariane Jankowski; Martin Bohus, Martina Wolf-Arehult: *Interaktives Skillstraining für Borderline-Patienten.* Schattauer Verlag, Stuttgart 2009.

13. Elf Schritte, die du gehen kannst,
um mit dem Trinken aufzuhören

1 Belle Robertson: *Tired of Thinking About Drinking. Take My 100-Day Sober Challenge.* Paris 2016.

15. Warum wir nicht viel vom
»kontrollierten Trinken« halten

1 DeWitt, D. J., Adlaf, E. M., Offord, D. R., Ogborne, A. C. (2000): »Age at first alcohol use: a risk factor for the development of alcohol disorders«, in: *Am J Psychiatry.* 157:745–750; Grant, B. F., Stinson, F. S., Harford, T. C. (2001): »Age at onset of alcohol use and DSM-IV alcohol abuse and dependence: a 12-year follow-up«, in: *J Substance Abuse.* 13:493–503; Dooley, D., Prause, J., Ham-Rowbottom, K. A., Emptage, N. (2005): »Age of alcohol drinking onset: precursors and the mediation of alco-

hol disorder«, in: *J Child and Adolesc Subst Abuse.* 15:19–37; Dawson, D. A., Goldstein, R. B., Patricia Chou, S., June Ruan, W., Grant, B. F. (2008): »Age at first drink and the first incidence of adult onset DSM IV alcohol use disorders«, in: *Alcohol: Clin Exp Res.* 32(12):2149–2160.

2 Bundesministerium für Gesundheit (Hrsg.): *Empfehlungen für Eltern im Umgang mit dem Alkoholkonsum ihrer Kinder: wissenschaftlicher Kenntnisstand. Ein Ratgeber für Fachkräfte der Suchtprävention.* 11/2011.

3 Miller, J. W., Naimi, T. S., Brewer, R. D., Jones, S. E. (2007): »Binge drinking and associated health risk behaviors among high school students«, in: *Pediatrics.* 119(1):76–85.

4 Davies, D. L. (1962): »Normal drinking in recovered alcohol addicts«, in: *Q J Stud Alcohol.* 23(1):94–104.

5 Edwards, G. (1994): »D. L. Davies and ›Normal drinking in recovered alcohol addicts‹: The genesis of a paper«, in: *Drug Alcohol Depend.* 35(3):249–259.

6 Deutsche Hauptstelle für Suchtfragen e. V. (Hrsg.): *Alkoholabhängigkeit.* Suchtmedizinische Reihe, Band 1. Hamm 2019; *Alkohol Basisinformationen.* Eine Broschüre der Deutschen Hauptstel- le für Suchtfragen e.V. und der Bundeszentrale für gesundheitliche Aufklärung

16. Warum mir heute noch Alkohol angeboten wird

1 Ralf Schneider: *Die Suchtfibel. Wie Abhängigkeit entsteht und wie man sich daraus befreit.* Schneider Verlag Hohengehren, Baltmannsweiler 2019; Degenhardt, L., Charlson, F., Ferrari, A., Santomauro, D., Erskine, H., Mantilla-Herrara, A., Whiteford, H., Leung, J., Naghavi, M., Griswold, M., Rehm, J. (2018): »The global burden of disease attributable to alcohol and drug use in 195 countries and territories, 1990–2016: a systematic analysis for the Global Burden of Disease Study 2016«, in: *Lancet Psychiatry.* 5(12):987–1012.

17. Worum es uns bei unserer Arbeit geht

1 Gardner, M. N., Brandt, A. M. (2006): »The Doctors' Choice Is America's Choice«, in: *Am J Public Health.* 96(2):222–232.

Nicole Staudinger

Von jetzt auf Glück

Wiederfinden, was so nah liegt

»Kann man sich Glück selbst machen oder muss man warten, bis es vorbeikommt? Gibt es Menschen, die das Glück geradezu anziehen, und solche, die eher als Pechvogel durch die Welt gehen? Oder ist es vielleicht doch möglich, auch in den scheinbar schwierigsten Phasen des Lebens glücklich zu sein?«

Ja, die Sache mit dem Glück. Gar nicht so einfach. Wir alle wollen glücklich sein, haben aber keinen Plan dafür, wie wir das anstellen sollen. Nur eins klar: Von selbst passiert da nix. Dabei ist es gar nicht so schwer, dem Glück auf die Sprünge zu helfen, wenn man nur weiß wie. Nicole Staudinger selbst musste immer wieder neue Wege zum Glück finden, ja, ganz neu herausfinden, was Glück für sie eigentlich ausmacht. Dabei hat sie gelernt: Das Glück wartet immer wieder gerade dort, wo wir es nicht vermuten. Und wenn das Leben sich mal wieder querstellt, dann hilft es, den Blick für die schönsten Seiten des Lebens nicht zu verlieren. Ob kleine Perspektivwechsel im Alltag oder der Mut, Gewohnheiten und Umstände zu ändern, die uns unglücklich machen – mit mal lustigen, mal anrührenden Beispielen aus ihrem Leben zeigt die Schlagfertigkeitsqueen: Glücklichsein hat nichts mit Glück zu tun!

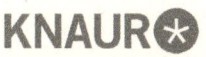